메디케어 소재개발 및 효능평가

본 과제(결과물)는 교육과학기술부의 재원으로 한국연구재단의 지원을 받아 수행된 광역경제권 선도산업 인재양성사업의 연구 결과입니다.

메디케어 소재개발 및 효능평가

최수영 · 한규형 · 박진서 · 최의열

小花

머리말

최근 생명공학의 비약적인 발달과 함께 우리 삶은 양적으로나 질적으로 크게 향상되었다. 특히, 질병과 관련하여 맞춤 치료법 및 진단법의 개발로 이에 대한 관심이 날로 더해가고 있다. 미래의 유망산업 중 생명공학기술(BT; Biotechnology)은 인간의 질환과 치료 분야에 있어서 주역이라 할 수 있으며, 생명공학 분야에 관심 있는 학생들에게는 생명공학과 관련해서 다방면으로 이론적인 배경과 함께 실험의 접근과 방법 그리고 연구결과 분석이 매우 중요하다.

본 교재는 생명공학(생화학, 유전학, 면역학, 분자생물학 등)을 기초로 하여 유전자와 단백질을 이용한 질환 치료법 및 진단키트의 개발과 이를 이용한 진단법에 대한 내용을 다루고 있다. 그 기본적인 원리 및 연구결과를 포함하여 처음 접하는 학생들이 쉽게 이해할 수 있도록 이 분야의 전문가들이 노력을 다하여 만들었으며 비록 교재에 부족한 점도 있더라도 향후의 지적과 충고에 귀 기울여 다음에는 더욱 향상될 수 있도록 최선을 다할 생각이다.

본 교재가 출간될 수 있도록 지원해 주신 의료관광인재양성센터에 감사의 뜻을 전한다.

2011년 3월

지은이 일동

차례

제1장

단백질 침투기술(Protein Transduction Technology)을 이용한 질환치료용 단백질 소재개발 및 효능평가

최수영

I. 바이오의약품

1. 바이오산업

바이오기술(Biotechnology; BT)을 바탕으로 생물체의 기능과 정보를 활용하여 인류가 필요로 하는 유용한 물질과 서비스를 생산 및 제공하는 산업을 말한다.

1) 바이오산업의 응용범위

바이오의약	호르몬, 백신, 항암제, 항생제
바이오환경	환경정화용 미생물제
생물전자	바이오칩
생물농업/해양	형질전환 옥수수, 콩, 형질전환 동물
바이오에너지	바이오 가스, 메탄발효
바이오식품	식품첨가물, 기능성효소
바이오화학	아미노산, 생물고분자, 향료

2) 질환 치료법

■ **약물 치료법**(Chemical Drug Therapy)
- 투여 방법의 용이
- 부작용
- 세포 내로의 전달 용이
- 지속적 투여 필요

■ **유전자 치료법**(Gene Therapy)
- 근본적 치료
- 유전자 변형 위험성 내재
- 목표장기로의 선택적 운반의 어려움
- 1회 시술로 지속적 효능 유지
- 발현수준 조절의 어려움

■ **단백질 치료법**(Protein Therapy)
- 직접적 치료
- 부작용이 적음
- 세포 내 전달의 어려움
- 즉각적인 치료 효과 기대
- 뛰어난 약리효과 및 제형의 다양성

■ **세포 치료법**(Cell Therapy)
- 체세포복제 배아줄기세포
- 수정란 배아줄기세포
- 역분화 줄기세포
- 성체줄기세포

2. 바이오의약품과 신약개발

1) 신약개발

- 신약개발은 기술/두뇌 집약적인 첨단 핵심기술 분야로 고부가가치 산업이다.
- 인류의 생명과 건강에 직접적으로 기여한다.
- 기술 및 지식의 파급효과가 크다.

2) 바이오의약품

- 생명공학기술을 이용하여 생산되는 치료제와 백신, 진단약 등을 말한다.
- 넓은 의미에서는 유전자치료제와 인공장기까지도 포함하며 현재 전세계적으로 신약의 개발 및 바이오의약 성장은 계속되고 있다.

3) 바이오의약품의 종류

- Biosimilars(바이오복제약)
- Generics(화학합성복제약)
- Bio-Better(제2세대 신약)

3. Drug Design Procedure

1) Techniques for drug discovery

- 대부분 drugs: Particular receptor에 function을 modify
  Target enzyme을 inhibition 시키는 inhibitors
- 대부분 receptor: protein
  Antagonist: agonist의 binding을 block시킨다.
  Agonist: receptor에 binding만 하고 function에는 영향을 안 준다.
- Pharmacodynamics: Biochemical and physiological effects of a drug and its mechanism of action

(1) Drug discovery is a complex procedure

- Synthetic compounds, Natural products ⇒ Screening
- Lead compound(drug candidate) 선별
- Enzyme inhibitor라면: K_i

IC_{50}: Inhibitor concentration at which an enzyme exhibits 50% of its maximal activity

ED_{50}: Effecive dose of a drug required to produce a therapeutic effect in 50% of a test sample

TD_{50}: Mean toxic dose required to produce particular toxic effct in animal

LD_{50}: Lethal dose required to kill 50% of a test sample

- IC_{50} 측정 방법: several values of [I], [S]: constant

$$\alpha = (1+[I] / K_i)$$

$$[I] = [IC_{50}] = K_i(1+[S] / K_m)$$

- TD_{50} / ED_{50} = Therapeutic index

(2) Lead compound → derivatized by synthesis and screening → improve efficacy Structure-Activity Relationships(SARs)

QSAR: Quantitative Structural Relationships

(3) Structure-Based Drug Design(SBDD)

- X-ray, NMR에 의해 구조 결정 → SBDD → Rational Drug design

(4) Combinatorial chemistry and High-throughput screening

SBDD → 더 발전시켜 Robotic High-throughput screening Rapid, Inexpentive "Make-many-compounds-and-see-what-they-do" approach

2) Introduction to Pharmacology

in vitro development of an effective drug candidate → 1st step

(1) Pharmacokinetics

- 대부분 drug → orally → target에 도달하기 위해 → 여러 barriers를 통과해야 한다.

a. Chemically stable in the highly acidic pH(1)

b. Must be absorbed from the gastro intestinal tract into blood stream → pass through several cell membranes

c. It must not bind too tighly to other substances in the body

d. It must survive derivatization by the battery of enzymes, mainly in the liver, that function to detoxify xenobiotics(A synthetic compound that is foreign to living systems: drugs, insecticides, anesthetics and petroleum products)

e. It must be aviod rapid excretion by the kidneys

f. It must pass from the capillaries to its target tissue

g. If it is targeted to the brain → it must cross BBB(Blood-Brain Barrier)

h. If it is targeted to an intracellular receptor, it must pass through the plasma membrane and, possibly other intracellular membrane

- The ways in which a drug interacts with these various barriers is known as pharmacokinetics
- Thus, the bioavailability of a drug depends on both the dose given and its pharmacokinetics

(2) Toxicity and adverse reactions eliminate most drug candidate

: Clinical trials ⇒ FDA에서 test(Federation of Drug Administration), KFDA
IRB(Institutional Review Board 생명윤리위원회, 동물윤리위원회 등)

Phase 0: Micro-dosing studies, 10～20 subjects

Phase I: Safety of drug candidate, Dosage range
Optimal dosage method(orally, injection) and Frequency
20~100명 정상군, healthy volunteers or volunteer patient

Phase II: Efficaiy of drug against the target disease in 100~500 volunteer patients
Refine the dosage range and check the side effects
Single Blind Tests ⇒ in which the patient is unaware of whether he/she has received the drug or a control substance(Placebo)

Phase III: Monitors adverse reactions from long term use as well as confirming efficacy in 1000 to 5000 patients
Double Blind Tests ⇒ neither the patient, nor the clinical investigators evaluating the patient's response to the drug know whether a given patient has received the drug or a control substances

- 최고 5000개 중 5개 drug candidate가 clinical trials까지 도달한다.
- 40% → phase I, 50% → phase II
- 약 3년 소요 → successful clinical trial에 10~12년
- 약 300~400 million dollar 정도 든다.

(3) 대부분의 drug들은 Cytochrome P_{450}에 의해 대사된다.

- 인간~100 isozymes of Cyt P450
- $RH + O_2 + 2H^+ + 2e^- \rightleftharpoons ROH + H_2O$

  Cyt P450 reductase
- RH: lipophilic compounds, polycyclic aromatic hydrocarbons, steroids...
- Drug-Drug interactions are mediated by Cyt P450

4. 백신(Vaccine)

백신과 관련된 기초 면역학

■ 예방접종(vaccination)

인간의 건강증진을 위해 응용된 면역학의 원리들 중에 가장 잘 알려져 있으며 또한 가장 성공적인 방법이다

■ 백신(vaccine)

- 에드워드 제너가 백신으로 맨 처음 시도한 우두 바이러스 즉 vaccinia로부터 유래했다.
- 두창(smallpox)을 예방하기 위한 의도적이며 과학적인 최초의 시도였으며 바이러스나 면역학에 관한 개념에 대해서는 무지한 상태에서 시행되었다.
- 100년 후, 백신 접종에 대한 일반적이고 과학적인 이해가 뒷받침된 원칙이 확립된 후
  → 파스퇴르: 병원 미생물을 변화시켜 숙주에 투여하면, 원래의 고병원성 미생물에 의한 감염증에 대한 면역성을 증가시킬 수 있다는 점을 발견했다.
- 1960년대 후반 백신에 대한 근본적이고 과학적인 이해되었다.
  Burnet의 clonal selection theory가 증명하였고(1957년), T세포와 B세포가 발견됨으로써(1965년), 면역학적 기억 및 면역반응의 특이성에 대한 기초적 기작의 이해가 가능해졌다.

1) 특이 면역반응 항진

• 예방접종: 항원 특이적 방법, 면역반응항진 방법으로 가장 좋다.
• 면역 결핍, 악성종양 또는 반복되는 바이러스 감염환자 등
- 호르몬, 약물, 사이토카인 등의 투여 또는 유전자 요법 등을 활용하는 비특이적 면역반응 항진 방법을 시도한다.

(1) 특이 면역반응 항진

- 감염병으로부터 숙주를 보호하는 가장 효율적인 항원특이 면역반응 항진 방법은 원인 병원체를 이용한 면역법(immunization)이다.

- 병원체에 대한 숙주의 면역을 항진시키는 방법
  - 능동면역(Active Immunity)

    숙주가 직접 병원균과 접촉하여 면역반응이 유발되어 얻어지는 면역
    - 자연적으로 감염되어 얻어지는 경우
    - 인위적으로 예방접종(vaccination)을 통하여 얻어지는 경우
  - 수동면역(Passive immunity)

(2) **능동면역**(Active Immunity)

- 예방접종

조건: ① 자연감염에 의하여 유발되는 면역반응과 유사한 면역반응을 유발

② 유발된 면역은 오랫동안 지속

③ 부작용이 없어야 함

④ 투여방법이 용이

⑤ 값이 싸야 함

⑥ 안정성

접종: ① 병원성이 낮은 약독화 생백신(attenuated vaccine)

- 병원성은 낮으면서 항원성은 유지

② 죽은 병원체를 접종(사균 백신)

- 장티프스, 콜레라, 그리고 백일해 백신

③ 병원체가 분비하는 독소를 이용

- 디프테리아 또는 파상풍 톡소이드

* 불활성화 백신: 사균 백신과 병원균 생산물 또는 병원균의 일부성분(HBs 항원)을 이용한 백신

(3) **수동면역**(Passive Immunity)

- 다른 개체가 만든 면역혈청 또는 면역세포를 면역이 돼 있지 않으면서 특정 질환에 위험이 있는 사람에게 투여하는 방법이다.
- 수동면역에 이용되는 사람에서 분리한 전체 면역글로불린 또는 특이 면역글로불린은 주로 IgG class antibody로 반감기가 3주 정도로 특정 병원체에 대한 면역을 빨리 얻을 수는 있으나 오래 지속하지는 못한다.

- 면역글로불린을 정맥주사 하여 얻을 수 있는 작용기전
  ① 주사한 면역글로불린의 Fc부분이 식세포의 Fc수용체를 차단
  ② 자가 항체의 중화
  ③ 이디오타이프 반응망에 의한 면역반응 조절
  ④ 되먹이기 억제(feedback inhibition)에 의한 자가 항체생산 조절 등

* 보툴리즘, 디프테리아, 파상풍, A형 간염바이러스, B형 간염바이러스, 홍역, 광견병, vaccinia, varicella

(4) 백신으로 사용되는 항원

백신으로 사용되는 항원의 형태는, 다음 2조건에서 효과가 좋다.

① 병원 미생물의 항원이 더 많이 포함되어 있을수록

② 살아 있는 미생물을 사용하는 것이 죽은 미생물을 사용하는 것보다

- 독소가 병의 주요 원인이 될 경우 독소를 변화시킨 톡소이드(toxoid)가 백신의 주요 구성 성분으로 사용된다.

〈표 1-1〉 생백신과 사백신의 장점과 단점

	생백신	사백신
장점	1. 소량, 일회투여 2. 자연감연 경로로 투여 3. 극소 및 전신면역 유발 4. 자연감염과 동일한 효과	1. 위험성이 없음 2. 안정하여 장기간 역가보존 가능
단점	1. 바이러스 오염, 암유발 바이러스 2. 병독성 재발현 3. 불안정하여 장기보관 어려움 4. 면역저하 개체에서 질병유발 위험	1. 여러 번 투여, 재접종 필요 2. 주사투여 자연감염 경로가 아님 3. 다량투여 필요 4. 효과가 불확실

백신의 종류

① 전바이러스 백신(Whole virus vaccine)

- influenza virus에 침범된 부화란(embryonated hen's egg)의 요막액(allantoic fluid)으로부터 바이러스를 얻어 포르말린 처리하며, 밀도 구배 원심 침천(density gradient centifugation)이나 크로마토그래피로 정제한다.

- 분편바이러스 백신에 비해 부작용이 많아서, 성인에게만 쓰이며, 우리나라에는 생산되지 않고 있다.

② 분편바이러스 백신(Split virus vaccine)

- 포르말린 처리된 바이러스를 원심분리하고 dodecylsulfate로 다시 처리하는데 표면 당단백이 파괴되어 HA 단량체(monomer)와 N이 떨어진다.
- 전바이러스 백신에 비해 효과는 조금 떨어지지만 부작용이 덜하기 때문에 어린이에게 접종하며, 우리나라의 influenza vaccine은 전부 분편바이러스 백신이다.
- 백신의 효과는 백신에 의한 면역반응의 정도, 현재 유행하는 균주와 백신 균주의 유사 정도에 의해 달라지는데, 백신과 유행 바이러스가 동일하거나 비슷할수록 효과가 좋다.

■ **인플루엔자 생백신**(Live influenza vaccine)

- 생백신 개발을 위한 연구의 이유는 불활성화 백신은 생백신에 비해 효과가 적으며 일시적이기 때문이다.
- 생백신을 얻는 방법에는 다음 두 가지가 있다.
  - 인플루엔자 바이러스가 37.8℃ 이상에서는 자라지 못하는 성질을 이용하여 열을 가하여 약독화시키는 방법
  - 사람에게 감염을 일이키지 않는 조류 균주를 이용한 유전자 재조합 방식으로 백신을 얻는 방법
    - 연구결과: 90～95%에서 유효하며 호흡기 부작용이나 일시적인 발열 등의 부작용이 있으나 경미하며, 불활성화 백신에 비해 농도가 낮아도 실험실 효과가 좋다.

■ **화학 예방 요법**

- 아만타딘, 리만타딘은 A형 인플루엔자 바이러스의 복제를 방해한다.
- 인플루엔자 예방효과는 A형에서는 약 70～90%, B형에서는 효과가 없다.
- 치료효과는 병이 시작된 지 1～2일 사이에 복용하기 시작하면 병의 기간과 증상을 경감시킨다.

항원종류 및 항원 전달체에 따른 분류

DNA 백신, 바이러스 백신, 타이드 백신, 세포 백신 등으로 구분한다.

- DNA 백신: 표적항원(target antigen)을 코딩하는 유전자를 포함하는 플라스미드(plasmid) DNA 형태로 인체 세포내에서 발현을 조절할 수 있는 promoter와 termination sequence를 갖고 있다. 기존의 단백질 subunit 백신과 비교해서 다양한 장점을 지니고 있다.
- 재조합 벡터 백신: 약독화바이러스나 박테리아 내부로 표적항원을 코딩하는 유전자를 도입하여 약독화바이러스나 박테리아를 항원의 전달체로 이용하는 백신이며, 이러한 전달체를 재조합 생 벡터(recombinant live vector)라 한다.

(5) 새로운 백신 개발

유전자 재조합기술과 면역학의 발달로 인해 백신 개발의 노력이 계속되고 있다.

- 유전자 재조합 백신(recombinant vaccine) B형 간염바이러스에 대한 백신이 개발되었다.
- HIV에 대한 백신개발이 진행되고 있다.
- Recombinant infectious vector vaccine(hybrid virus vaccine)은 바이러스 DNA를 약독화된 다른 바이러스(예: vaccinia 바이러스)에 삽입시켜 백신으로 이용한다.
- 항 이디오타이프 항체를 만들어 항원으로 작용하도록 하는 방법은 병원체를 백신으로 사용하여 생기는 위험을 줄이는 방법이다.
- 컴퓨터 분석으로 알고 있는 항원의 아미노산 배열에 준하여 합성한 펩티드를 백신으로 이용하기 때문에 어떠한 아미노토프의 삼차구조가 적합한 것인지를 확인하는 데 어려움이 있다.
- 일부 자가 면역질환은 T세포매개면역반응이 원인으로, 병원성을 보이는 자가 반응 T세포클론으로부터 분리한 TCR을 백신으로 이용하는 방법이 실험 동물에서 시도되고 있다(T세포백신).

약독화 생백신의 개발 방법

전통적으로는

- 바이러스를 세포배양에서 계속 계대배양하여 변형했다.
- 천연두의 예방을 위해 cow pox 바이러스를 사용 온도에 예민한 변종을 선택했다.
- 숙주세포 내에 두 종류 이상의 바이러스를 동시에 감염시켜 상호간 유전자 재배열을

일으킨 유전자 재배열 바이러스(ressorted viruses)를 선택했다.

요즘에는 새로운 분자생물학적 기법을 사용하여 바이러스의 특정한 부위의 유전자를 결손시키거나 변형하고 있다.

- 약독화되고 독성이 있는 균주로 환원될 가능성이 거의 없는 균주를 만들어 병원성이 거의 없는 바이러스를 운반체(vector)로 사용
- 이 바이러스에 원하는 바이러스 유전자의 일부분을 삽입하는 방법으로서, 유전자 재조합 바이러스에 두 가지 이상의 유전자를 삽입하면 1회 접종으로 두 가지 이상의 감염인자에 대한 면역성을 동시에 유도할 수 있다.

* 불활성화 사백신의 개발방법
- 바이러스 또는 세균을 생화학적 순화과정과 물리적인 불활성화 과정을 거쳐 불활성화시키거나 세균의 불활성화된 톡소이드를 이용한다.
- 바이러스나 세균의 표면성분을 정제하여 다른 물질과 결합시켜 백신으로 이용한다.

2) 비특이적인 면역반응 항진

가습샘 호르몬, 사이토카인, 면역항진제, 미생물과 그 산물, 유전자 요법 등이 시도된다.

(1) 가슴샘 추출물

- 가슴샘 호르몬 투여는 전구세포들이 T세포로 성숙되는 과정을 촉진시키려는 목적으로 시도된다.
- 암 면역요법 또는 암치료를 위하여 화학요법과 방사선조사 후에 면역항진을 위하여 시도된다.
- Thymosin, thymopoietin I. thymopoietin II, thymopentin(TP5), thymulin(FTS)

(2) 사이토카인

- 면역세포 분화에서부터 면역반응의 여러 단계에 다양하게 반응하여 면역반응을 조절하는 단백
- IFN-α: 항바이러스작용, 대식세포, NK 세포, B세포의 면역글로불린 합성, 세포독성 T 세포를 활성화
- IFN-γ: 대식세포를 활성화, 세포표면 MHC class II 항원 발현을 항진

- IL-2: CD4$^+$T세포가 합성, IL-2 수용체를 가진 세포의 증식, NK세포 활성화
- GM-CSF, G-CSF: 과립구와 대식세포의 증식에 강력한 자극제 성숙 과립구와 monocyte의 기능을 항진
- TNF: 종양세포에 직접적인 세포독작용

Influenza virus의 특징

- 믹소 바이러스(Myxovirus)에 속하는 RNA virus이다.
- A, B, C 형이 있다.

  Myxovirus-Orthomyxovridae-influenza virus

  A, B / influenza virus C
- 직경 80~120nm, 타원형 or 사상형으로 다음과 같이 구성되어 있다.

① 외피표면: 혈구 응집소(Hemagglutinin-HA)

Neuraminidase(-N) (→3 : 1로 분포) ➔ 항원을 결정하는 주요 인자

외피: lipid bilayer+matrix protein

② 외피 안:

- nucleocapsid
- single stranded RNA+nucleoprotein(NP)

  →두개의 인플루엔자 바이러스에 동시에 감염될 때 생기는 유전자 재배합이 일어남
- 3개의 중합효소(polymerase) 단백(P)
- 3개의 비구조성(nonstructural) 단백

- M, NP, P가 형(type)을 결정하는 단백으로, 아형(subtype)과 균주(strain)는 HA와 N에 의해 결정된다.

① HA:

- 바이러스가 세포에 결합할 수 있도록 하며 면역을 결정하는 가장 중요한 요인으로 바이러스의 항원성 변화, 혈청학적 진단에 중요한 역할을 한다.
- 모든 유핵세포의 세포막에 있는 N-acetyl neuraminic acid와 결합하여 혈구응집을 일으킨다.

  →bromelain, chymotrypsin으로 HA를 제거했을 때 감염률이 0.001로 떨어지는 것을 보아 HA의 결합능력을 알 수 있다.

  →항 혈구응집항체가 바이러스 중화: HA가 면역을 결정하는 주요인자

② N:

- 세포로부터 바이러스가 떨어지게 하여 항원성의 변화를 일으킨다.
  Anti-neuraminidase 항체가 바이러스를 중화시키지는 못하지만 증식을 막음으로써 바이러스의 감염력을 결정하는 요인이 된다.
- 바이러스의 항원성이 자주 변하기 때문에 항원변이를 일으킨다. 항원변이는 HA와 N에 의해 생기는데, 13개의 HA, 9개의 N → 사람 - 3가지 HA(H1, H2, H3) / 2가지 N(N1, N2) 주로 A형에서 생김 → A형 influenza의 유행이 자주 생김

* 항원유동: 같은 아형 안에서 미세한 변화 즉 균주의 변화를 의미하며 매년 또년 수년에 한 번 정도로 비교적 자주 생긴다. HA의 리보핵산 중 몇 개의 아미노산에 변화가 생기는 경우가 대부분이다.
* 항원변이: 한 세포에 두 influenza virus가 동시에 침범하면 유전자 재배합이 일어나서 생기는 반응이다.
  HA나 N에 변화를 주어 완전히 새로운 HA나 N이 나타나는 경우에 항원변이가 생기면 세계적인 대유행이 가능하다.

Flu 치료제

- Several animal viruses: Influenza virus → attach to their host cells through interaction with oligosaccaharide displayed on the host cell surface
- Lectin of the influenza virus(HA protein; Hemagglutinin): essential for viral entry and infection → 바이러스가 host cell에 들어가면 복제하고 새로 합성된 viral particle들은 세포 밖으로 bud out → plasma membrane의 부분쪽으로 wrap된다 → A viral **Sialidase (Neuraminidase)**가 host cell의 oligsaccaharide로부터 terminal sialic acid를 trim 하고 세포와 interaction 하고 있는 것으로부터 viral particle을 release하고 그것들끼리 aggregate되는 것을 막아 준다 → 또 반복
- Viral Sialidase inhibitor: Antiviral drug
  Osetamivir(Tamiflu), Zanamivir(Relenza)

AIDS Vaccine

AIDS(Acquired Immuno-Deficiency Syndrome)는 후천성면역결핍증이다.
다음과 같이 동물이 가지고 있는 바이러스가 인간에게는 치명적이다.

- AIDS: 원숭이
- AI: Avian Influenza(조류독감)
- SI: Swine Influenza(돼지독감)
- BSE(Bovine Spongiform Encephalopathy); Mad Cow Disease

* Human Immunodeficiency Virus(HIV)
  - 잠복기: 3~10년
  - 전염경로: 모든 성행위, 동성애, 마약(주사기), 체액교환(혈액, 정액, 척수액, 질 분비액, 젖 등)
  - 증상: 항체형성(2개월~6개월)
    - 초기 증상은 없고 10~25%는 2~5주 후에 감기증세(신열, 오환, 매스꺼움, 근육통 등)
    - 무증후성 잠복상태: T세포 감소, 증세 없음
    - ARC(AIDS Related Complex): 합병증, 림프절 붓고, 설사, 신열, 체중감소 등
    - 체중감소, 신열, 붉은 보라색 반점, 카포씨육종이라는 말초혈관암
    - 원충성 폐렴증세(pneumocystis carinii), 뇌막염, 결핵, 기억상실, 정신분열, 발작, 죽음
  - 검사: 면역학검사, 혈청학검사, 바이러스학검사, 구강타액검사
  - 치료: Cocktail 방법

* 2008년 노벨 의학상;
  - HPV; Human Papilloma Virus
    자궁경부암, 사마귀
    하랄트 추어하우젠(72세, 독일)
  - HIV: Human Immunodeficiency Virus(AIDS Virus)
    프랑수아즈 바레시누시(61세, 프랑스)
    뤼크 몽타니에(76세, 프랑스)

* AIDS Vaccine
  - Viral Surface protein
  - Whole, killed HIV

- Pseudovirion
- Live vector virus
- Naked DNA
- HIV Peptide
- Combination of Elements
- Live, Attenuated HIV

II. 질환 치료법

1. 유전자 치료법(Gene Therapy)

유전자 치료법에는 DNA, Recombinant DNA, DNAzymes, siRNA가 있다.

1) 유전자 치료법이란

DNA 재조합 기술(Recombinant DNA Technology)을 이용하여 정상단백질을 발현하는 유전자 또는 유전물질을 환자의 세포내로 주입시켜 유전자 결함을 보강하거나 인체세포의 유전적변형(Genetic Modification)을 통하여 세포에 새로운 기능을 추가시킴으로써 유전적 결함을 예방하거나 치료하는 방법이다.

(1) 유전자 전달 방법

- ex vivo 방법: 환자로부터 세포를 분리하여 유전적으로 변형한 뒤 다시 이식하는 방법 (조혈세포, 내피세포, 암세포)
- in vivo 방법: 재조합 유전물을 직접 환자에게 투여하는 방법(간, 신장, 뇌 세포)

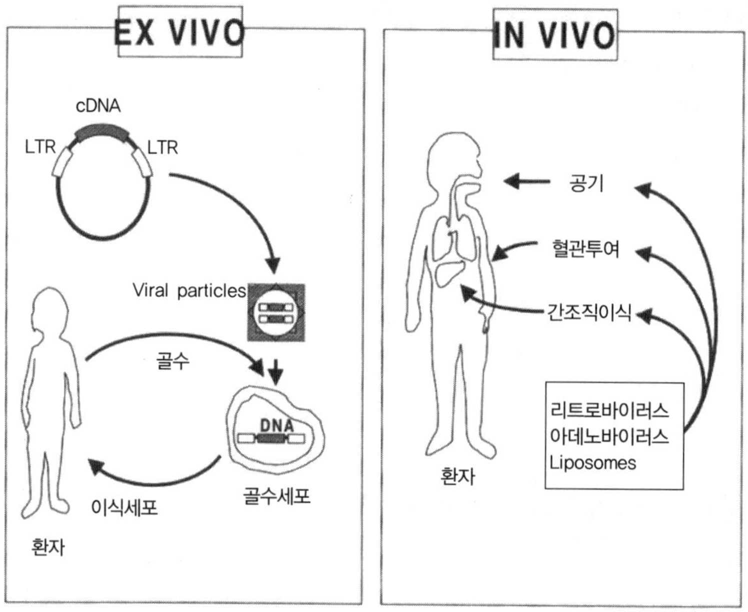

[그림 1-1] ex vivo 치료법과 in vivo 치료법

자료: 한국유전학회, 유전2, p.58, 1998
In vivo 치료와 *ex vivo* 치료의 차이점
In vivo 치료란 바이러스나 liposome 등을 인체에 투입할 때 다른 세포에 삽입하지 않고 직접 투여하는 것을 말하며, *ex vivo* 치료는 인체에 투입할 바이러스를 체외에서 골수세포나 섬유아세포 등의 세포에 삽입, 배양하며 이 세포에 넣은 채 투입하는 것을 지칭한다(Scriver et al., 1997).

(2) 벡터(Vector)의 종류

- 비바이러스성 벡터: DNA 직접 주사법, DNA+양성지질의 혼합물 이용
- 바이러스성 벡터: 병원성 없는 결함 바이러스(레트로바이러스, 아데노바이러스)
  - Retrovirus
  - Adenovirus
  - AAV; Adeno-Associated Virus
  - Lentivirus
  - HSV; Herpes Simplex Virus
  - Chimeric Viral Vector

2) 유전자재조합 치료제(Recombinant DNA Therapy)

유전자재조합 치료제는 생물공학의 핵심기술인 유전자재조합기술로 생산된 고부가가치의 단백질이나 펩타이드 치료제를 말한다.

■ 유전자재조합 치료제의 중요성

- 지금까지 인류에게 난치성으로 알려진 많은 질병을 치료하는 데 매우 유용하게 활용될 수 있다.
- 부가가치면이나 시장 독점성이 매우 크다.
- 다른 산업제품과 비교하여 친환경적이다.
- 기술집약적이기 때문에 우수두뇌를 많이 확보한 우리나라에 적합하다.

3) 생명과학의 Central Dogma

DNA－염색체(24개: 30억 개의 염기)
↓
RNA－약 10만 종류(세포 종류마다 다름)
↓
Protein－약 10만 종류(기능이 각각 다름)

1997 Nobel Prize(의학상) "고등생물의 유전자 구조: Intron, Exon의 존재 규명"이 R. Robert(영국)와 P. Sharp(미국)에 의해 밝혀졌다.

- Intron: 단백질로 발현되지 않는 유전자 부위
- Exon: 단백질로 발현되는 유전자 부위

4) DNAzymes

5) RNAi, siRNA, miRNA

- RNAi: RNA Interference
- SiRNA: Short Interfering RNA
- miRNA; Micro RNA

RNAi란 무엇인가?

RNAi(RNA interference)란 siRNA(short interfering RNA)라고 불리는 12~21mer의 dsRNA에 의해 서열특이적으로 유전자 발현이 억제되는 현상이다.

1998년에 Fire 연구그룹이 선충에서 ds RNA가 서열특이적으로 유전자의 silencing을 일으키는 것을 발견한 이후, 21~23mer로 processing된 dsRNA가 mrRNA를 절단하는 기구 및 RISC(RNA-induced silencing complex)의 존재, Dicer의 클로닝을 거쳐 2001년에 Elbashir에 의해 포유류 세포에서도 siRNA에 의한 서열특이적인 발현억제가 가능하다는 것이 증명되어, RNAi 기술을 이용한 연구가 활기를 띠게 되었다.

〈표 1-2〉 virus 질환, 암, 유전자질환의 원인유전자에 해당하는 RNAi 적용 예

Virus, 병명	유전자	세포종	세포종 유래	siRNA 형태	표현형	문헌
HIV-1	*rev*-EGFP	293T	신장세포	vector	virus 증식억제	26
	CCR5	CD4+T	T세포	letinvirus	침입저해	38
	Tsg101	293T	신장세포	siRNA	출아저해	48
	tat, RT, NF-γB p65	Jurkat	백혈병T림프종세포	siRNA	virus 증식억제	49
	CD4	Magi-CCR5	자궁암세포	siRNA	침입저해	50
	p24	HeLa-CD4	자궁암세포		virus 증식억제	50
	GFP	H9	T세포		virus 증식억제	50
	p24	ACH2	T세포		virus 증식억제	50
	tat, rev	293T	신장세포	siRNA	virus 증식억제	51
	tat, rev	Jurkat	백혈병T림프종세포		virus 증식억제	51
	gag, pol	HOS.T4.CXC R4	골육종세포		virus 증식억제	52
	LTR TAR, *nef, vif*	Magi-CD4	자궁암세포	siRNA	virus 증식억제	53
C형 간염 virus	NS5B-Fluc	mouse 간염	mouse 간장	vector	virus 증식억제	54
	NS3, NS5B	Huh-7	간장암세포	siRNA	virus 증식억제	55
	NS5B	Huh-7	간장암세포	EBNA	virus 증식억제	56
	5 'UTR	Huh-7.5	간장암세포	siRNA	virus 증식억제	57
poliovirus	capsid, polymerase	HeLa S3	자궁암세포	siRNA	virus 증식억제	58
	Fluc	MeF	mouse 태아섬유아세포		virus 증식억제	58
Rous육종 virus	*fusion protein*	A549	폐암세포	siRNA	virus 증식억제	59
	gag, pol	가금류배	가금류배	siRNA	virus 증식억제	52
Papilloma virus	E6, E7	CasKi, SiHa	자궁경부암세포	siRNA	apoptosis	60
	E6	CasKi, SiHa	자궁경부암세포	siRNA	p53 level 상승	61
Influenza virus	capsid, RNA transcriptase	MDCK	견상피세포	siRNA	virus 증식억제	62
암일반	*p53*	MEK	mouse 태아섬유아세포	vector	arrest 저해	27
	p53	MCF-7	유방암세포	vector	G1 arrest 저해	31
	p53	조혈간세포	E μMyc mouse 태아간장조혈간세포	retrovirus	Myc유도림프종 촉진	44
	p53	MDAH087	Li-Fraumeni 증후군 피부섬유아세포	siRNA	점변이 p53 특이적 억제	61
췌장암	*K-RAS* V12	CAPAN-1	췌장암세포	retrovirus	종양형성능력 상실	63
대장암	*K-ras*	SW480	대장암세포	vector	세포증식억제	32
전립선암	*ezh2*	RWPE	전립선암세포	siRNA	G2/M arrest	64

Virus, 병명	유전자	세포종	세포종 유래	siRNA 형태	표현형	문헌
만성골수성 백혈병	*bcr/abl*	K562	적아구양백혈병세포	siRNA	bcr/abl 특이적 억제	65
	bcr/abl	CML-CD34+	CML 조혈세포	siRNA	bcr/abl 특이적 억제	66
polyglutamine 병	GFP-polyglutamine	PC12	Rat 부신수질세포	adenovirus	inclusin body 형성 억제	33

2. 세포 치료법(Cell Therapy)

줄기세포(Stem cell)은 210여 개의 장기를 구성하는 조직으로 분화할 수 있는 무한한 잠재력을 가진 만능세포(Pluripotent-cell)이다.

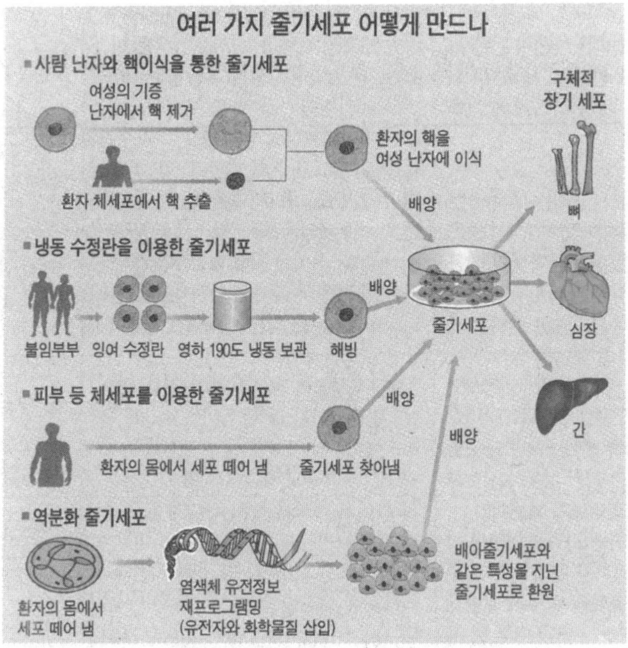

[그림 1-2] 줄기세포의 생성 과정

〈표 1-3〉 줄기세포 연구의 장단점

	장점	단점
체세포 복제배아 줄기세포	- 이식 거부반응 없음 - 이론상 환자 맞춤형으로 만들어 이식할 수 있음 - 황우석 박사가 시도했던 방법	- 아직 성공한 사례 없음 - 난자를 다량으로 사용해야 하기 때문에 윤리 문제 봉착 - 인간복제 가능성
역분화 줄기세포	- 체세포 복제 배아줄기세포 대체기술 - 이식 거부반응 없음 - 환자 맞춤형 가능 - 2006년말 줄기세포 추출 처음 성공했으며, 연구 활발 - 난자 사용하지 않음	- 줄기세포 만드는 과정에서 첨가하는 서너 가지의 유전자와 바이러스의 부작용 가능성
수정란 배아줄기세포	- 세계 주력 줄기세포 연구 분야. 다양한 성과 나옴 - 미국에서 임상 허용 - 줄기세포 은행 만들면 면역 거부반응 어느 정도 해결	- 수정란 사용하기 때문에 생명윤리 문제 상존 - 면역거부반응
성체 줄기세포	- 수정란 줄기세포 다음으로 세계주력 연구 분야 - 다양한 연구성과 나옴 - 면역 거부반응 없음	- 다양한 장기 세포로 만드는 데 한계

〈표 1-4〉 배아줄기세포로 치료 가능한 질병

배아줄기세포로 분화 가능한 세포	치료 가능 질병
신경세포	파킨슨병, 헌팅톤병, 알츠하이머, 간질, 뇌졸중, 루게릭병 등
심근세포	심부전증
척추신경세포	척추신경 손상 질병
간장세포	B형 · C형 간염, 간경화
피부세포	화상치료, 피부이식이 필요한 모든 질병
췌장세포	당뇨병
혈관상피세포	동맥경화증
연골세포	퇴행성 관절염
골(뼈)세포	뼈를 이식해야 하는 모든 질병
조혈모세포	백혈병, 빈혈, HIV
근육세포	근육위축증
부신피질세포	에디슨병

3. 단백질 침투기술을 이용한 단백질 치료법(Protein Therapy)

■ **약물 치료법**(Chemical Drug Therapy)

- 투여 방법의 용이
- 부작용
- 세포 내로의 전달 용이
- 지속적 투여 필요

■ **유전자 치료법**(Gene Therapy)

- 근본적 치료
- 유전자 변형 위험성 내재
- 목표장기로의 선택적 운반의 어려움
- 1회 시술로 지속적 효능 유지
- 발현수준 조절의 어려움

■ **단백질 치료법**(Protein Therapy)

- 직접적 치료
- 부작용이 적음
- 세포 내 전달의 어려움
- 즉각적인 치료 효과 기대
- 뛰어난 약리효과 및 제형의 다양성

■ **세포 치료법**(Cell Therapy)

- 체세포복제 배아줄기세포
- 수정란 배아줄기세포
- 역분화 줄기세포
- 성체줄기세포

Ⅲ. 단백질 침투기술(Protein Transduction Technology)을 이용한 질환치료용 단백질 소재개발 및 효능평가

1. Introduction

■ 기존 단백질 치료법의 한계

1. 대량생산 및 정제의 어려움
2. 세포내 침투효율의 문제

■ 최종목표

본 연구의 최종목표는 체내에 존재하며, 중요한 생리활성을 갖는 다양한 생체 기능 신소재(단백질/핵산)들을 세포내로 효율적으로 침투시키는 기술(Biomolecule Delivery System)을 이용하여 다양한 염증관련 질환들에 대한 직접적이고 효율적인 단백질치료법(Protein Therapy)을 실용화하는 것이다.

1) PTD(Protein Transduction Domain)의 발견

Transactivator(Tat) protein of HIV

3rd helix of Antennapedia homeoprotein

↓

세포내로 Internalization 됨

↓

자가침투신호 PTD or Penetratin(★)

(1) Tat(Transactivator Protein)

- 14kDa: 86a.a.
- N-ter Seq, Cys-Rich Seq, Core Seq
- Basic Seq. (49~57): nuclear localization signal,
- Binding site to TAR
  - Activate the viral gene transcription
    Increase Transcription initiation and elongation

- $CD4^{+}$T-cell activation: HIV-infection
  Induce T-lymphocyte: apoptosis
  Induce cellular gene expression(Cytokines, etc..)
  KS(Kaposis sarcoma) derived endothelial cell
  Increase the adhesion, invasion, migration, growth
- Activate the TNF(Tumor necrosis factor)

(2) Homeodomain의 Functions

- Homeodomain(HD)
  - 진핵생물 전사인자(transcription factor)의 DNA 인식 부위의 일종
  - 60개 아미노산
  - 3개의 helix로 이루어져 있으며 그중 3번째 helix가 DNA에 결합
- Penetratin(Ptn)
  - Drosophila Antennapedia homeoprotein 의 homeodomain내 3번째 helix
  - 염기성 아미노산의 비중 높음(RQIKIWFQNRRMKWKK)
- 포유동물 homeoprotein(Hoxa-5 등)도 세포내 침투 활성 있음

(3) Protein Transduction Domain(PTD) Sequence

- HIV-1 Tat: YGRKKRRQRRR(Tyr-Gly-Arg-Lys-Lys-Arg-Arg-Gln-Arg-Arg-Arg)
- ANTP(Anntennapedia Homeotic TF): RQIKIWFQNRRMKWKK
  (Arg-Gln-Ile-Lys-Ile-Trp-Phe-Gln-Asn-Arg-Arg-Met-Lys-Trp-Lys-Lys)
- HSV VP22(Herpes Simplex Virus VP22 TF): DAATATRGRSAASRPTERPRAPARSASRPRRPVE
  (Asp-Ala-Ala-Thr-Arg-Gly-Arg-Ser-Ala-Ala-Ser-Arg-Pro-Thr-Glu-Arg-Pro-Arg-Ala-Pro-Ala-Arg-Ser-Ala-Ser-Arg-Pro-Arg-Arg-Pro-Val-Glu)
- Gly-Arg-Lys-Lys-Arg-Arg: Potential Nuclear localization sequence

〈표 1-5〉 다양한 침투벡터들

Name	Sequence
Natural CPPs	
Tat	RKKRRQRRR
Penetratin	RQIKIWFQNRRMKWKK
Buforin II	TRSSRAGLQFPVGRVHRLLRK
Artificial CPPs	
Transportan	GWTLNSAGYLLGKINKALAALAKKIL
MAP (model amphipathic peptide)	KLALKLALKALKAALKLA
K-FGF	AAVALLPAVLLALLAP
Ku70	VPMLK-PMLKE
Prion	MANLGYWLLALFVTMWTDVGLCKKRPKP
pVEC	LLIILRRRIRKQAHAHSK
Pep-1	KETWWETWWTEWSQPKKKRKV
SynB1	RGGRLSYSRRRFSTSTGR
Phage display CPPs	
Pep-7	SDLWEMMMVSLACQY
HN-1	TSPLNIHNGQKL

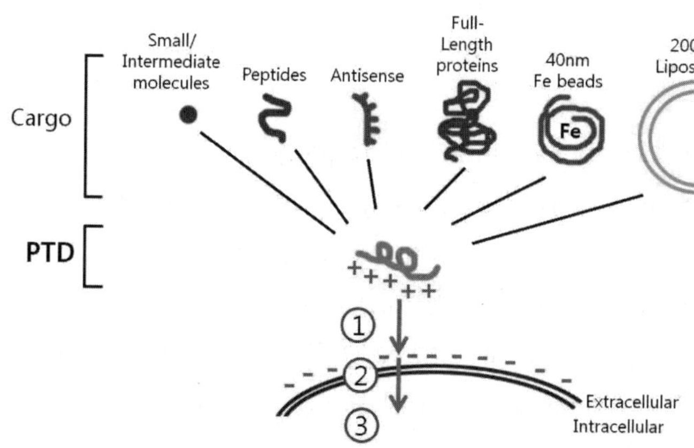

Cargo delivery

Target binding
Protein refolding
Post-translational modification (e.g. phosphorylation, myristylation)
Macromolecular assembly (e.g. dimer, trimer, tetramer)
Intracellular transport: nuclear import/export, cytosolic membrane
Separation of cargo from PTD: disulfide reduction, cleavage
Molecular Imaging
Non-PTD-linked cargo release: drug/DNA dilivery

[그림 1-3] 침투벡터의 다양한 물질 전달 능력

2) 연구개발 Procedure

- Target Protein의 세포 또는 조직내 침투를 위한 Procedures

(1) 침투효율 높이는 PTD vector 및 특정목적을 갖는 PTD vector의 개발
(2) PTD or Penetratin과 Reporter(GFP) 또는 목표단백질의 융합기술 개발
    (질환관련목표단백질: 노화, 암, 신경질환, 유전병, 심혈관 질환, 당뇨병 등)
(3) 융합단백질의 발현 생산 및 분리정제기술 개발
(4) 정제된 융합단백질의 세포내 침투조건의 최적화 및 생리활성 측정
(5) 침투된 단백질의 활성구조의 변환 및 안정성 유지
(6) 세포내로 침투 성공한 단백질들의 조직내 침투 조사 및 생리활성 측정
(7) 모델동물을 이용한 질환치료법(단백질 치료법)으로의 가능성 탐색

2. 침투효율 높은 PTD vector 및 특정 목적을 갖는 vector의 개발

- 다양한 HIV-1 Tat 발현 vector의 개발
- 다양한 Homeodomain 발현 vector의 개발
- 특정목적을 갖는 vector의 개발

1) Tat-PTD는 단백질의 N-terminal 쪽에 fusion

그렇다면 PTD를 C-terminal이나 N-, C- 양쪽에 Fusion시키면 어떨까?

2) Tat-PTD는 단백질의 denatured 상태로 운반

그렇다면 단백질을 3차구조를 가진 Native한 상태로 운반할 수는 없을까?

- PEP-1 Vector: KETWWETWWTEW SQP KKKRKV
  Hydrophobic trp motif-Spacer arm-Hydrophilic lysine rich domain

3) Specific Cellular Localization(예: Cytosol)으로의 운반 가능성?

- SN50 Vector: AAVALLPAVLLALLAP VQRKRQKLMP

  MTS: Membrane Translocation Sequence

  NLS: Nuclear Localization Sequence

3. Application of Protein Therapy for Human Diseases

1) Neuronal Diseases: Brain Ischemia/Parkinson's Disease/Epilepsy

(1) ROS Damage(Reactive Oxygen Species)

- Free radical의 종류:

  $O_2^-\bullet$: Superoxide anion radical

  $HO_2^-\bullet$: Hydroperoxide radical

  $OH^-\bullet$: Hydroxy radical

$$O_2 \xrightarrow{e^-} O_2^-\bullet \xrightarrow{e^-} HO_2^-\bullet \xrightarrow{HO_2^-\bullet\ \ O_2} H_2O_2 \xrightarrow{e^-} OH^-\bullet \xrightarrow{e^-} H_2O$$

- Free radical과 반응하는 생체 내 고분자 물질
  ① 불포화 지방산 → 과산화 지질(lipid peroxide) → 단백질, 핵산과 반응 → lipofusin 형성 → 세포막 등의 구조변형 → 세포 죽는다.
  ② 단백질 변형 → 산화 단백질
  ③ DNA 변형
- 산화에 의한 노화 이론(Oxidative Stress Theory)

  자유 라디칼 이론(유해산소론)
- 활성 산소 유해 실험
  ① 20% 산소에서 활동성이 강한 쥐

     50% 산소에서 수명 1/2

     100% 산소 1주일 내에 사망
  ② 초파리 실험: 계속 날아다니는 초파리와 기어다니기만 하는 초파리들 수명 비교
  ③ Jogging을 Walking으로 변화(체육인들 평균 수명 짧다고 보고)

- 항산화 효소(Antioxidant Enzymes)

  SOD: Superoxide Dismutase $2O_2 + 2H+ \rightarrow H_2O_2 + O_2$

  Catalase: $2H_2O_2 \rightarrow 2H_2O + O_2$

  Hydrperoxidase: $H_2O_2 + AH_2 \rightarrow 2H_2O + A$

- 항산화제(Antioxidants)

  Vitamin C, Vitamin A, Vitamin E(Tocopherol), Selenium

- Vitamine C: Ascorbic acid(Figs)
  - 사람, 원숭이, 모르모트, 인도과실박쥐는 합성하지 못한다.
  - Collagen 등의 단백질에 많은 아미노산인 Hydroxyproline 생성에 관여하는 효소인 Proryl Hydroxylase 작용 시 필요한 인자 역할을 하며 부족시 괴혈병(Scurvy)을 앓는다.
- 항산화 식품: 귤, 딸기, 수박, 토마토, 풋고추, 채소류 등이 있다.

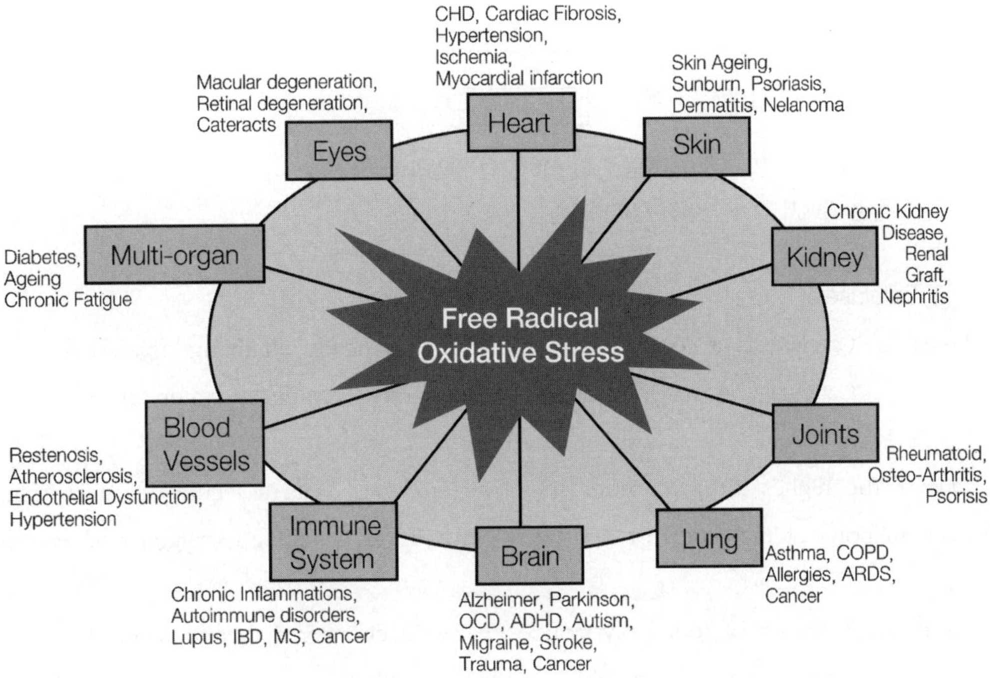

[그림 1-4] ROS 관련질환들

(2) Brain Ischemia(뇌허혈)

뇌 조직은 평상시에도 많은 양의 혈류를 공급받고 있다. 그러나 다양한 원인으로 인하여 뇌혈관에 폐색(혈관 등을 이루는 관이 막히는 경우)이 발생하여, 산소의 공급이 부족하거나 저산소증을 이르게 하여 뇌에 공급되는 혈액량이 감소하면 뇌 조직이 기능을 제대로 하지 못하게 된다. 이를 Brain Ischemia로 정의하며, 뇌혈류 감소가 일정 시간 이상 지속되면 뇌조직의 괴사가 시작된다.

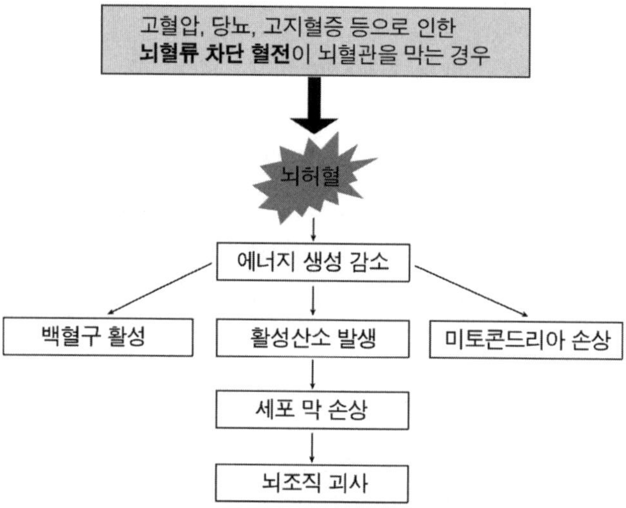

[그림 1-5] 뇌허혈의 원인과 메커니즘

*혈전: 혈관 속에서 피가 굳어진 덩어리

① Catalase

Function: Catalase is a common enzyme found in nearly all living organisms
Catalyze the decomposition of hydrogen peroxide to water and oxygen.

One of the highest turnover numbers of all enzymes; one molecule of catalase can convert millions of molecules of hydrogen peroxide to water and oxygen per second.

Structure: Tetramer of four polypeptide chains, each over 500amino acids long.
Four porphyrin heme(iron) groups that allow the enzyme to react with the hydrogen peroxide.

② SAG(Sensitive to Apoptosis Gene)

Other names: RNF7(RING finger protein-7), CKBBP1, RBX2, ROC2

DNA Size: 342bp

Protein Size: 12.6kDa

Cystein: 12개

Expression: Ubiquitously expressed with the highest expression in brain, heart, skeleton muscle, and testis in humans.

Localization: Both cytoplasm and nucleus.

Function

- SAG는 hydrogen peroxide를 처리하는 역할을 한다.
  : has thiol-linked peroxidase activity
  : inhibits peroxynitrite-induced DNA damage.
- Redox, nitric oxide, ischemia/hypoxia, neurotoxin, MPP, UV-irradiation에 의해 유도된 apoptosis inhibition시킨다.
- SAG over-expression은 the S-phase와 cell growth를 촉진시키고, TPA에 의한 종양형성을 inhibition시킨다.
- Cell에서 ROS 처리자(scavenger)역할과 metal chelator로 작용해 ischemia나 hypoxi로 인해 발생하는 damage로 부터 brain tissues를 protection한다.

③ Hsp27

- Hsp27 is a chaperone of the sHsp

The common functions of sHsps are chaperone activity, thermotolerance, inhibition of apoptosis, regulation of cell development and cell differentiation and they take part in signal transduction.

④ Frataxin

- 분자량: 약 26kDa
- 기능: 미토콘드리아 단백질로서 철이온의 항상성과 산화적 스트레스를 조절한다. Frataxin 단백질이 부족할 경우, 미토콘드리아 내에 Fe^{2+}이 비정상적으로 축적되어 Reactive Oxygem Species(ROS: 활성산소종)을 유도하게 된다.

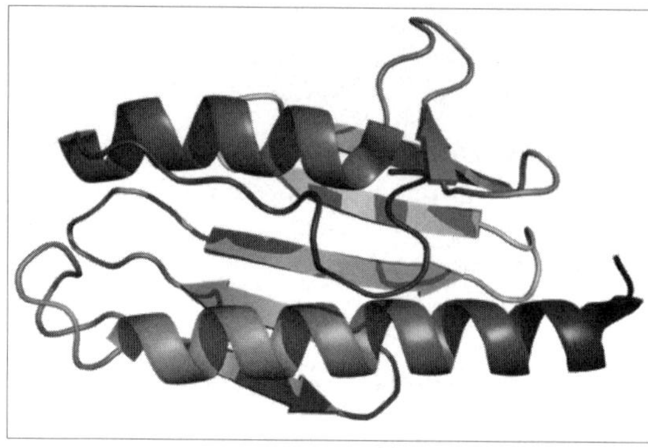

[그림 1-6] Frataxin 단백질의 3차 구조

(a) PEP-1-Frataxin 융합단백질의 뇌허혈 보호 효능

(i) PEP-1-Frataxin 융합단백질의 제조, 발현 및 정제

사람 Frataxin cDNA를 세포침투성 PEP-1 PTD에 융합하여 세포침투성 PEP-1-Frataxin 융합단백질을 제조하여 대장균에서 과대발현시킨 후 column work을 통하여 정제하였다. 정제된 융합단백질을 SDS-PAGE와 Western blotting으로 확인하였다.

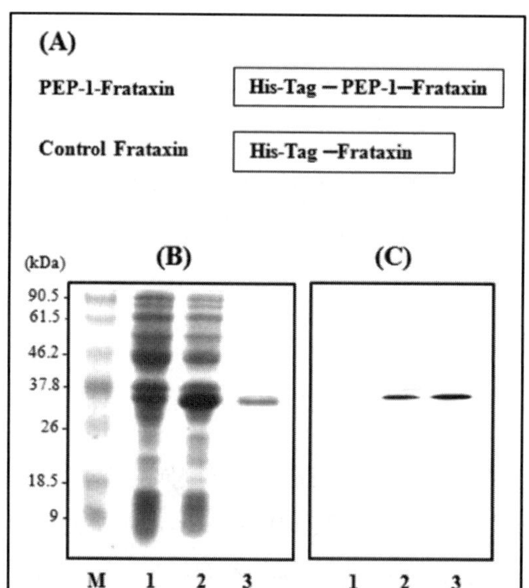

[그림 1-7] Purification of PEP-1-Frataxin fusion protein

A schematic representation of the PEP-1-Frataxin fusion protein(A). Expressed and purified fusion proteins were analyzed by 12% SDS-PAGE(B) and subjected to Western blot analysis with an antirabbit polyhistidine antibody(C). Lanes in B and C are as follows: lane 1, non-induced PEP-1-Frataxin; lane 2, induced PEP-1-Frataxin; and lane 3, purified PEP-1-Frataxin.

(ii) PEP-1-Frataxin 융합단백질의 세포내 침투

정제된 융합단백질을 농도 및 시간별로 astrocyte cell에 처리하여 Western blotting으로 확인한 결과 PEP-1-Frataxin 융합단백질은 시간−및 농도−의존적으로 세포내로 침투되는 것을 알 수 있었다. 또한 세포내로 침투된 후 세포내 지속성을 확인하기 위해 PEP-1-Frataxin 융합단백질을 처리하고, 다양한 시간별로 세포를 파쇄하여 Western blotting으로 확인하였다. 확인결과 PEP-1-Frataxin 융합단백질은 세포내에서 60시간까지 지속되는 것을 알 수 있었다.

세포내 침투를 형광염색을 통하여 다시 한 번 확인하였다. 확인결과 PEP-1-Frataxin 융합단백질은 세포내로 침투됨을 알 수 있었다.

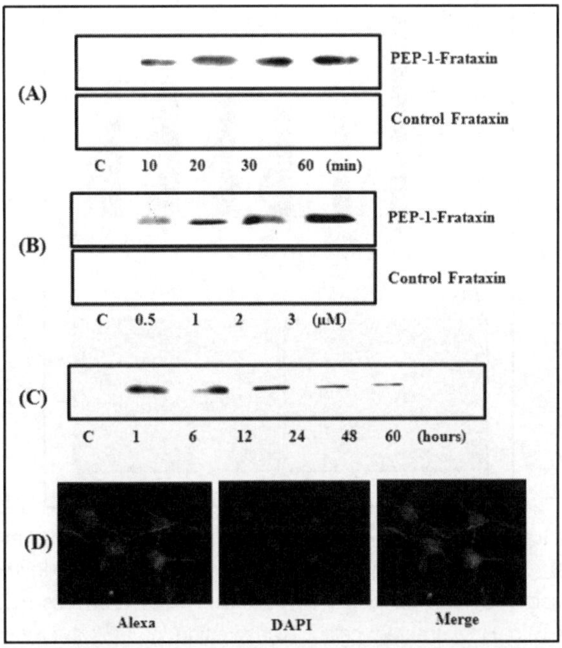

[그림 1-8] Transduction of PEP-1-Frataxin fusion protein into astrocyte cells

PEP-1-Frataxin(0.5~3μM) and control frataxin were added to the culture media for 60min(A), PEP-1-Frataxin(3μM) and control frataxin were added to the culture media for 10-60min(B), and cells pretreated with 3μM PEP-1-Frataxin were incubated for 1-60h(C), and analyzed by Western blot analysis. The distribution of transduced with PEP-1-Frataxin was observed by fluorescence microscopy(D).

(iii) PEP-1-Frataxin 융합단백질의 활성산소 억제효능 및 뇌-혈관(BBB) 투과

PEP-1-Frataxin 융합단백질의 효능을 확인하기 위해 H_2O_2를 세포내 처리하여 세포사멸을 유도한 후 PEP-1-Frataxin 및 control Frataxin 단백질을 농도별로 세포내 처리하여 MTT assay를 통하여 세포사멸 보호효과를 확인하였다. 확인결과 PEP-1-Frataxin 융합단백질은 농도-의존적으로 세포사멸을 보호한 반면 control Frataxin 단백질은 세포보호 효과가 나타나지 않았다. 또한 PEP-1-Frataxin 융합단백질의 뇌-혈관(BBB) 침투를 조직염색을 통하여 확인한 결과 PEP-1-Frataxin 융합단백질은 BBB에 효율적으로 침투되는 것을 알 수 있었다. 이러한 결과는 PEP-1-Frataxin 융합단백질이 세포내로 침투되어 세포사멸을 보호하였고, 또한 효율적으로 BBB를 통과하므로 PEP-1-Frataxin 융합단백질을 뇌질환 치료에 이용될 수 있는 가능성을 보여 주었다.

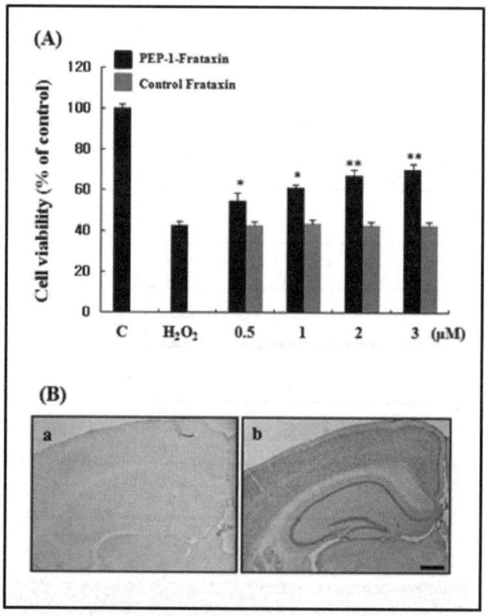

[그림 1-9] Effects of transduced PEP-1-Frataxin on cell viability and across the blood-brain barrier
Hydrogen peroxide(0.7 mM) was added to astrocyte cells pretreated with PEP-1- Frataxin(0.5~3μM) for 1 h. Cell viabilities were estimated with a colorimetric assay using MTT(A). $^{*}P<0.05$ and $^{**}P<0.01$, compared with H_2O_2 treated cells. Transduction of PEP-1-Frataxin fusion protein in gerbil brains was analyzed by immunohistochemistry using anti-histidine antibody(B). Control(a), PEP-1-Frataxin-treated gerbil(b).

(iv) PEP-1-Frataxin 융합단백질의 뇌허혈 보호 효과

PEP-1-Frataxin 융합단백질이 뇌허혈에 대한 보호 효능을 확인하기 위해 뇌허혈 동물모델을 제조하여 PEP-1-Frataxin 융합단백질을 복강주사 하였다. 뇌허혈 유발 4일과 7일 후 brain의 hippocampus CA1 region을 다양한 염색법(Cresyl violet, Fluoro-Jade B, Iba-1)을 통하여 확인하였다. PEP-1-Frataxin 융합단백질은 뇌허혈 유발 4일 및 7일에서도 신경세포의 사멸을 효과적으로 보호함을 알 수 있었다.

Cresyl violet staining은 세포질에 Nissl body 염색하여 신경세포 사멸을 전체적인 형태로 관찰할 수 있다. Fluoro-Jade B(F-JB) staining은 퇴화 및 손상된 neuron을 염색할 수 있는 염색법으로 신경세포가 손상을 받으면 손상된 부위가 밝게 나타난다. Ionized calcium-binding molecule 1(Iba-1) staining은 microglia cell의 activation이 일어나면 Iba-1의 발현이 증가되어 Iba-1은 microglial의 마커로 이용된다.

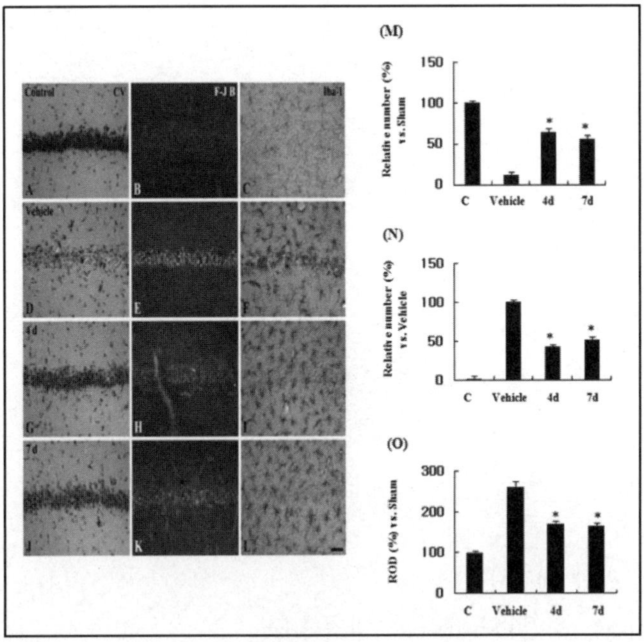

[그림 1-10] Effect of transduced PEP-1-Frataxin on ischemic damage in the CA1 region

Representative photomicrography of the cresyl violet(A, D, G, and J), Fluoro-Jade B(F-JB)(B, E, H, and K), Iba-1(C, F, I, and L) staining in the CA1 region hippocampus of the gerbil brain 4 and 7 days after ischemic insults. Negative control(A-C, normal); positive control(D-F, vehicle-injected group), and PEP-1-Frataxin(3mg/kg) injected as a single dose into the gerbil(G-L). Scale bar=50μm. Relative analysis in the cell number of CV(M) and F-JB(N) positive neurons in the control and vehicle, respectively. Relative optical density(ROD) analysis of Iba-1 immunoreactivity in the CA1 region after ischemia insults(O). Values are significantly different from the control group, P<0.01. Each bar represents the mean±SEM.

(3) Parkinson's Disease(파킨슨병)

파킨슨병은 뇌의 흑질(substantia nigra)에 분포하는 도파민의 신경세포가 점차 소실되는 신경계의 만성 진행성 퇴행성 질환이다. 파킨슨병을 의미하는 4대 주요 증상 및 징후들로는 떨림, 경직, 느린 운동 및 자세불안정성 등이 있다. 파킨슨병 초기에는 증상들이 주로 신체의 한쪽에서 나타나지만 병이 진행된 경우에는 양측으로 나타나며 다리나 턱, 혹은 혀에서도 떨림이 발생하게 된다. 파킨슨병은 원인이 명확하게 규명되지 않았지만 다양한 원인 중 신빙성 있는 원인들로 뽑히는 것이 protein의 misfording, 알파-시누클레인(α-synulein)의 lewy body 형성 등에 따른 독성의 생성과 oxidative stress 때문이다. 이 독성과 oxidative stress에 의해 도파민의 신경세포가 사멸하게 되고 결국 파킨슨병이 발병하게 된다.

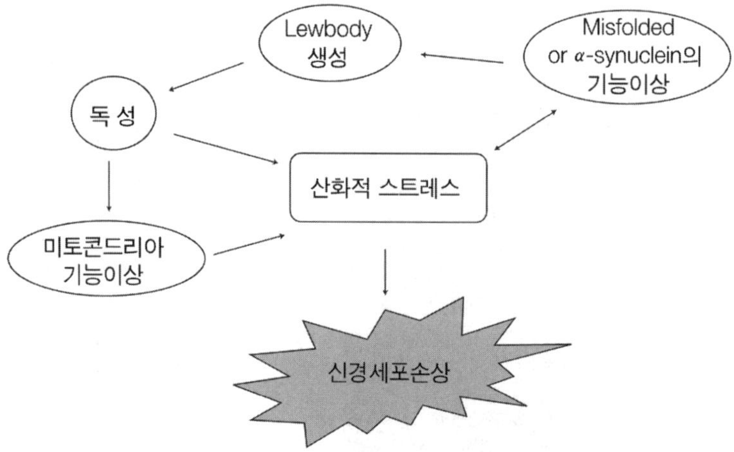

[그림 1-11] 파킨슨병의 메커니즘

- 신경전달물질 관련 뇌질환
  - 간질병(Epilepsy), 경련(Convulsion), 발작(Seizure)
  - 파킨슨병(Parkinson's disease)
  - 정신분열증(Schizophrenia)
  - 우울증(Depression)
  - 스트레스, 정신불안증(Stress and Affective Disorders)
    - ■ GABA 신경계: 간질병(Epilepsy), 경련, 발작 등
    - ■ Dopamine 신경계: 정신분열증(Schizophrenia), 파킨슨병, ADHD
    - ■ Norepinephrine 신경계: 우울증(Depression), 조울증, 정신불안증, 희로애락
- 원인

바이러스성 뇌염 등 감염설, 면역기전이 관계된다는 면역설, 선천적으로 그 기질을 타고난다는 유전설, 유리기가 생성되어 신경세포를 파괴한다는 설, 도파민의 생성 및 대사과정에 문제가 있다는 설, 최근에는 신경독성물질의 중독설도 주목을 받고 있다.

- Oxidative Stress
- Mitochondrial Dysfunction
- Proteosomal Impairment
  → Apoptosis of Dopaminergic Neurons
- 관련유전자: *A*-synuclein, Parkin 등 다수

치료용 후보단백질: 알파-시누클레인, SOD(Superoxide Dismutase)

① 알파-시누클레인

뇌세포 사이에 신경전달을 돕는 단백질로 약 14kDa 분자량을 가지고 있다. 이 단백질이 세포에 쌓이는 현상이 파킨슨병의 특징 가운데 하나이다. 세포 안에서 더 이상 필요 없는 물질들을 분해하는 소기관 가운데 리소좀(lysosome)이 있는데, 알파-시누클레인을 포함한 여러 단백질들도 소임을 다하거나 불필요해지면 리소좀에서 분해된 뒤 제거된다. 그런데 알파시누클레인 단백질이 돌연변이가 생기면 리소좀에 의한 단백질 분해 과정을 차단할 뿐 아니라 제거되어야 할 다른 단백질의 분해까지 막는다. 그 결과 뉴런(neuron, 신경단위세포)이 사멸되면서 파킨슨병 같은 신경퇴행성 질병이 진행된다.

- 증상: 경직, 떨림, 서동증(움직임이 느려짐), 균형유지 장애, 보행장애 등
- 치료
  - 약물치료; 아만타딘(씨메트렐), 항콜린성 약제, 엘-도파(레보도파), 씨네메트, 마도파, 도파민 효능제, 엘데프릴(데프레닐, 셀레질린), 항우울제
  - 수술적 치료; 정위적 뇌수술: 증세 완화. 이식수술(세포치료), 물리치료

(a) Tat-α-synuclein 융합단백질의 파킨슨병에 대한 효능

(i) Tat-α-synuclein 융합단백질의 제조, 발현 및 정제

사람 synuclein cDNA를 세포침투성 Tat PTD에 융합하여 세포침투성 Tat-α-synuclein 융합단백질을 제조하여 대장균에서 과대발현시킨 후 column work을 통하여 정제하였다. 정제된 융합단백질을 SDS-PAGE와 Western blotting으로 확인하였다.

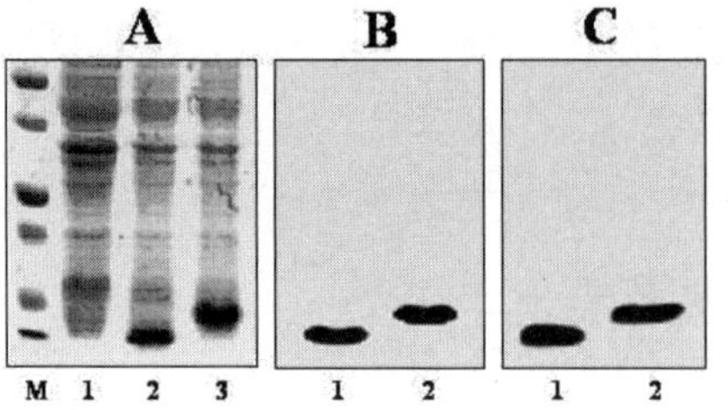

[그림 1-12] Expression and purification of Tat-α-synuclein fusion proteins in E. coli.

Protein extracts of cells(A) and purified fusion proteins(B) were analyzed by SDS-PAGE on 15% gel and subjected to Western blot analysis with antibodies to anti-histidine(C). Lanes in A are as follows: lane 1, non-induced; lane 2, induced control α-synuclein; lane 3, induced Tat-α-synuclein. Lanes in B and C are as follows: lane 1, purified control α-synuclein; lane 2, purified Tat-α-synuclein.

(ii) Tat-α-synuclein 융합단백질의 세포내 침투

정제된 융합단백질을 농도 및 시간별로 astrocyte cell에 처리하여 Western blotting으로 확인한 결과 융합단백질은 시간-및 농도-의존적으로 세포내로 침투되는 것을 알 수 있었다. 세포내 침투를 형광염색을 통하여 다시 한 번 확인하였다. 확인 결과 융합단백질은 세포내로 침투됨을 알 수 있었다.

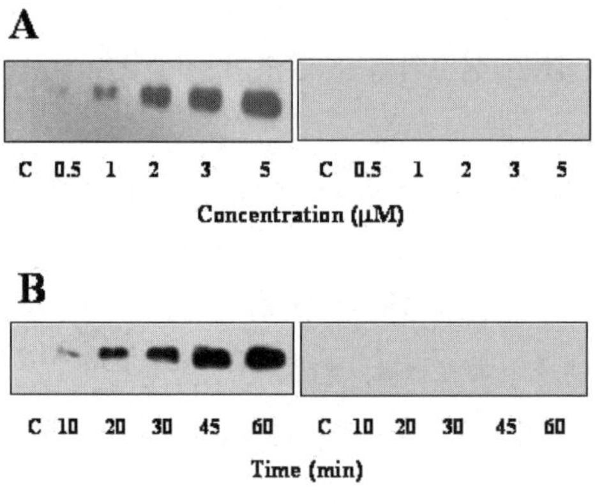

[그림 1-13] Transduction of Tat-α-synuclein fusion proteins into astrocyte cells

3μM Tat-α-synuclein fusion proteins were added to the cultured media for 10~60min, respectively(A). 0.5~5μM Tat-α-synuclein fusion proteins were added to the cultured media for 60min, respectively(B). Transduced Tat-α-synuclein fusion proteins into cells were analyzed by Western blotting.

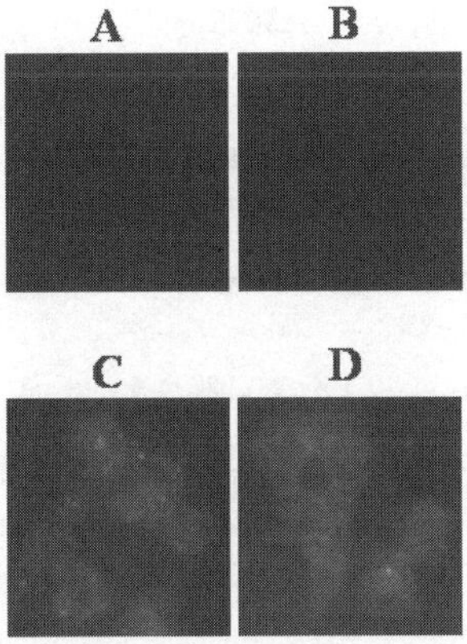

[그림 1-14] Localization of transduced Tat-α-synuclein fusion proteins

After FITC-labeled Tat-α-synuclein proteins(3mM) were transduced into astrocyte cells, the cells were washed twice with trypsin-EDTA, PBS and immediately observed by fluorescence microscopy. Negative control cells itself(A), Positive control cells treated with WT α-synuclein(B), non-fixed cells treated with WT Tat-α-synuclein(C), fixed cells treated with WT Tat-α-synuclein(D).

(iii) Tat-α-synuclein 융합단백질의 aggregation

Wild type Tat-α-synuclein 및 mutant type Tat-α-synuclein(A30P, A53T)를 이용하여 세포내 지속성을 확인하였다. Mutant type Tat-α-synuclein(48 시간)은 wild type(24시간)에 비해 세포내에서 2배 이상 지속되었다. 이러한 결과는 mutant type Tat-α-synuclein이 aggregation 되어 세포내에서 오래 지속됨을 의미한다. 따라서 H_2O_2와 copper ion에 의한 Tat-α-synuclein의 aggregation의 변화를 Western blotting으로 확인한 결과 wild type에 비해 mutant type Tat-α-synuclein의 aggregation이 증가되는 것을 알 수 있었다. 이러한 결과는 mutant type Tat-α-synuclein이 활성산소에 의해 쉽게 손상을 입어 aggregation됨을 알 수 있다.

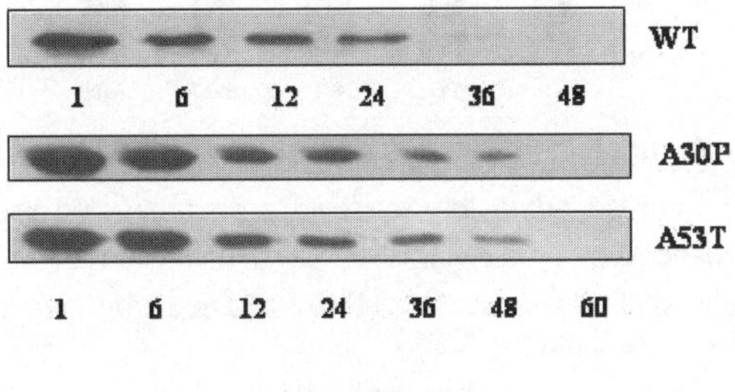

[그림 1-15] Stability of Tat-α-synuclein fusion proteins tranduced into cells

Cells pretreated with 3mM Tat-α-synuclein fusion proteins were incubated for various time periods. The Tat-α-synuclein fusion proteins transduced into cells were analyzed by Western blotting.

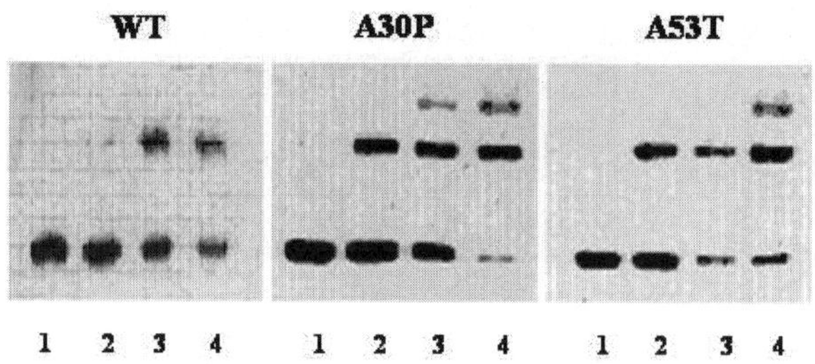

[그림 1-16] Aggregation of α-synuclein by the copper(II) and H_2O_2 system analyzed by Western blotting

Tat-α-synuclein fusion proteins(2mg) was incubated at 37℃ or 4 h under various conditions. Lanes in A and C are as follows: lane 1, α-synuclein control; lane 2, α-synuclein with 10μM copper(II); lane 3, α-synuclein with 1mM H_2O_2; lane 4, α-synuclein with 10μM copper(II) and 1 mM H_2O_2.

(iv) Tat-α-synuclein 융합단백질의 HSP70 발현 변화

70kDa heat shock protein 70(HSP70) 단백질은 열충격단백질의 하나로 chaperonin(샤페론)의 기능을 한다. 보통 열충격 등 스트레스에 의해 발현되는 단백질로 세포의 핵과 세포질에 존재하며, 세포사멸을 보호하는 작용을 한다. 따라서 paraquat(PQ)을 이용하여 세포사멸을 유도하여 세포보호 효능을 MTT assay를 이용하여 분석하였다. 확인결과 wild type Tat-α-synuclein은 세포사멸을 보호하였으나, mutant type Tat-α-synuclein는 세포보호 효과가 없었다. 더욱이 mutant type Tat-α-synuclein은 세포사멸을 조금 더 증가시켰다.

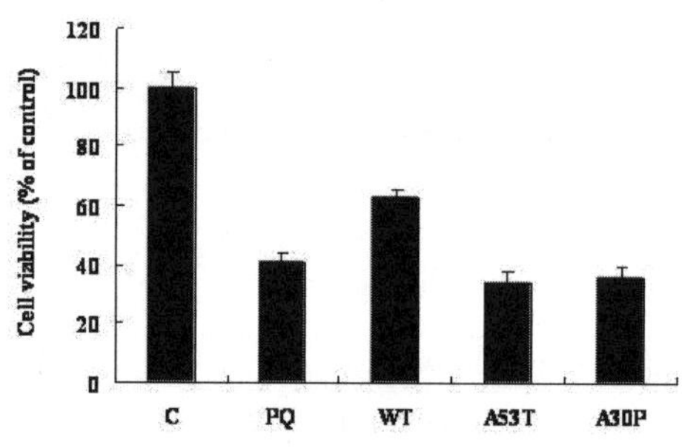

[그림 1-17] Effect of transduced Tat-α-synuclein on cell viability of astrocyte cells

The paraquat(PQ, 30mM) were added to the astrocyte cells pretreated with 3mM Tat-α-synuclein fusion proteins for 1h, respectively. Cell viabilities were estimated by with a colorimetric assay using MTT. Each bar represents the mean ± S.E.M. obtained from five experiments.

Wild type Tat-α-synuclein은 세포사멸 보호 효과를 확인하기 위해 HSP70의 발현변화를 확인하였다. 확인결과 wild type Tat-α-synuclein은 세포내 침투된 후 HSP70의 발현을 크게 증가시켰고, 오랫동안 지속되었다. 하지만 mutant type Tat-α-synuclein은 HSP70 발현

을 유도하지 않았으며, 지속 시간이 매우 짧았다. 이러한 결과는 wild type Tat-α-synuclein이 HSP70의 발현을 유도하여 활성산소에 의한 세포사멸을 보호하는 것을 의미한다.

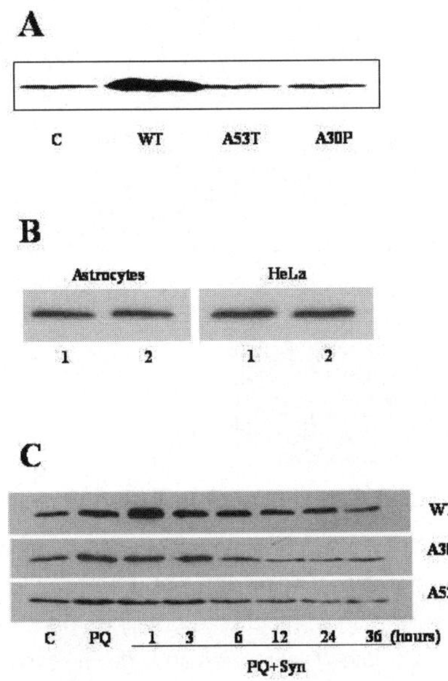

[그림 1-18] Effects of Tat-α-synuclein(A) and Tat-GFP(B) fusion protein transduction on the expression of HSP70 in astrocyte cells and exposed to paraquat(C). After the cells treated with 3 mM Tat-α-synuclein and 3 mM Tat-GFP fusion proteins for 1h, 30mM paraquat was added to the culture medium for 36h. The expression of HSP70 was assessed from cell lysates by Western blotting. Lanes in B are as follows: lane 1, control cells; lane 2, Tat-GFP tranduced cells.

(v) 파킨슨 동물모델에서 Tat-α-synuclein 융합단백질의 효능

PQ를 마우스에 주사하여 파킨슨 동물모델을 제조하여, Tat-α-synuclein(wild 및 mutant type) 융합단백질을 주사하여 신경세포의 보호 효능을 조직염색을 통하여 확인하였다. PQ에 의해 dopaminergic neuronal cell이 크게 감소되었지만, Wild type Tat-α-synuclein은 신경 세포를 보호하였지만 mutant type Tat-α-synuclein은 세포보호 효능이 나타나지 않았다. 이러한 결과를 정량적으로 확인하기 위해 신경세포의 밀도를 densitimetric analysis로 확인하였다.

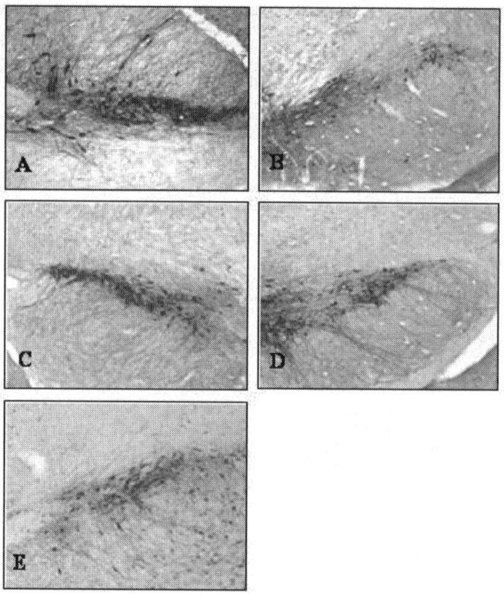

[그림 1-19] Effect of transduced Tat-α-synuclein fusion proteins on neuronal cell viability

Representative photomicrographs of the TH-immunostained substantia nigra(SN) of the control and Tat-α-synuclein transduced mice. Animals were treated once a week for 3 consecutive weeks and killed at 7 d after the last injection of saline, paraquat and Tat-α-synuclein and paraquat. Negative control(A), positive control(B), and Tat-α-synuclein injected mice(C, WT; D, A30P; E, A53T).

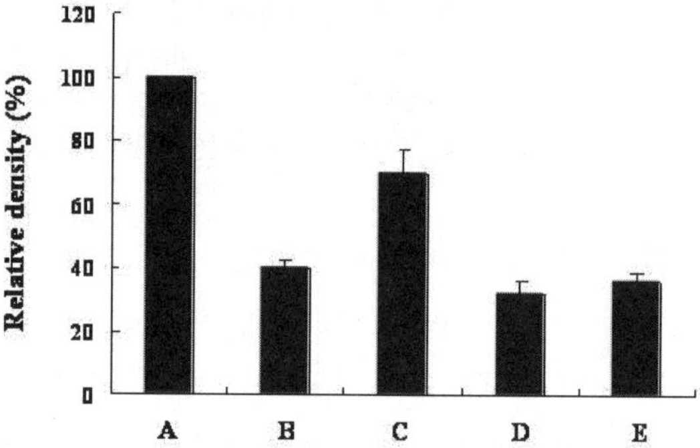

[그림 1-20] The densitimetric analysis of TH-immunoreactivity in the SN after paraquat and transduced Tat-α-synuclein fusion proteins. Negative control(A), positive control(B), and Tat-α-synuclein injected mice(C, WT; D, A30P; E, A53T).

동물모델에서도 Wild type Tat-α-synuclein에 의한 HSP70 발현을 조직염색을 통하여 확인하였다. 확인결과 Wild type Tat-α-synuclein은 HSP70 발현을 크게 증가시켰다. 그러나 mutant type Tat-α-synuclein은 HSP70 발현이 없었다. 이러한 결과는 세포 및 조직에서 Wild type Tat-α-synuclein이 HSP70 발현을 증가시켜 세포사멸을 보호함을 의미한다.

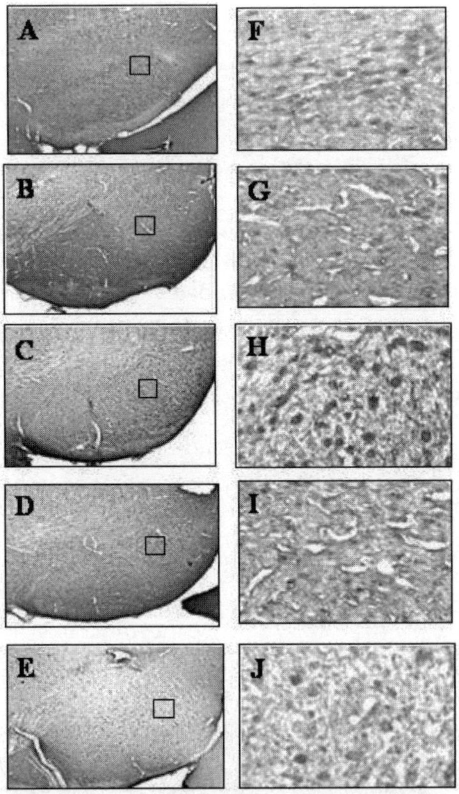

[그림 1-21] Enhanced HSP70 levels in transduced Tat-α-synuclein fusion protein in mice

Representative photomicrographs of the HSP70-immunostained substantia nigra(SN) of the control and Tat-α-synuclein transduced mice. Negative control(A), positive control(B), and Tat-α-synuclein injected mice(C, WT; D, A30P; E, A53T). Insets are showing the expression of HSP70(right; F, G, H, I, and J), respectively.

② SOD(Superoxide Dismutase)

(a) PEP-1-SOD 융합단백질의 파킨슨병에 대한 효능

(i) PEP-1-SOD 융합단백질의 정제

PEP-1-SOD 및 Tat-α-synuclein 융합단백질을 정제하여 SDS-PAGE와 Western blotting으로 확인하였다(1, Wild type Tat-α-synuclein; 2, A30P Tat-α-synuclein; 3, A53T Tat-α-synuclein).

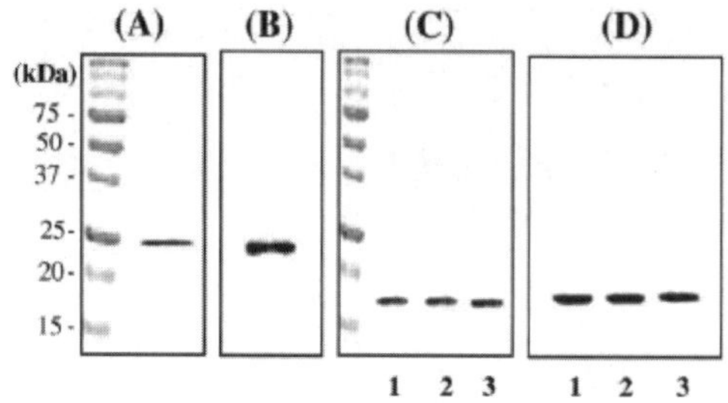

[그림 1-22] Purification of PEP-1-SOD and Tat-α-synuclein fusion proteins

Purified PEP-1-SOD (A) and Tat-α-synuclein (C) proteins were analyzed by SDS-PAGE on 15% gel and subjected to Western blot analysis with antibodies to anti-histidine (Band D). Lanes in C and D are as follows: lane 1, WT Tat-α-synuclein; lane 2, A30P Tat-α-synuclein; lane 3, A53T Tat-α-synuclein.

(ii) PEP-1-SOD 융합단백질의 primary neuronal cell에 침투

Tat-α-synuclein 융합단백질이 primary neuronal cell에 침투를 형과염색을 통하여 확인하였다(a, negative control; b, positive control; c, nonfixed WT Tat-α-synuclein; d, fixed WT Tat-α-synuclein; e, fixed A30P Tat-α-synuclein; f, fixed A53T Tat-α-synuclein).

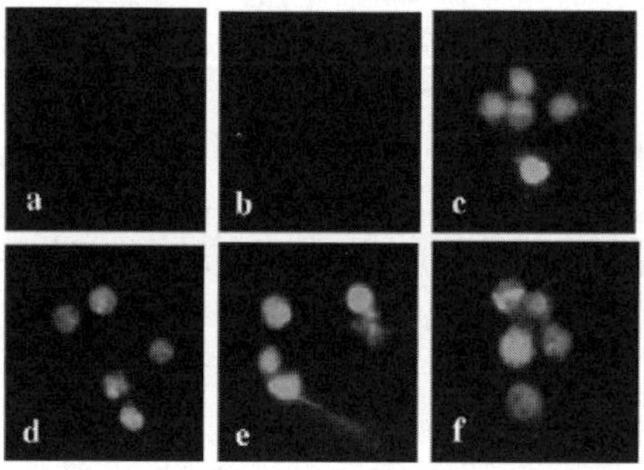

[그림 1-23] Transduction of Tat-α-synuclein fusion proteins into primary neuronal cells

After FITC-labeled Tat-α-synuclein proteins (3 μM) were transduced into astrocyte cells, the cells were washed twice with trypsin-EDTA, PBS and immediately observed by fluorescence microscopy. Negative control cells themselves(a), Positive control cells treated with WT α-synuclein (b), non-fixed cells treated with WT Tat-α-synuclein (c), fixed cells treated with WT Tat-α-synuclein (d), fixed cells treated with A30P Tat-α-synuclein (e), and fixed cells treated with A53T Tat-α-synuclein (f).

PEP-1-SOD 융합단백질이 primary neuronal cell에 침투된 후 세포내 SOD 활성이 증가됨을 활성도 분석으로 측정하였다. SOD의 활성은 시간-및 농도-의존적으로 증가됨을 알 수 있었다.

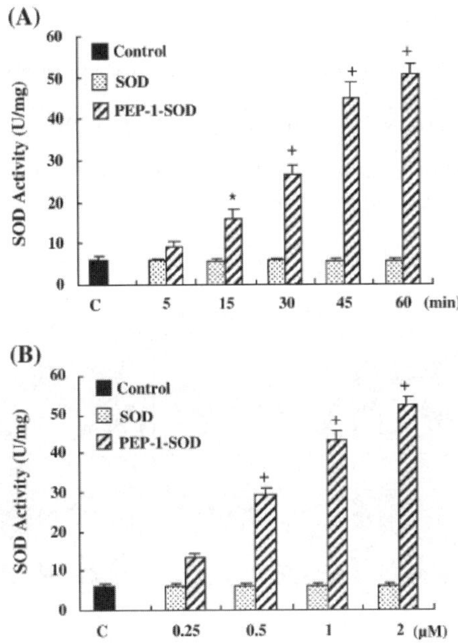

[그림 1-24] Transduction of PEP-1-SOD fusion protein into primary neuronal cells

Transduced PEP-1-SOD into cells was analyzed by the specific enzyme activities.

Paraquat(PQ)에 의한 세포보호 효능을 MTT assay를 이용하여 분석하였다. 분석결과 PEP-1-SOD와 WT Tat-α-synuclein는 PQ에 의한 세포사멸을 보호하였지만, mutant type Tat-α-synuclein은 보호하지 못하였다. 그러나 PEP-1-SOD와 Tat-α-synuclein를 같이 처리한 경우 모두 PQ에 의한 손상을 보호하였다(1, WT Tat-α-synuclein; 2, A30P Tat-α-synuclein; 3, A53T Tat-α-synuclein).

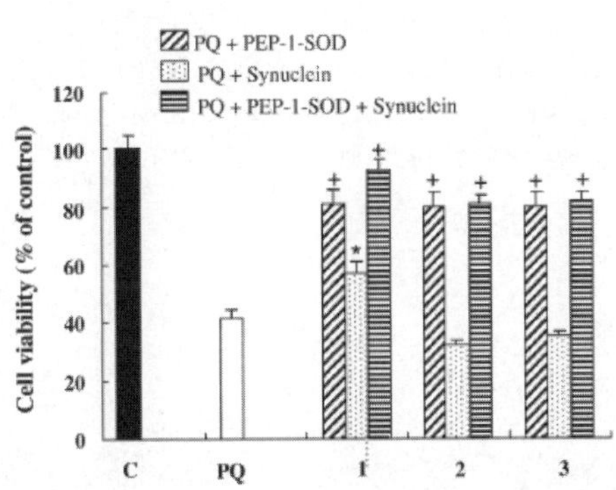

[그림 1-25] Effect of transduced PEP-1-SOD on cell viability of astrocyte cells

The paraquat (PQ, 30 mM) was added to the astrocyte cells pretreated with 2 μM PEP-1-SOD, 3 μM Tat-α-synuclein, and both proteins (PEP-1-SOD, Tat-α-synuclein) for 1 h, respectively. Cell viabilities were estimated with a colorimetric assay using MTT.

(iii) 파킨슨 동물모델에서 융합단백질의 효능

PQ로 유도한 파킨슨 동물모델에 PEP-1-SOD 및 Tat-α-synuclein을 주사하여 조직염색과 살아있는 신경세포의 수를 측정하여 융합단백질의 효능을 확인하였다(A, control; B, PQ; C, PEP-1-SOD; D, WT Tat-α-synuclein; E, PEP-1-SOD+WT Tat-α-synuclein; F, PEP-1-SOD+A53T Tat-α-synuclein).

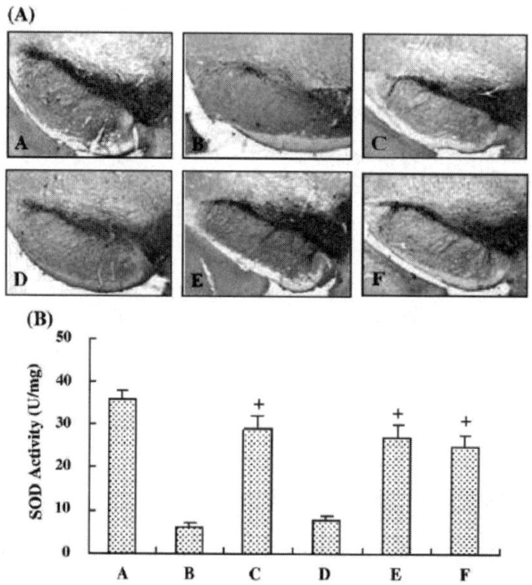

[그림 1-26] Effect of transduced PEP-1-SOD fusion proteins on dopaminergic neuronal cell viability (A) and SOD activity analysis (B).

Representative photomicrographs of the TH-immunostained substantia nigra (SN) of PEP-1-SOD transduced mice. Animals were treated once a week for 3 consecutive weeks and killed at 7 d after the last injection of saline, paraquat and PEP-1-SOD. Negative control (A saline treated mice), positive control (B paraquat treated mice), PEP-1-SOD injected mice (C), WT Tat-α-synuclein injected mice (D), and PEP-1-SOD and WT Tat-α-synuclein injected mice (E), and PEP-1-SOD and A53T Tat-α-synuclein injected mice (F).

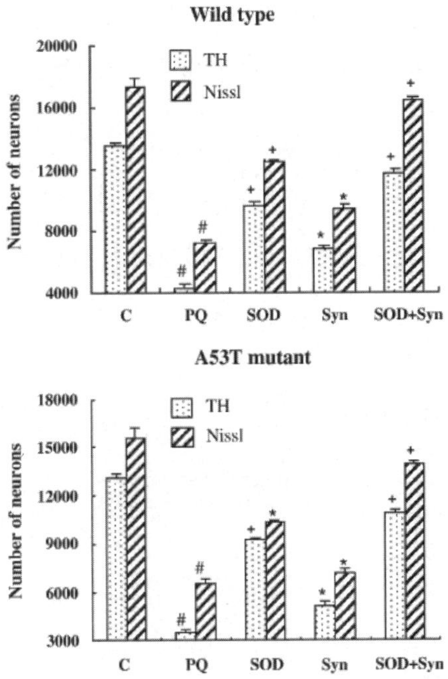

[그림 1-27] The number of TH-immunoreactive and Nissl-stained neurons was counted in the SN of mice injected with paraquat, SOD and synuclein

Data were compared in trasnduced SOD and synuclein versus paraquat treated mice.

(4) Epilepsy(간질병)

뇌 속에는 약 1억 개의 뇌세포가 존재하며 각 뇌세포들은 다른 뇌세포와 Synapse를 이루어 약 1만 개 이상의 연결고리를 갖는다. Pre-synaptic neuron에서 합성된 신경전달물질(Neurotransmitter)은 Synapse에서 방출되고 Post-synaptic neuron 수용체로 전달된다. 이때 방출된 신경전달물질은 그 특징에 따라 신경세포의 활동을 촉진하거나 억제하는 역할을 한다. 건강한 뇌에 있어서 Synapse는 전달되는 정보의 양을 줄이거나 늘림으로 효과적으로 작동하는 법을 조절할 수 있지만, 너무 많은 신호 전달 또는 너무 적은 신호전달은 혼수를 포함한 뇌질환 상태를 유발할 수 있다.

간질(epilepsy)은 신경세포의 일시적이고 불규칙적인 이상흥분에 의하여 발생되는 현상으로 뇌조직의 기질적 병변 또는 기능적 장애로 인하여 발작적(seizure)으로 신경기능 장애를 일으켜 여러 가지 신경증상, 즉 돌발적인 의식상실, 경련(convlusion), 정신 또는 감각 장애를 일으키는 질환으로 알려져 있다. 이러한 현상을 억누르는 약물을 쓰거나 이러한 현상을 일으키는 병소를 제거하면 증상의 완화와 치료가 가능한 병으로 간주된다.

간질의 원인은 유전, 교통사고로 인한 뇌손상, 미숙아, 분만 중 뇌손상, 분만 중에 아기의 뇌에 산소 공급이 안 되었을 경우, 뇌염이나 수막염을 앓고 그 후유증으로 뇌의 신경세포가 망가진 경우, 뇌가 형성되는 중에 문제가 있는 경우, 뇌종양, 뇌 혈관기형, 뇌내 기생충 등 원인이 밝혀진 경우도 있으나, 상당히 많은 수는 원인을 알지 못한다.

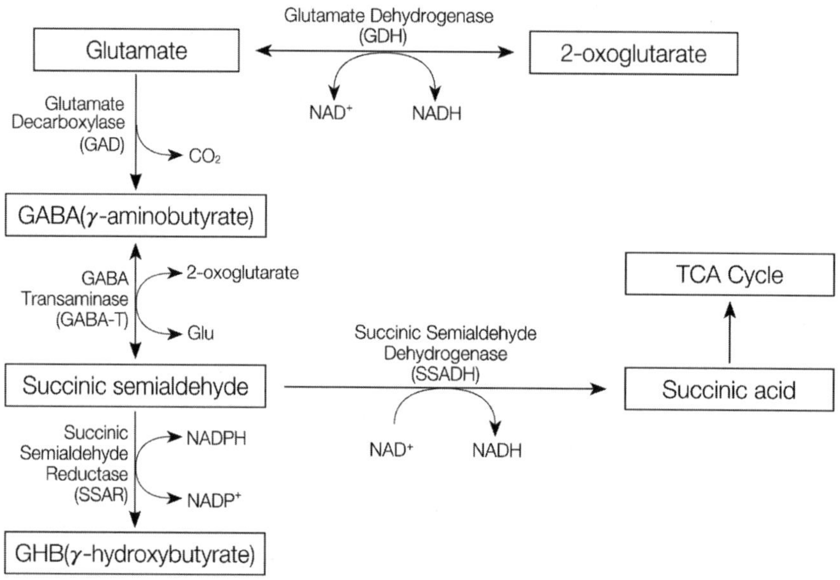

[그림 1-28] GABA Shunt

간질환자의 60~70%가 GABA 농도의 극심한 감소를 보인다.

- 간질환자 유병률
  - 전세계: 2~4천만 명(약 0.5~2%), 매년 유병률 1명/2000명
  - 우리나라: 약 40만 명, 매년 유병률 약 2만 명 추산
- Proteome 분석을 이용한 간질특이적 Biomarker 발굴
- 3-MPA로 유도된 간질모델 동물에서의 Biomarker 발굴
- Seizure-Resistant(SR)와 Seizure-Sensitive(SS) gerbil의 Proteome 분석비교에 의한 Biomarker 발굴
- Proteome 분석에 의하여 얻어진 간질특이적 Biomarker Creatine Kinase(CK)의 간질치료효능 탐색
- Brain type CK(BCK)
- Ubiquitous mitochondrial CK(uMitCK)
- BCK knock-out mice는 pentylenetetrazole(PTZ)에 의한 발작을 지연시키는 것으로 보고
- Cr 결핍은 발작을 유도하는 것으로 서로 상반되게 보고 간질발작에 있어서의 CK의 역할은 아직 알려진 바 없음

① 간질에서 Creatine Kinase 효능

Creatine phosphokinase(CPK) 또는 phospho-creatine kinase로도 알려진 **Creatine kinase(CK)**는 약 43kDa 크기의 단백질로, 다양한 조직과 세포에서 발현되는 enzyme이다. CK는 adenosine triphosphate(ATP)가 adenosine diphosphate(ADP)가 되도록 하여, creatine가 phosphocreatine가 되도록 하는 과정을 촉매한다. 이 CK enzyme reaction은 역으로도 가능하다.

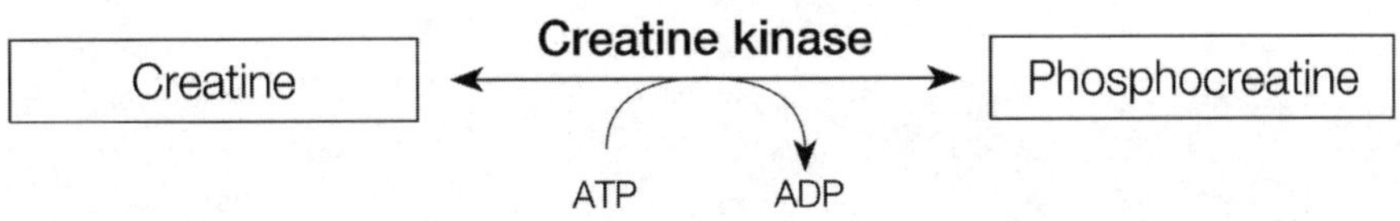

조직과 세포, 특히 골격근에서 ATP는 빠르게 소비되지만 뇌, 망막의 photoreceptor cells, spermatozoa와 smooth muscle등에서는 creatine kinase가 세포내 energy인 ATP의 regeneration과 빠른 buffering을 돕는 역할을 한다. 그래서 creatine kinase는 몇몇 조직에서 중요한 enzyme이다.

(a) Rat hippocampus에서 pilocarpine으로 유도된 발작에 대한 CK와 CRT의 발현

Saline 투여한 control군의 경우, uMtCK(ubiquitous mitochondrial CK) 발현은 대부분의 신경세포에서 관찰되었으나, pilocarpine으로 유도된 간질 발작에 영향을 받지 않았다. BCK(brain-type cytoplasm CK) 발현은 주로 별아교세포에서 관찰되었으며, 간질발작에 의해 정상군의 70%로 감소하였고, CRT 발현은 주로 신경세포에서 관찰되었으며, 간질발작에 의해 현저히 감소했다.

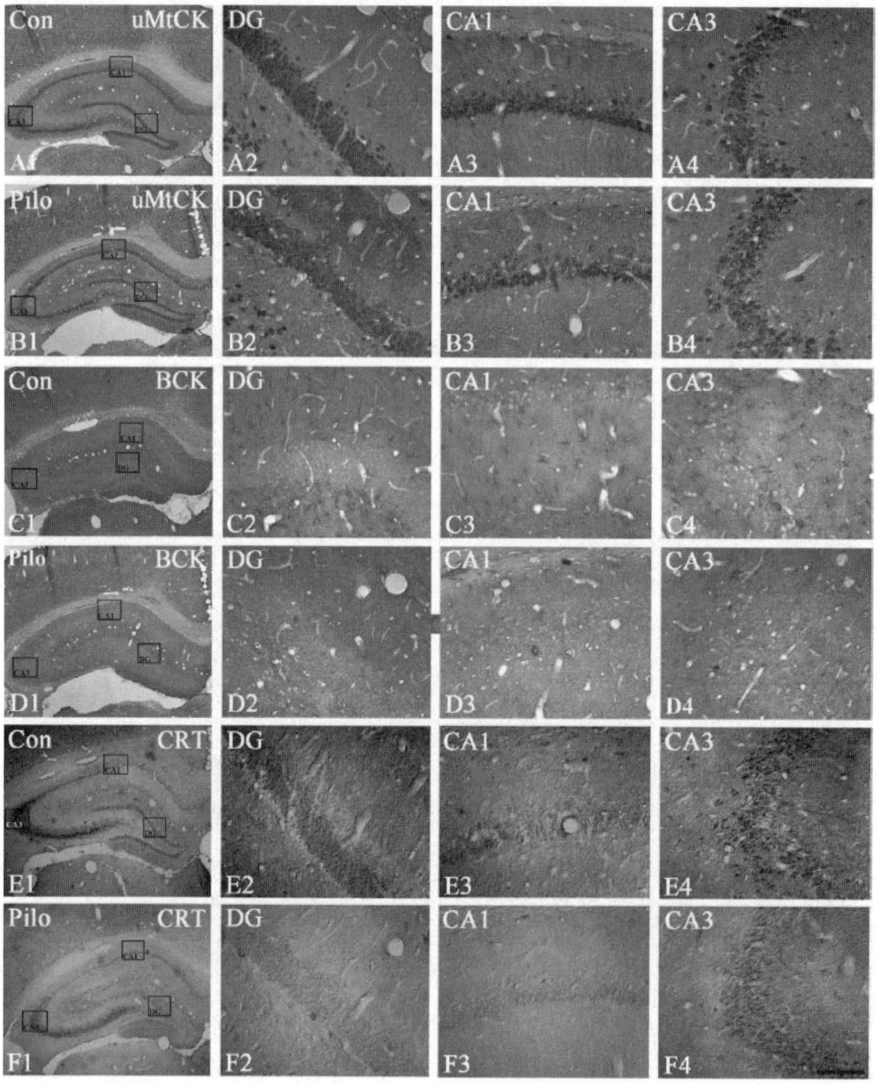

[그림 1-29] Change in uMtCK (A, B), BCK (C, D) and CRT (E, F) immunoreactivity in the rat hippocampus at 2 hr after PILO injection: (A, C, E) saline-treated animal; (B, D, F) PILO-treated animal.

uMtCK immumoreactivity is unaffected by PILO-induce seizure activity. However, both BCK and CRT immunoreactivities are markedly reduced in the rat hippocampus at 2 hr after PILO injection. Rectangles in panels 1 indicate the regions of panels 2 and 3. Bar=200(panael 1) and 25(panels 2-4) μm.

(b) Rat hippocampus에서 Cr, GPA, Tat-BCK의 효과에 따른 CK와 CRT의 발현

Tat-protein이나 saline을 처리한 대조군에서는 Cr, GPA or Tat-BCK에 의한 uMtCK의 변화가 없다.

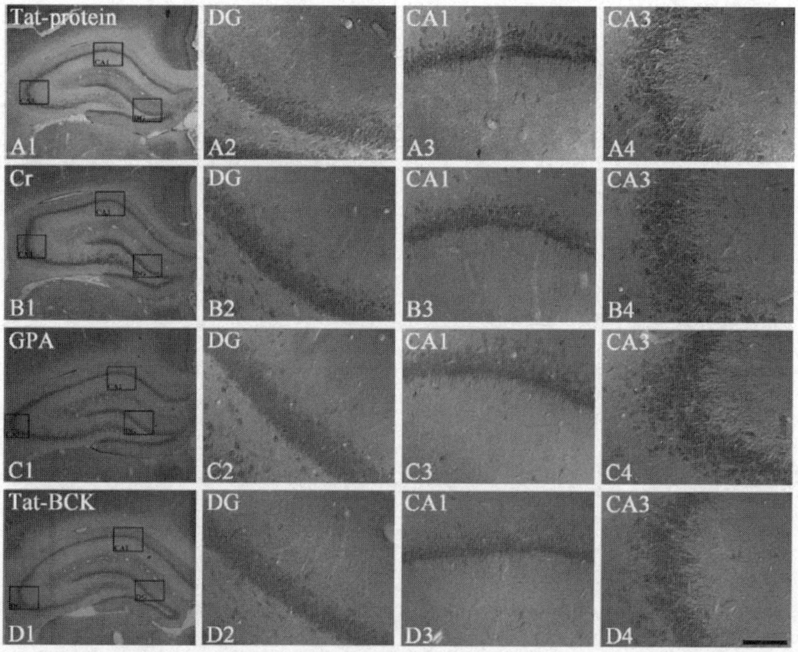

[그림 1-30] The effect or Tat-protein (A), Cr (B), GPA (C) or Tat-BCK (D) treatment on uMtCK immunoreactivity in the rat hippocampus.

uMtCK immunoreactivity is unaltered after Tat-protein, Cr, GPA or Tat-BCK treatment. Rectangles in panels 1 indicate the regions of panels 2 and 3. Bar=200(panel 1) and 25(panel 2-4) μm.

(c) Rat hippocampus에서 Cr, GPA, Tat-BCK의 효과에 따른 CK와 CRT의 발현

Controls과 비교했을 때, Cr을 처리한 group에서 BCK가 증가되었다. 그러나 GPA를 처리한 동물에서의 BCK는 현저하게 결핍되었다. Cr과 Tat-BCK를 처리한 동물에서도 비슷하게 별아교세포에서의 BCK가 증가되었다. CRT 발현은 Cr 및 Tat-BCK 투여에 의해 영향을 받지 않았으나, GPA 투여에 의해서는 현저히 감소하였다.

(d) Rat hippocampus에서 Cr, GPA 및 tat-BCK 투여에 의한 급성발작 억제효과

Cr 및 Tat-BCK 투여는 PILO injection 후 epileptiform discharges 시작 시간을 대조군에 비해 현저히 지연시켰다. 그러나, GPA 투여는 pilocarpine 투여 없이 spontaneous seizure activity를 유발했다.

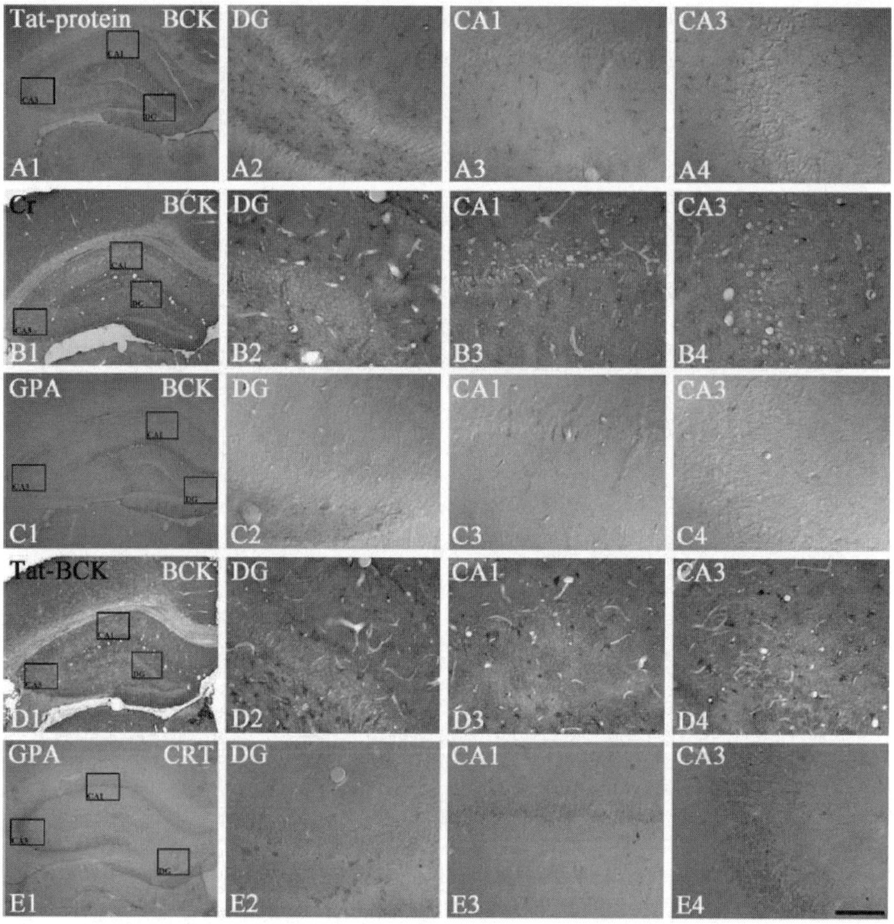

[그림 1-31] The effect of Tat-protein (A), Cr (B), GPA (C, E) or Tat-BCK (D) treatment on BCK (A-D) or CRT (E) immunoreactivity in the rat hippocampus.

As compared to controls, Cr or Tat-BCK treatment increased BCK immunoreactivity in the rat hippocampus. GPA treatment reduced BCK and CRT immunoreactivity in the rat hippocampus. Rectangles in panels 1 indicate the regions of panels 2 and 3. Bar=200(panel 1) and 25 (panel 2-4) μm.

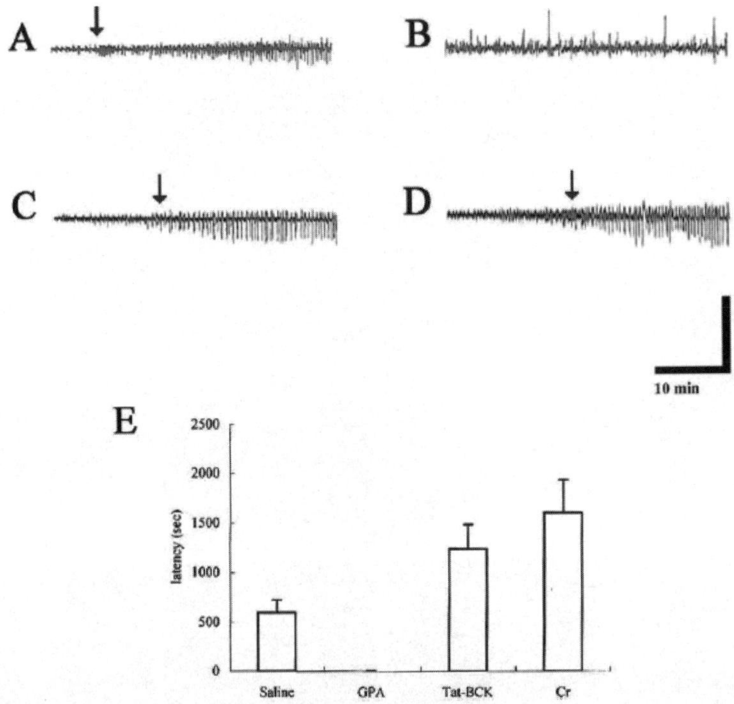

[그림 1-32] The effect of saline (A), GPA (B), Tat-BCK (C) or Cr (D) on latency of PILO-induced seizures.

(A-D) Representative field potential recordings. (E) The histograms of pooled data showing the latency of PILO-induced seizures. GPA treatment induces spontaneous seizure activity without PILO injection. Significant differences from the controls, *$p<0.05$(paired Student's *t*-test).

(e) Chronic epilepsy rat(간질 동물모델)의 hippocampus에서의 CK와 CRT의 발현

동물모델에서 uMtCK 발현은 neuron의 방대한 소실을 통해 현저히 감소되었다. 반대로 BCK의 발현은 정상 동물과 비슷했다. 마찬가지로 uMtCK, CRT의 발현도 감소했다. 그러나 간질을 유도하지 않은 동물의 신경교세포에서 CRT의 발현이 발견되었다.

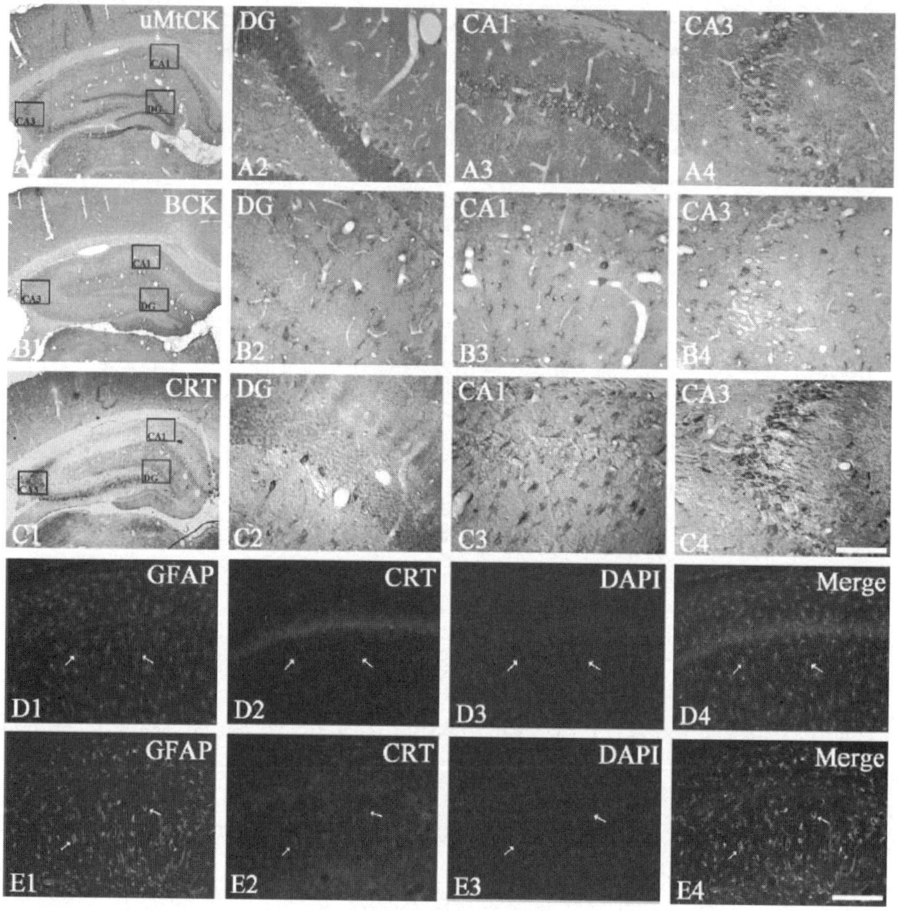

[그림 1-33] Changes in uMtCK (A), BCK (B) and CRT (C) immunoreactivity in the hippocampus of chronic epilepsy rat.

uMtCK immunoreactivity is markedly reduced in CA1-3 pyramidal cells and hilar neurons due to massive neuronal loss. In contrast, BCK immunoreactivity is similar to that observed in control animals. CRT immunoreactivity is markedly reduced in CA3 pyramidal cells. However, CRT immunoreactivity is detected in reactive astrocytes within the hippocampus. Rectangles in panels 1 indicate the regions of panels 2 and 3. Bar=200(panel 1) and 25(panel 2-4) μm. (D-E) Double immunofluoresent staining for GFAP (green) and CRT (red) in the CA1 subfield of non-SE (D) and chronic epileptic rats (E). Arrows indicate the colocalization of CRT and GFAP immunoreactivity. Bar=50μm.

(f) 만성발작에서의 Cr, GPA와 Tat-BCK의 효과

간질 동물모델에서 EEG(Electroencephalography)를 통해 자발적인 스파이크(spiking)가 발견되었다. Saline과 Tat-protein을 처리는 EEG에 영향을 미치지 못했다. 또한 Cr-, GPA와 Tat-BCK처리 후에도 EEG patterns은 변화가 없었다.

이 연구에서는 간질 동물모델과 정상 동물모델의 hippocampi 비교에서 uMtCK의 발현이 현저히 감소한 반면, BCK의 발현은 큰 차이를 보이지 않았다. 또한, neurons에서는 CRT의 발현이 감소되는 반면에, 신경교세포(astrocytes)에서는 증가되었다. 손상된 CRT 또는 CK는 간질 동물에서 Cr-PCr/CK circuit의 불균형을 초래하였다. 그러나 Cr-, GPA와 Tat-BCK의 처리는 간질 동물모델에서 EEG patterns에 영향을 미치지 못했다. 간질환자의 hippocampus의 지속적인 발작은 급성 발작과는 달리 Cr-PCr/CK circuit은 중요한 역할을 하지 않는다.

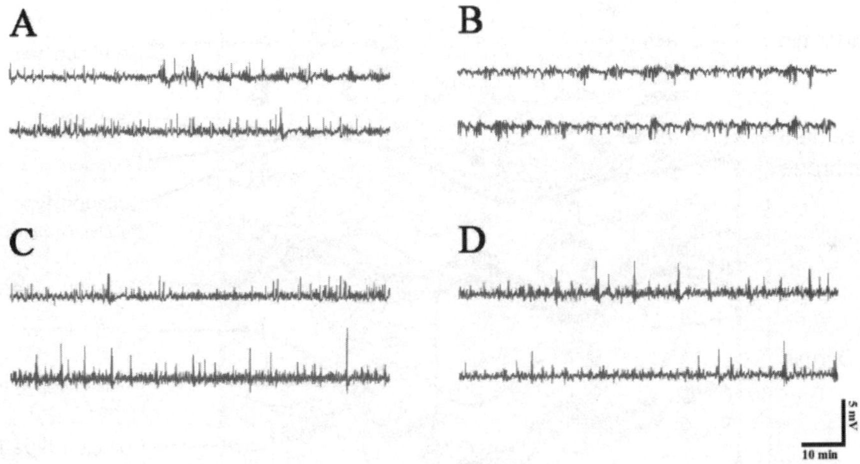

[그림 1-34] The effect of saline (A), GPA (B), Tat-BCK (C) or Cr (D) on chronic epileptic seizure activity.

Top traces are representative EEG during baseline recording. Bottom traces are EEG after compound treatment. As compared to baseline, EEG is unaltered after Tat-protein, Cr, GPA or Tat-BCK treatment.

2) Skin Diseases

피부는 표면에서 가까운 순서로 표피, 진피, 및 소위 지방층이라고 부르는 피하 조직의 세 부분으로 크게 나눌 수 있다. 또 표피는 몇 개의 층으로 나뉘는데, 이 층들은 표면에서 가까운 것부터 각질층, 과립층, 유극층, 기저층이라고 불린다. 표피 최하층인 기저층은 진피와 접하고 있다. 진피에는 혈관, 신경, 모낭, 피지선, 한선, 입모근 등의 조직이 있다.

표피층은 각질형성세포(Keratinocyte), 멜라닌세포(Melanocyte), 랑게르한스세포(Langerhans), 메르켈촉각세포(Merkel)로 구성되어 있으며, 진피층은 섬유아세포(Fibroblast), 비만세포(Mast cell), 조직구(Histiocyte), 랑게르한스세포(Langerhans), 림프구(Lymphocyte) 등의 세포와 교원 섬유 및 탄력 섬유의 결체 조직, 그리고 특별한 형체가 없는 기질로 구성되어 있다.

피부암은 피부를 구성하고 있는 모든 조직과 세포에서 발생할 수 있다.

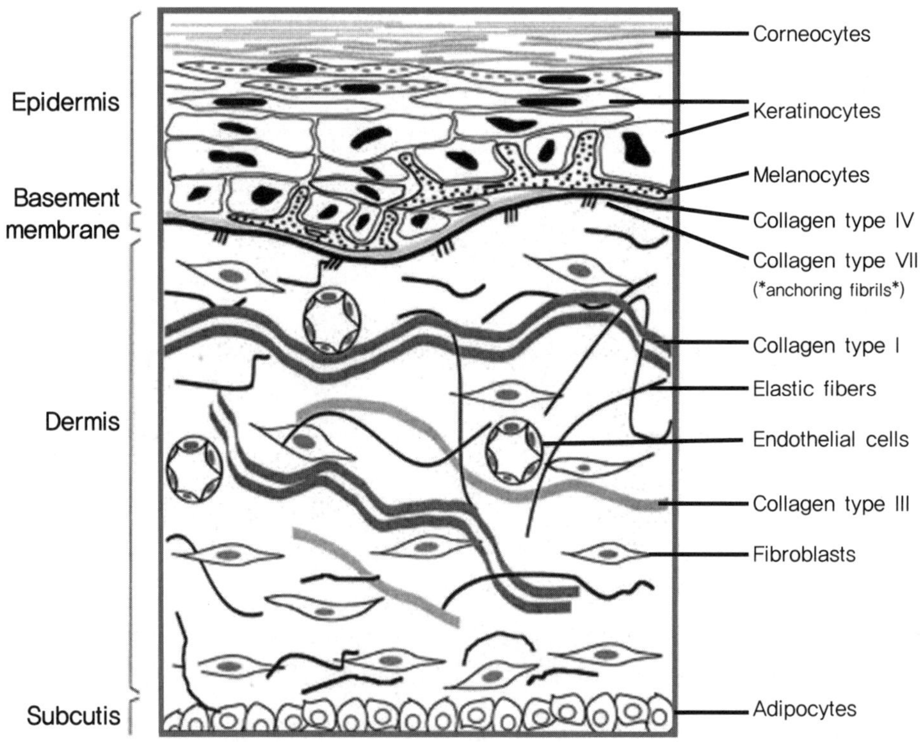

[그림 1-35] 피부의 구조

(1) 자외선(UV)에 의한 Damage

■ **장파장 자외선(UVA rays)**

중파장 자외선(UVB)보다는 강하지 않지만 좀더 깊게 피부 속으로 침투하여 피부에 주름이 생기는 원인이 된다.

■ **중파장 자외선(UVB rays)**

짧지만 UVA보다는 강하고 피부 표피층에 근본적으로 영향을 미친다. 피부가 볕에 타고 늙게 되며 피부암에 걸리게 하는 주요 원인이 된다. UVB에 반복적으로 노출되면 피부암을 유발하고, 몸의 면역체계를 변화시킨다.

■ **단파장 자외선(UVC rays)**

가장 강하고 위험한 자외선이지만 보통 오존층에 의해 걸러진다.

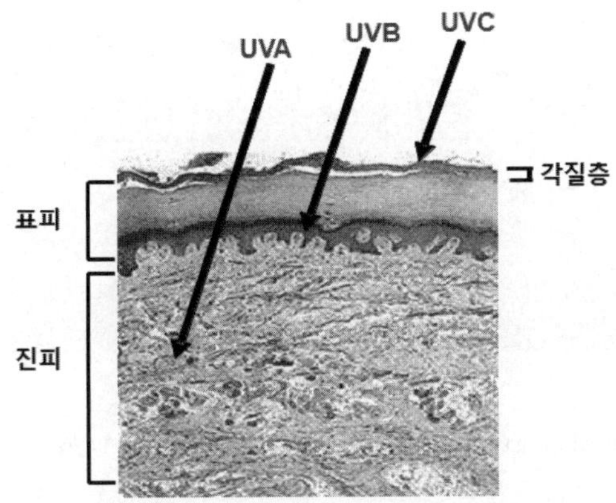

[그림 1-36] 자외선(UV)에 의한 damage

- UV Radiation에 의한 damage
  ① Cyclobutyl pyrimidine dimer
  ② 5-thyminyl-5,6-dihydro thymine
  ③ The pyrimidine-pyrimidine lesion: Cytosine 3' position to pyrimidine nucleotides
  ④ Monomeric base damage:
  Pyrimidine hydrates
  Thymine glycols
  ⑤ DNA-protein, DNA-DNA crosslinks

- XP: Xeroderma Pigmentosum

    UV damage에 대한 DNA repair가 안 되는 병
- 자외선은 피부뿐 아니라 눈 세포 유전자도 변형
- 자외선방지용 선글라스 착용 필수
- 자외선 차단제

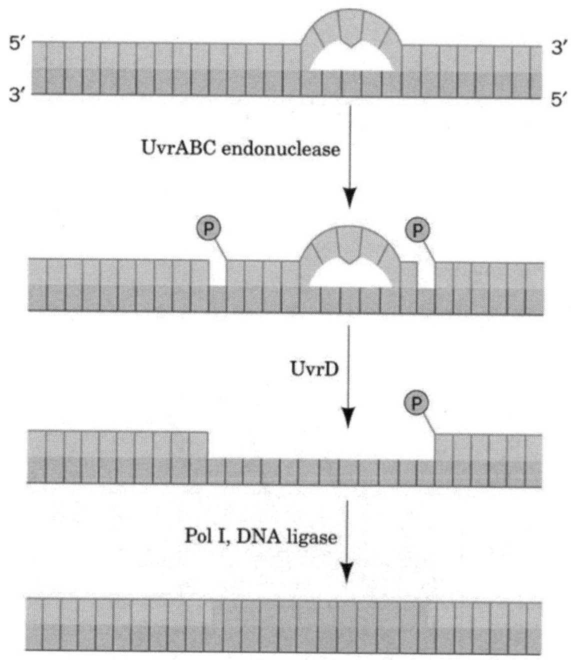

[그림 1-37]

자료: D.Voet and J.Voet, Biochemistry, 3rd International Edition, p.1176, 2004

- 자외선에 의한 damage 치료용 단백질: rpS3(Ribosomal protein S3)

    rpS3: UV endonuclease activity

• 기능성 화장품 Cosmeceuticals

• 항노화 산화제재(항산화효능, 주름개선 등)

• 미백제, 보습제, 신진대사 촉진제

• Hydration Hylauronate Chondrotin sulfate, Ceramide etc

• Protection: UV, Stress Chemical P(Aromatic compounds), Physical P(Micronized TiO_2 etc)

• Anti-wrinkle Cosmetics: Retinoid, Retinol derivatives

주름살 제거술(주사요법)

- 보톡스: 눈가, 양미간, 이마부위, 4~6개월
- 레스틸렌: Hyaluronate(보습제), 깊은 주름, 1년
- 메트리덱스(Matridex): Hyaluronate+Dextranomore 코옆 주름
- 알로덤: 입술주위주름, 코옆 팔자주름, 양미간, 이마의 깊은 주름 1년(30~50% 감소)

Botulinum Toxin(BTx)

- Clostridium botulinum(부패된 소시지, 통조림)
  19세기초 질병명; Botulism(라틴어로 소시지)
- Neurotoxins: A, B, C1, C2, D, E, F, G
  (A, B, E:Associated with human disease)
- Heavy Chain(Mw: 100,000),
  Light Chain(Mw: 50,000) Zn-dependent endopeptidase activity(Cleavage of neuronal proteins)
- Binding of BTX(H.C) to membrane receptor → Internalization → dissociation of light chain and cleavage of the target protein
- Block of releasing Acetylcholine in the neuromuscular junction
  - Clinical Application of BTX: Focal Dystonias(근긴장 이상): Blepharospasm(안검경련), Oromandibular-facial-lingual dystonia Cervical dystonia etc.
    Involuntary Movements: Voice, head and limb tremor, Palatal myoclonus(간대성근경련), Hemifacial spasm(편측안면근육면축), Tics(경련) Inpropriate Contractions:Strabismus (사시안), Nystagmus(안구진탕증)
    Myokymia (섬유성근간대경련) etc.
    Other Applications:Protective ptosis(안검하수)
    Cosmeceuticals(Wrinkless, facial asymmetry)

보톡스 시술의 이용범위

- 안검경련: 눈꺼풀이 자신의 의지와는 상관없이 떨리는 병(카페인, 니코틴과인, 피로 스트레스)
- 편측안면경련: 한쪽 얼굴 근육들이 간헐적으로 경련을 일으키는 질환
- 뇌성마비근육조절:소아마비 환자의 경직된 근육
- 서경증: 글씨를 쓸 때 손이 떨림
- 사각턱교정: 음식을 씹는 저작근이 과도하게 발육되어 아래턱 부위가 두툼하게 사각이 진 경우
- 구강하악근이긴장: 구강이나 턱근육에 비정상적인 경련
- 강직성 발음장애: 성대근육들의 비정상적 경련에 의해 발성이 힘들거나 목소리가 떨리

는 경우
• 항문치열: 항문점막이 찢어진 치열에서 괄약근의 과도한 경련 시
• 다한증: 손바닥, 발바닥 등 땀이 심하게 나는 부위(교감신경마비)
• Cosmeceuticals(Wrinkless): 표정주름 제거, 입가, 이마, 눈가, 미간 주름

Botox 단백질 침투 성공시
주사시술법(Injection) → 도포시술법(Oinment)

(2) Atopy: Atopic Dermatitis

① Introduction

아토피는 알러지 질환의 일종으로, 만성적이며 재발률이 높은 염증성 피부질환이다. 아토피 피부염은 천식, 비염, 혹은 두드러기 등의 각종 알러지 증상을 동반하는 경우가 대부분이며, T-cell에 의한 과민성 반응이나 가족력, 여러 환경적 요인에 의해 발명되는 것으로 알려져 있으나, 아직까지는 근본적인 원인과 치료법이 불분명한 난치성 질환이다.

유병율은 전 인구의 0.5~1%, 어린이의 5~10%를 차지하며, 대체로 생후 2~6개월에 많이 나타나고 이 중 25%는 성인이 되어도 없어지지 않는다.

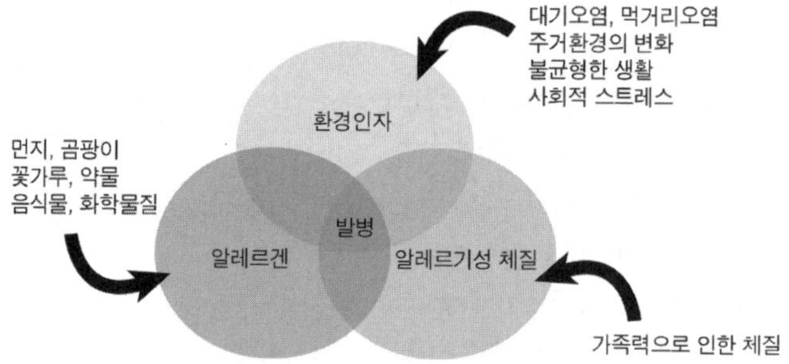

[그림 1-38] 아토피를 유발하는 다양한 원인들

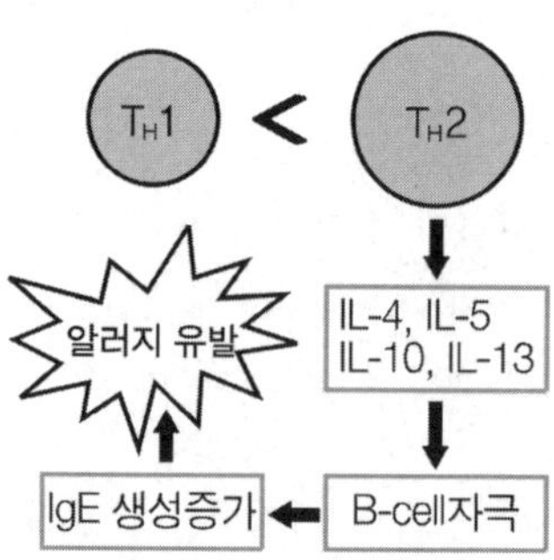

[그림 1-39] 아토피 환자의 면역체계: T_H2 과다로 인한 면역체계의 불균형

- Chronic inflammatory skin disease
  - Familial with allergic features
- Often occurs in patients with other atopic disorders(Asthma/Allergic Rhinitis)
- Dermatitis and Eczema are used interchangeably.
  - Eczema refers to atopic dermatitis
  - Eczematous refers to scaling, crusting, or serious oozing
- Atopic disorders affect 8~25% of population worldwide
  - Allergic diseases and atopic dermatitis are increasing
  - Higher incidence in urban areas and developed countries

- Atopic Dermatitis(AD)
  - T-cell-mediated cutaneous hypersensitivity
  - Triggered by environmental factors
  - Unknown causing factors
  - No specific therapeutic modalities

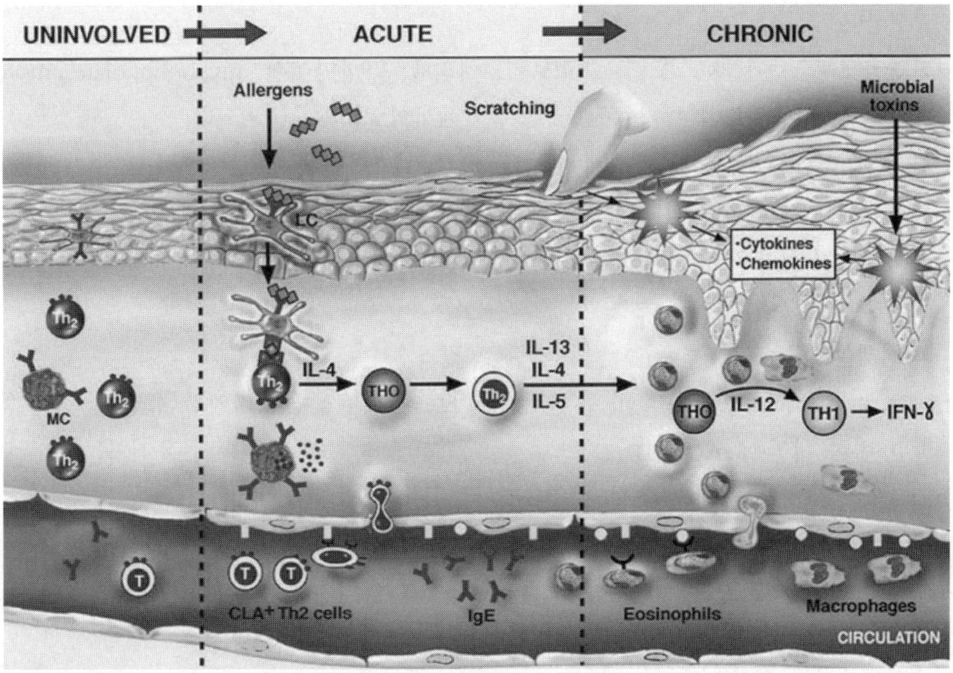

[그림 1-40]

자료: Leung, D.Y. Journal of Clinical Immunology, 105, pp.860-876, 2000

• 어린이 15~30%, 성인 2~10%
• 2003년 현재: 미국인 1,500만 명, 피부과 환자의 10~20%
미국 의료보험회사; 10억불 사용/1년
• 국내시장: 1,020억 원(보습제 포함)
전세계적: 1,731백만 달러 규모
- 치료제 현황
• Antihistamines
• Topical and systemic corticosteroid
• Immunosuppressant
- Cyclosporin, Tacrolimus(FK506), Elidel
• Phototherapy
• IFN-gamma
• i.v. immunoglobulin
• Anti-IgE therapy
• SDV(탈감작요법)
- 스테로이드: 효능 자체는 독보적이나 장기간 사용시 skin atropy 등의 심각한 부작용이 발생한다.
- 면역억제제: 사이클로스포린, 프로토픽, 엘리델, 라파마이신, mycophenolate, mofetil 면역억제, 감염위험성 증가 등으로 영유아에서의 사용이 금지된다.
- 기타: 보습제, 항염증제, 항생제, 항진균제, 항히스타민제
- 문제는 약효가 약하고 상대적으로 심각한 부작용과 아토피의 주 증상인 가려움증에 대한 증상 경감 효과가 없다는 점이다.

② 단백질치료제 개발을 위한 연구내용 및 결과
- Microarray 및 Proteome analysis를 통해 아토피 피부염에서 다양한 유전자 및 단백질 발현 변화 확인(Human, AD model mouse)을 분석한 결과 대부분의 유전자는 NF-kB나 NF-AT 전사인자에 의해 조절되는 유전자로 분석되었다.
- Biomarker 발굴(NF-AT, NF-kB 조절단백질 포함)
Grb7, Cyclophilin A, FK506 Binding Protein, Asb-11, Fcna, Superoxide Dismutase(SOD)
- 단백질 침투기술을 이용한 Biomarker의 세포 및 조직내 침투 성공

Immunophilin: Fk506 binding protein(FKBP), Cyclophilin A(CypA)
FK506 – FK506 binding protein, Cyclosporin A – Cyclophilin A

- Decrease the phosphatase activity of calcineurin.
- Reduced dephosphorylation of NF-AT(nuclear factor of activated T-cell)
  ⇒ Prevent activation of or silences activated Cytokine genes.

③ FK506 Binding Protein(FK506BP)

- FKBPs are a soluble receptor for the immunosuppressant FK506.
- The FKBP family has more than 20 members.(e.g. FKBP12, FKBP12.6, FKBP 13, FKBP 23, FKBP 25, FKBP 51, FKBP52, FKBP 65, and so forth).
- These proteins have been shown to possess peptidyl-prolyl-cis-transisomerase activity (PPIase activity).
- FKBPs are involved in a neuronal disease and heart disease.

FK506+FK506BP complex의
immunosuppression 기능은 밝혀졌지만
FK506BP자체의 항염증 기능은 밝혀지지 않음.

FK506BP(FK506 binding protein)은 immunophilin family 중의 하나이며, 면역억제제인 FK506을 위한 주요한 세포내 Soluble receptor로서 무핵 세포로부터 척추동물까지 널리 존재하고 있다. 유전자 염기서열의 많은 부분이 보존되어 있어 생명유지에 중요한 유전자로 알려져 있으며, Human에서는 FKBP9, FKBP12, FKBP13, FKBP25, FKBP52가 대표적이다. 이 family들 중에서 가장 많이 연구되고 있는 것은 FK506BP12이며, DNA size는 327bp, Protein size는 12kDa이다. 이것은 하나의 FK506 부착 Domain으로 이루어져 있으며 면역억제제인 FK506, 또는 rapamycin과 복합체를 형성한다. 형성된 복합체는 T-cell의 proliferation을 조절하는 TOR kinase와 결합하고 그로 인해 TOR kinase의 활성이 억제되어 아토피 등에 대한 항면역효과를 지니고 있으며, neuroprotective activity, tumor treatment등의 다양한 생물학적 기능을 나타내는 것으로 많이 연구되고 있다.

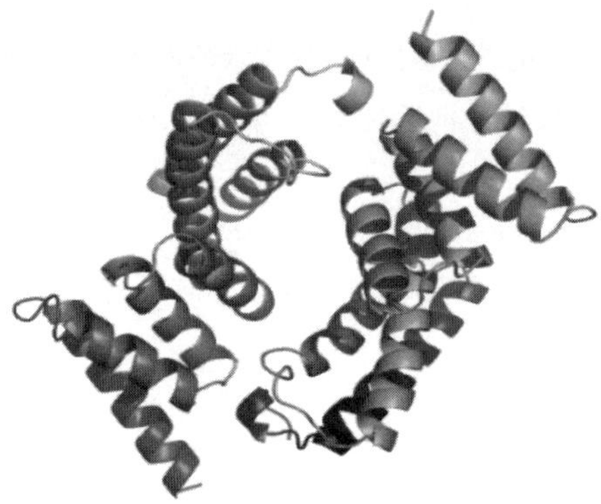

[그림 1-41] FK506BP의 Structure

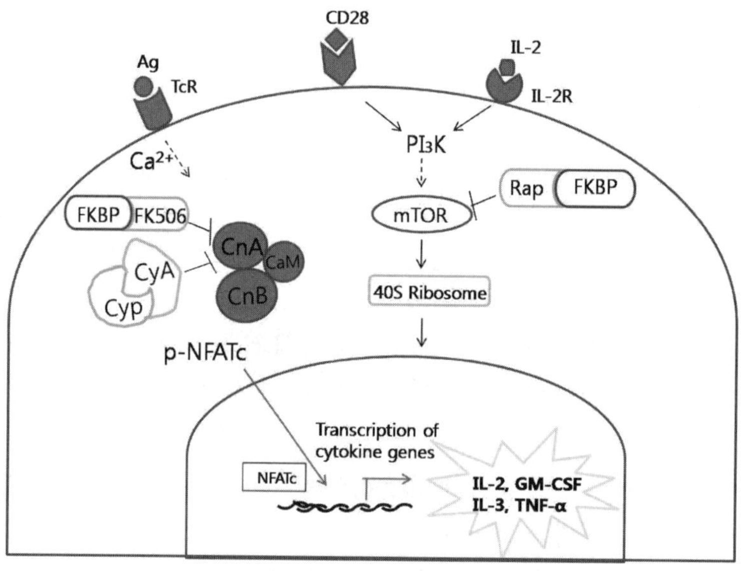

[그림 1-42] FK506BP의 Pathway

자료: J.M. Peralba et al., Clinical Cancer Research 9, pp.2882-2886, 2003

FK506 Binding Protein(FK506BP)의 아토피 치료효능에 대한 연구결과 요약

- PEP-1-FK506BP 융합단백질의 피부 및 면역세포에서 염증 보호효과
- Inhibition of DNFB-induced Atopic Dermatitis by topical application of PEP-1-FK506BP in NC/Nga mice
- 아토피 모델동물

  NC/Nga mouse-an animal model for human atopic dermatitis

- NC/Nga 생쥐모델에서의 세포침투성 융합단백질의 조직 내 침투 효율을 분석
  - Western blot analysis
  - FACS analysis
  - Fluorescence/Confocal microscope
  - Enzymatic activity
- 모델동물에서의 효능 분석; 혈액 및 피부조직에서의 면역관련 인자 발현 변화 분석
  - cytokine, chemokine, adhesion molecules
  - ELISA
  - FACS analysis
  - Fluorescence/Confocal microscope
- 피부병변의 회복능 분석
  - Immunohistochemistry
- 세포침투성 단백질/펩타이드가 정상과 질환 피부조직에 미치는 영향 분석
  - Western blot analysis
  - RT-PCR
  - Immunohistochemistry
- 아토피 동물 모델 in vivo 실험

· NC/Nga mouse · 유발 물질: DNFB · 유발 기간 0.15% DNFB 처리(aceton: olive oil = 3 : 1) ↓ 매주 2번씩 피부에 0.15% DNCB(약 4주간) ↓ 1일 2회 단백질 치료제를 피부에 도포.

- 아토피 동물 모델 in vivo experiment system
  - 유발 물질: DNFB(2,4-DINITROFLUOROBENZENE)
    - → Chemical antigens
    - → Evokes contact hypersensitivity reaction
    - → Change the cytokine milieu from Th1 to Th2 profile.
      - ⇒ Useful for studying role of Th1 and Th2 in skin inflammation.

• 0.15 % DNFB 100μl(aceton: olive oil = 3 : 1)

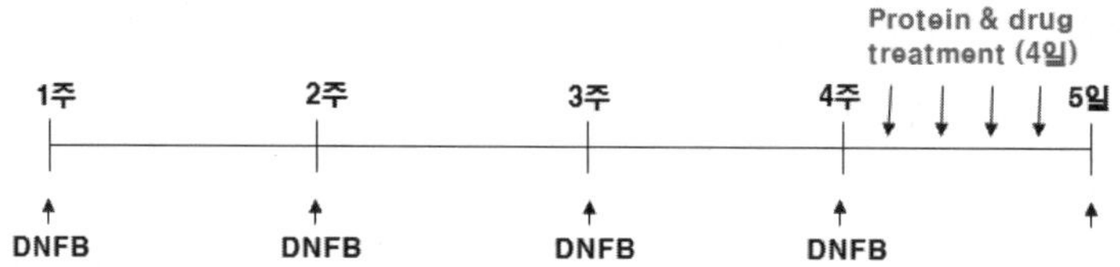

Summary

- 아토피 동물 모델에 DNFB 처리 후 국부적으로 PEP-1-FK506BP 처리한 결과 IgE의 발현이 감소
- 아토피 피부 염증 부위의 항염증 효과를 조직학적 및 분자생물학적으로 확인

결론: FK506BP is strong potential novel drug candidate for Atopic Dermatitis

아토피 치료용 제재로의 개발단계

- 치료용 후보 단백질(FK506BP, SOD)의 대량생산 구축 및 대량생산
- 동물효능평가
- 치료제로의 다양한 제형 제조(연고, 크림, 스킨, 스프레이 등)
- 아토피 및 염증 동물모델에서 효능 평가
- 예비전임상: 독성실험
- 전임상(Pre-clinical study)
- 임상(Clinical Study)

- 예비전임상데이터
  - 세포-유효성, 독성
  - 동물-유효성, 독성
  - 경쟁 약물과의 비교 및 우위성 데이터
- 세포-유효성, 독성
  - LPS에 의한 염증유발 후 Raw 264.7
  - TNF-α/INF-γ에 의한 염증유발 후 HaCaT
- PK, Stability, 물질의 특성 분석
  - PK: 수행해야 함

• 물질의 특성 분석: 수행해야 함

• Stability: 일부 수행

- Drug Design Procedure

(a) PEP-1-FK506BP 융합 단백질의 아토피 치료 효능

(i) PEP-1-FK506BP(PTD-Target Protein) 융합 단백질이 Hacat cell로 침투

형광으로 표기한 PEP-1-FK506과 control FK506 융합단백질(0.5μM)을 Hacat cell 안에 침투시킨 것의 형광현미경 사진이다(A). 각 패널은 negative control(A-a), Positive control (control FK506BP)(A-b), fix시키지 않은 PEP-1-FK506BP(A-c), fix시킨 PEP-1-FK506BP(A-d)이며, 이것을 유세포분석기로 측정한 사진이다(B). 결과, PEP-1-FK506BP의 농도가 높을수록 세포내로의 침투효율이 증가하는 것을 알 수 있다.

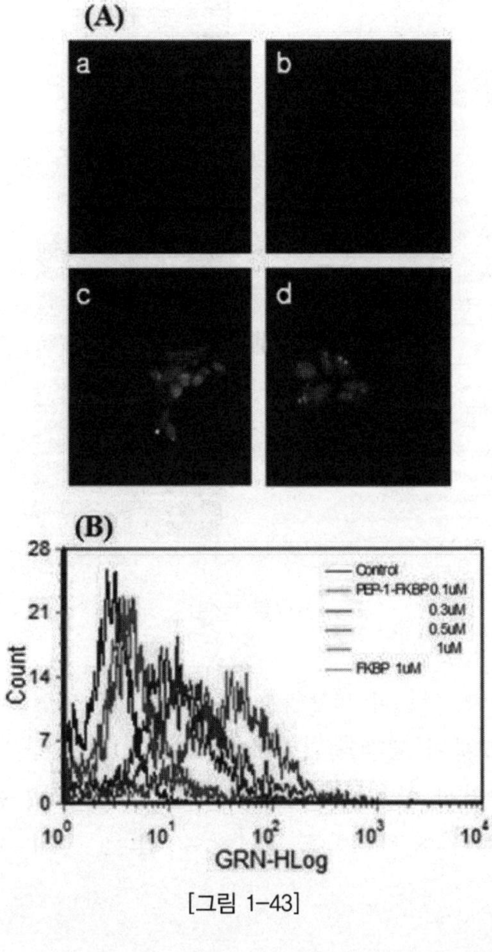

[그림 1-43]

(ii) Hacat cell에서 PEP-1-FK506BP이 NF-*k*B에 의해 유도된 TNF-*α*/INF-*γ*에 대한 억제 효과를 가지며, TNF-*α*/INF-*γ*가 유도한 MAP Kinase 활성의 억제와 cytokine들의 발현을 억제시키는 효과를 가진다.

Hacat cell에 PEP-1-FK506BP을 전처리하고, TNF-*α*와 INF-*γ*로 자극시킨 뒤에 실험을 진행하였다. 각 패널은 EMSA를 이용해 NF-*k*B의 DNA Binding activity 정도를 측정한 사진이며(A), I*k*B*α*의 인산화(phosphorylation)와 분해(degradation)를 확인하고(B), MAP Kinase의 활성을 확인하기 위해(C) Western blot을 수행한 사진이다. 또한, Cytokine들의 발현 억제 효과를 확인하기 위하여 RT-PCR을 수행하여 RNA level을 확인한 사진이다(D).

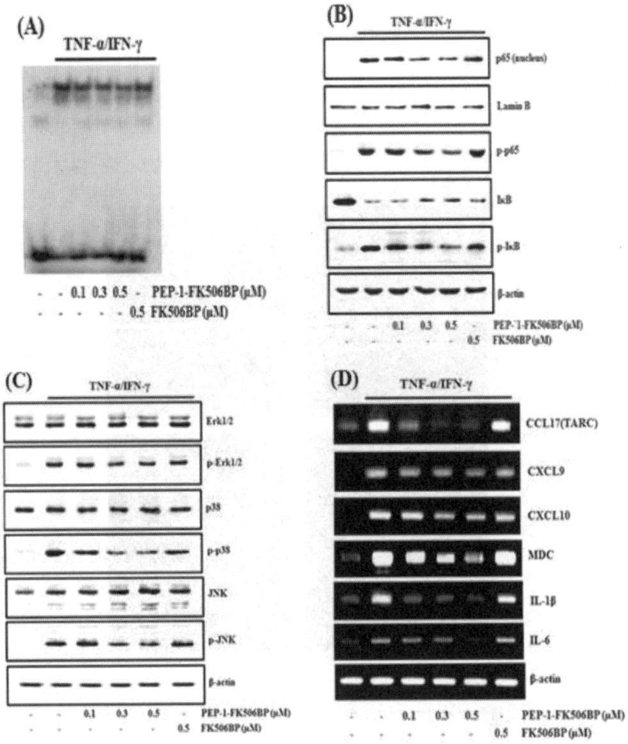

[그림 1-44]

(iii) DNFB를 처리하여 아토피 피부염을 유도한뒤 PEP-1-FK506BP을 피부에 도포하는 방식으로 동물모델이 제작되었으며([그림 1-45-A]), 결과 DNFB만을 처리하여 아토피 피부염이 유발된 실험군에 대비하여 PEP-1-FK506BP 함께 처리한 실험군에서 아토피 피부염이 많이 감소함을 확인할 수 있다([그림 1-45-B]).

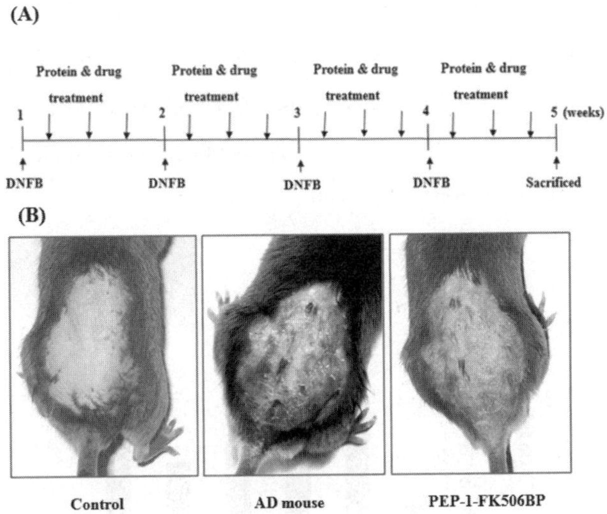

[그림 1-45]

(iv) 동물 모델에서 PEP-1-FK506BP의 효과를 관찰하기 위한 조직 염색 사진이다. 세포의 핵과 세포질을 관찰하기 위하여 H&E(hematoxylin & eosin) Staining을 하였으며([그림 1-46-A]), 세포모양과 핵을 관찰하기 위해 Toluidine blueStaining을 한 사진이다([그림 1-46-B]). 결과, 아토피 피부염을 유발시킨 실험군(PBS)과 비교하였을 때 PEP-1-FK506BP을 처리하게 되면 아토피 피부염이 많이 완화되는 것을 확인할 수 있으며, 이것은 면역억제제인 protopic과 함께 처리할 때 효과가 더 증가된다.

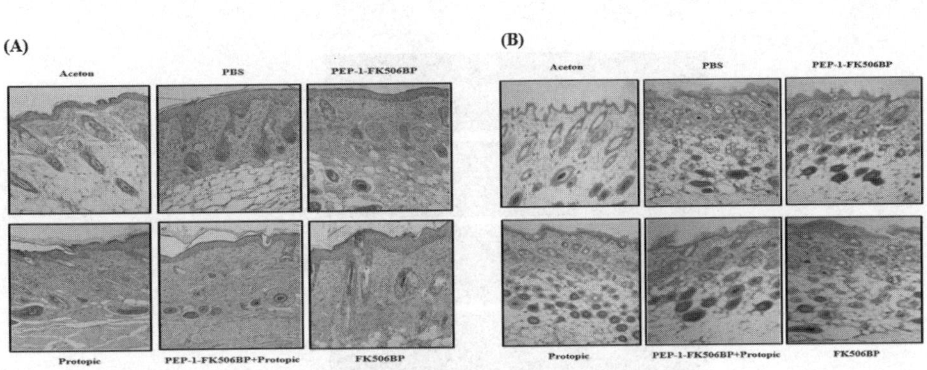

[그림 1-46]

(v) PEP-1-FK506BP실험군에서 IgE 발현을 억제시키는 효과가 있다. Mouse 동물모델에서 DNFB에 의해 아토피 피부염이 유발된 실험군과 비교해서 PEP-1-FK506BP를 처리한 실험군이 IgE 발현을 감소시킴을 ELISA를 이용하여 확인한 사진이다.

(lane 1, acetone; lane2, PBS; lane3, PEP-1-FK506BP; lane4, Protopic; lane5, PEP-1-FK506BP +Protopic; lane6, FK506BP)

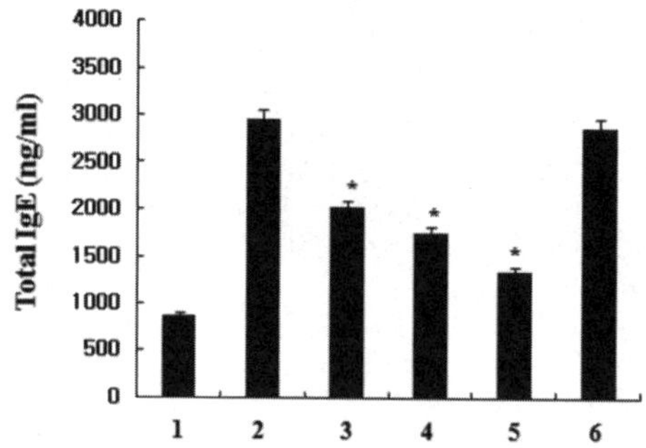

[그림 1-47]

(vi) PEP-1-FK506BP이 DNFB가 유도한 Cytokine에 대해 억제효과가 있다. Mouse 동물모델에서 DNFB가 유도한 Cytokine과 비교해서 PEP-1-FK506BP을 처리한 실험군에서 cytokine level이 감소됨을 RT-PCR로 확인한 사진이다.

(lane 1, acetone; lane2, PBS; lane3, PEP-1-FK506BP; lane4, Protopic; lane5, PEP-1-FK506BP +Protopic; lane6, FK506BP)

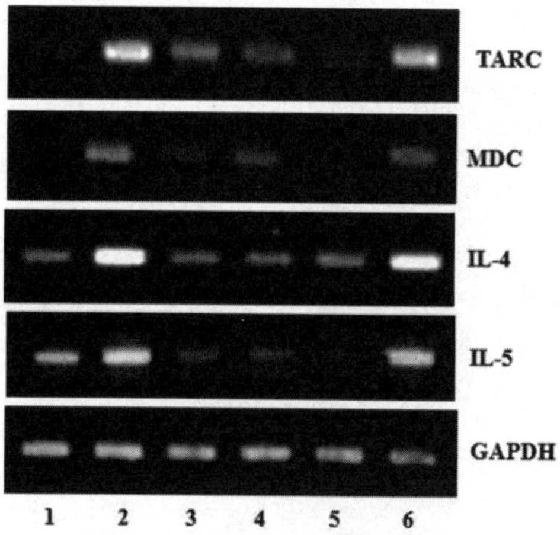

[그림 1-48]

(3) Skin Inflammation

상해에 대한 생체조직 방어반응의 일종으로 이러한 방어반응은 조직상해, 반응, 회복의 3단계를 거친다. 관여하는 조직은 종말혈관상이며 혈액과 결합조직에서 일어나는 일련의 변화와 같은 전형적인 예에서는 원인을 제거하면 손상조직을 수복할 수 있도록 작용한다. 상해의 원인, 정도, 수식인자, 침윤조직이 다양하기 때문에 반응 양상 또한 다양하다. 초발반응은 비만세포에서의 히스타민 방출, 혈액응고 제XII인자(하겐만 인자)의 활성화로 염증 제1상에 관여된 증상이 나타난다. 혈관 내외의 혈장성분이 활성화한 단백질 가수분해효소에 의한 연쇄반응에서 펩티드성 염증인자(사이토카인 등)를 형성하게 되고 제1상 지연반응, 제2상세포침윤을 일으킨다. 탐식 및 살균 처리된 대식세포가 파괴한 조직 편 등을 식작용으로 제거하여 제3상 혈관, 섬유 등의 회복과정에 들어간다. 염증인자는 펩티드성 이외에 지질성인자(프로스타글란딘, 류코트린, 혈소판 활성화인자), 활성효소, NO 등의 자유라디칼, 세포접착분자, 면역계, 응고인자 등이 관여한다.

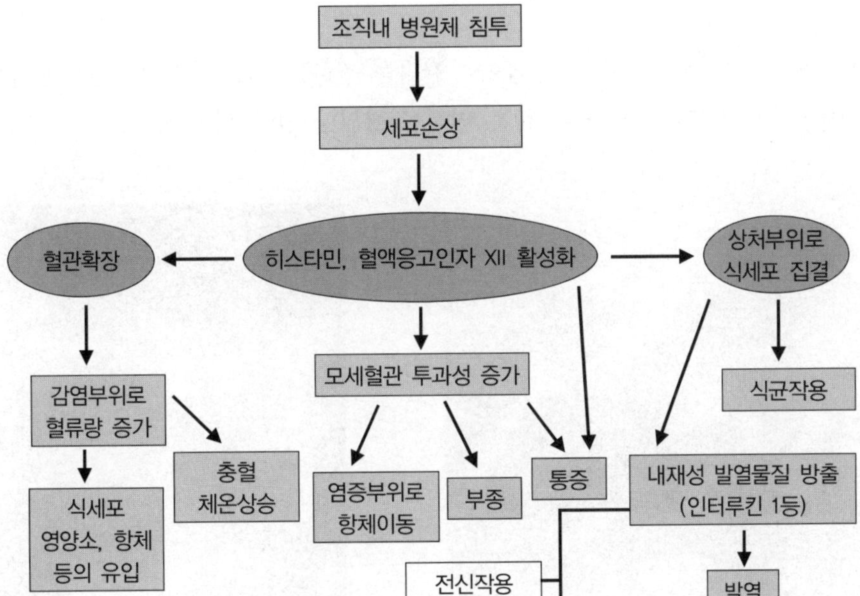

[그림 1-49] 염증의 진행 과정과 전신 반응

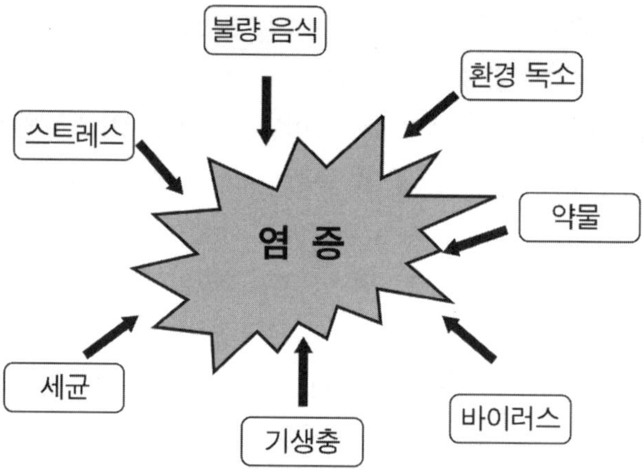

[그림 1-50] 염증 원인

관련질병

중이염 등과 같이 질병의 병명이 염으로 끝나는 질환들이 모두 속해 있고, 전염성 질환(결핵 · 매독 · 이질 · 디프테리아 등)과 같은 여러 질병의 원인이 되고 있다.

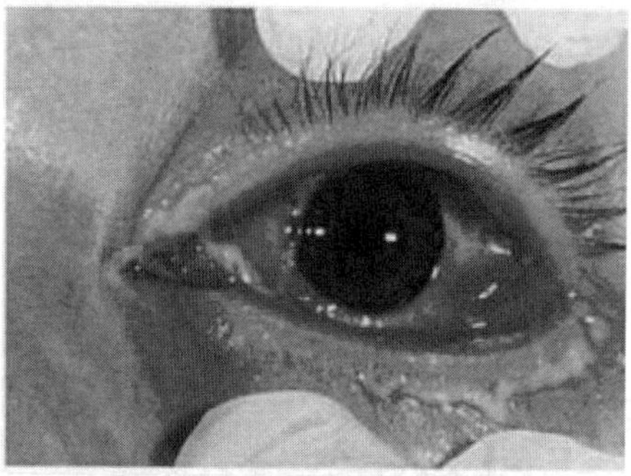

a

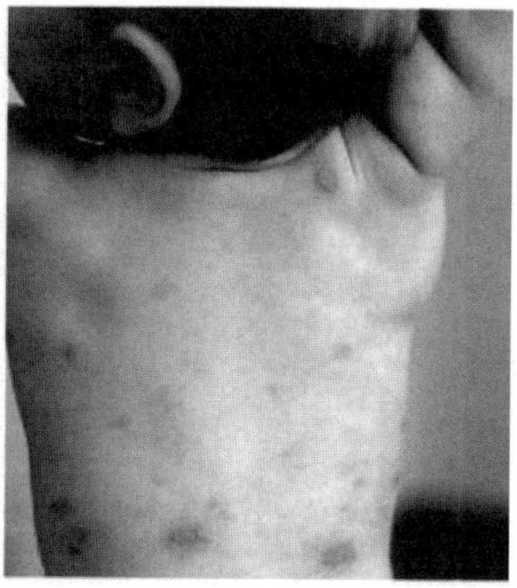

Figure 1.9 Nummular AD in a small child.

[그림 1-51]

자료 : H.H.Handsfield. Color atlas and synopsis of sexually transmitted diseases, second edition, HUNTER HANDSFIELD, McGraw-Hill Professional Publishing, p27, 1991

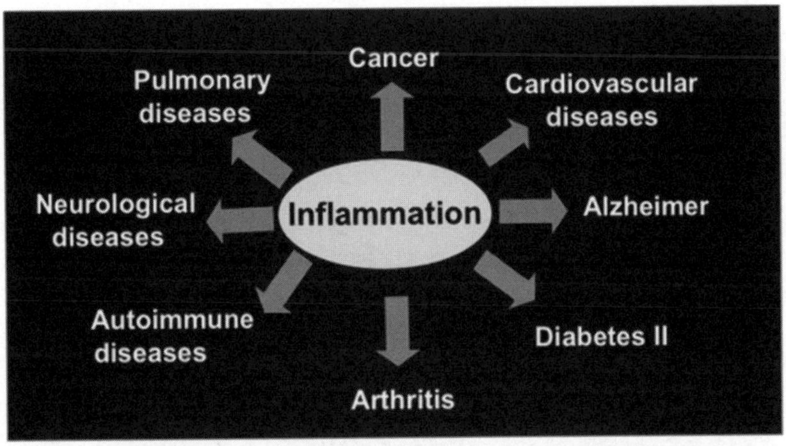

[그림 1-52]

자료 : Reitamo et al. Textbook of Atopic Dermatitis, Reitamo, CRCPrILlc, p.3, 2008

① Ribosomal Protein S3(rpS3): 동물모델에서 PEP-1-rpS3 융합단백질의 항염증 효능

Ribosomal Protein S3(rpS3)

- 유전자 크기: 784 bp
- 분자량: 31KDa
- 기능
  - UV endonuclease 활성이 있어 UV에 의해 일어난 유전자 손상에 보호 기능이 있다.
  - ROS에 의해 일어나는 세포 손상에 대해 보호하는 기능이 있다.
  - 항염증 효과와 파킨슨병에 원인인 신경세포 사멸에 대한 보호 효과가 있다.

(a) TPA로 유도한 마우스 귀 부종 억제 효능

TPA로 mice의 귀에서 염증(inflammation)을 유도한 동물 모델을 이용하여 PEP-1-rpS3의 효과를 확인해 보았다. 귀의 두께를 측정해 본 결과 TPA를 처리하여 염증을 유도한 mice의 귀의 두께가 염증 반응에 의해 두꺼워진 것을 알 수 있는데(2), 염증 유도 후 PEP-1-rpS3을 처리한 귀의 두께는 대조군의 두께와 가깝게 얇아진 것을 확인할 수 있었다(3). 또한 PEP-1이 붙지 않은 control-rpS3를 처리한 그룹에서는 귀의 두께가 얇아지는 것을 확인할 수 없었다. 귀의 무게를 측정해 본 B번 figue에서도 앞에서와 같이 염증을 유도한 mice의 귀의 무게에 비해 PEP-1-rpS3를 처리한 그룹에서 mice의 귀의 무게가 확연히 감소하는 것을 확인할 수 있었다. 또한 조직실험 결과에서도 염증을 일으키지 않은 대조군

처럼 염증 유도 후 PEP-1-rpS3를 처리한 그룹에서 염증의 증세가 완화되는 것을 확인할 수 있다. 그러나 염증 유도 후 control-rpS3 처리한 그룹에서는 염증을 완화시키는 효과를 볼 수 없었다.

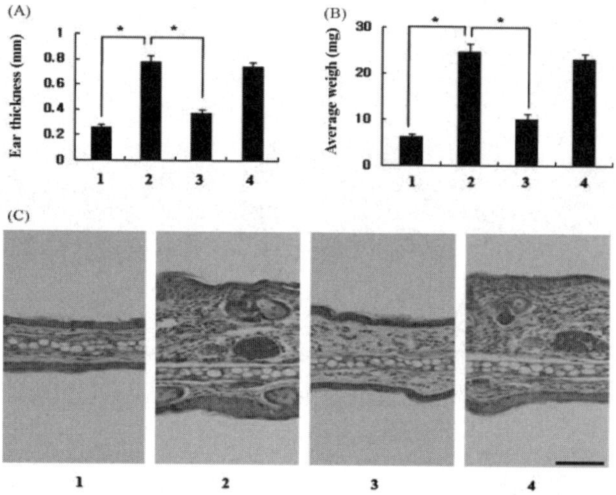

[그림 1-53] Inhibitory effect of PEP-1-rpS3 on TPA-induced ear edema

The ears of mice were treated with TPA(1μg/ear) once a day for 3 days. PEP-1-rpS3 protein was topically applied to mice ears 1h after TPA treatment for 3 days. Inhibition of TPA-induced ear edema by topical application of PEP-1-rpS3 was analyzed by measuring changes in ear thickness(A) and ear weight(B). Data are mean±S.E.M. from five ear samples. For histological analysis, ear skin sections were prepared and then stained with hematoxylin and eosin(C). Data are mean±S.E.M. of three separate experiments. *P 〈 0.01 compared with mice treated with TPA alone. Lanes are as follows: lane 1, normal control; lane 2, TPA-induced inflammation mice ear; lane 3, PEP-1-rpS3 treated mice ear; lane 4, control rpS3 treated mice ear.

(b) 사이토카인 및 COX-2 억제 효능

TPA에 의해 유도된 pro-inflammatory 사이토카인의 레벨을 mice의 귀에서 확인해 보았다. 1번은 염증을 유도하지 않은 그룹에서의 사이토카인의 레벨이고 2번은 TPA로 염증을 유발한 그룹에서 사이토카인 레벨. 3번은 TPA로 염증을 유발하고 PEP-1-rpS3를 처리한 그룹에서의 사이토카인 레벨이며, 4번은 PEP-1을 붙이지 않은 control-rpS3를 처리한 그룹의 사이토카인 레벨이다. 다음 결과와 같이 PEP-1-rpS3를 처리한 그룹에서 pro-inflammatory 사이토카인의 레벨을 현저히 낮추는 것을 확인할 수 있다.

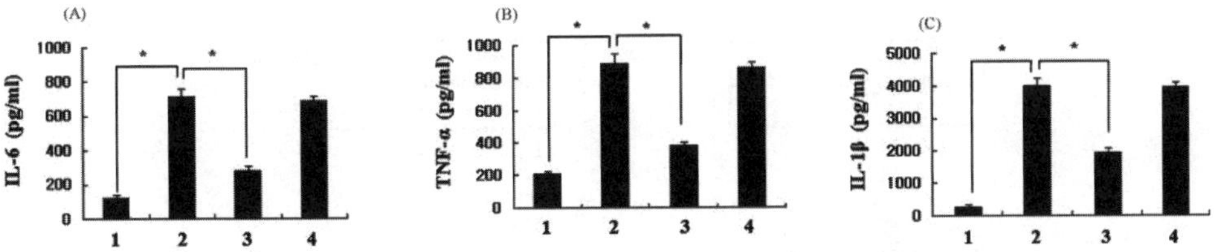

[그림 1-54] Inhibitory effect of PEP-1-rpS3 on TPA-induced pro-inflammatory cytokines in mice ears

The ears of mice were treated with TPA(1μg/ear) once a day for 3 days. PEP-1-rpS3 protein was topically applied to mice ears 1h after TPA treatment for 3 days. Five ear samples were homogenized in a sample buffer. Supernatant fractions of homogenates from ear biopsies were examined for cytokine production using ELISA. Values are mean±S.E.M. from five ear samples. *P 〈 0.01 compared with mice treated with TPA alone. Lanes are as follows: lane 1, normal control; lane 2, TPA-induced inflammation mice ear; lane 3, PEP-1-rpS3 treated mice ear; lane 4, control rpS3 treated mice ear.

또한, 사이토카인과 COX-2의 발현을 mice 귀에서 확인해 보았다. IL-1β, IL-6, TNF-α,를 확인해 보고 β-actin으로 정량이 된 것인지 확인하였다. 위에서와 마찬가지로 PEP-1-rpS3를 처리한 그룹에서 사이토카인의 레벨을 낮추는 것을 확인할 수 있었다. 또한 COX-2의 발현도 PEP-1-rpS3가 낮추는 것을 확인하였다.

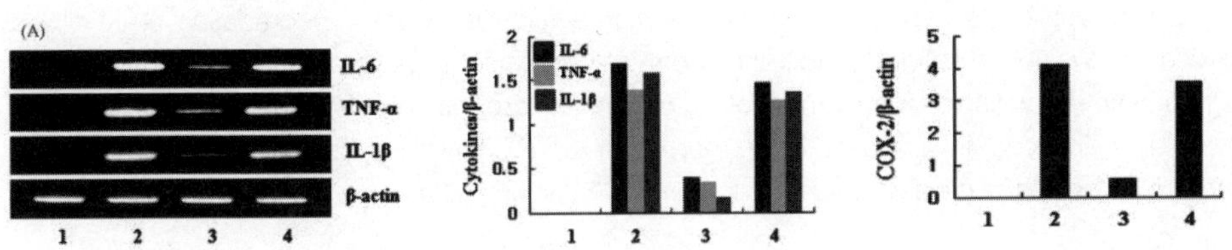

[그림 1-55] Inhibitory effect of PEP-1-rpS3 on TPA-induced cytokines and COX-2 expression in mice ears

The ears of mice were treated with TPA(1μg/ear) once a day for 3 days. PEP-1-rpS3 protein was topically applied to mice ears 1h after TPA treatment for 3 days. Total RNA was extracted from ear biopsies. IL-1β, IL-6, TNF-α, and β-actin mRNA were analyzed by RT-PCR using specific primers(A). Mice ear extracts were prepared and analyzed for COX-2 protein expression(B). Lanes are as follows: lane 1, normal control; lane 2, TPA-induced inflammation mice ear; lane 3, PEP-1-rpS3 treated mice ear; lane 4, control rpS3 treated mice ear.

(c) NF-kB 및 MAP kinase 활성억제 효능

TPA에 의해 유도된 NF-kB 와 MAP kinase 활성을 측정해 보았다. Cytosol과 nuclease로 나누어서 P65의 레벨을 확인해 보았고, β-actin으로 그 결과를 다시 한 번 확인하였다. MAP kinase의 레벨도 PEP-1-rpS3가 낮추는 것을 확인하였다. 이런 결과를 통해 PEP-1-rpS3가 TPA로 유발한 염증반응을 완화시키는 효과가 있다는 것을 확인할 수 있다.

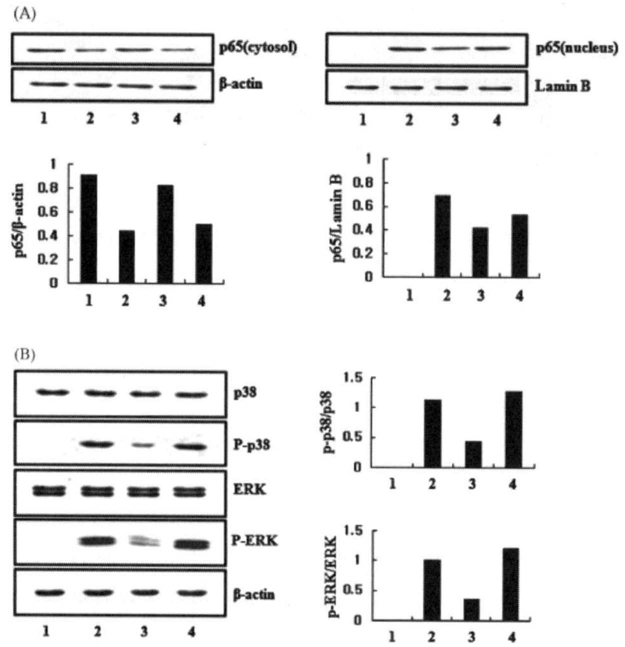

[그림 1-56] Inhibitory effect of TPA-induced NF-kBand MAP kinase activation by PEP-1-rpS3 in mice ears

The ears of mice were treated with TPA(1μg/ear) once a day for 3 days. PEP-1-rpS3 protein was topically applied to mice ears 1 h after TPA treatment for 3 days. Degradation of IkBα was analyzed by Western blotting(A). Extracts from ear biopsies were prepared and analyzed for MAPK protein activation by Western blotting(B). Lanes are as follows: lane 1, normal control; lane 2, TPA-induced inflammation mice ear; lane 3, PEP-1-rpS3 treated mice ear; lane 4, control rpS3 treated mice ear.

(4) Skin Cancer

① Introduction

- 원발성 피부암: 처음부터 피부에서 발생한 경우
- 전이성 피부암: 다른 장기에서 발생하여 피부로 전이된 피부암의 경우

- 내부 장기암(이하 전이암)의 피부 전이는 다른 장기로의 전이에 비해 비교적 드물며 대부분이 암의 말기에 나타나지만, 간혹 원발암보다 먼저 발견되는 경우도 있다. 첫 증후로 발견된 피부 전이암은 원발암을 진단하는 데 도움이 될 수 있으며, 원발암 진단 후 발견된 피부 전이암은 치료의 방침을 결정하거나 예후를 예견하는 데 있어 중요한 임상적 의의를 갖는다.

- 일반적으로 피부암은 처음부터 피부에서 발생한 원발성 피부암만을 의미하며, 좁은 의미로는 가장 흔하게 발생하는 편평상피세포암, 기저세포암, 악성흑색종의 세 가지 암만을 의미한다. 피부암은 크게 악성흑색종(Melanoma)과 비흑색종성피부암(non-malanoma)으로 나누어 볼 수가 있다.
- Risk Factors: Anyone, including people with dark skin, hair and eyes, can develop skin cancer, not just those at higher risk. You are at higher risk if you have:
  - Spent a lot of time in the sun
  - Family members with skin cancer
  - Certain types or a large number of moles
  - Skin that burns or freckles in the sun
  - Light-colored skin, hair and eyes
- Prevention
  - Avoid being in the sun from 10 AM to 4 PM.
  - Wear clothing such as a hat, long sleeves and pants to block the sun's rays.
  - Use a sunscreen with a sun protection factor(SPF) of 15 or higher year round when you are going outside.
  - Learn to know what skin cancer looks like.
  - Check your skin monthly. Report any changes to your doctor.
  - If you are at risk, see a doctor who specializes in the skin called a dermatologist each year for a skin exam.

② 피부암의 종류

- Non-Melanoma skin cancer: Frequent, BCC(Basal Cell Carcinoma), SCC(Squamous Cell Carcinoma)
- Melanoma skin cancer; Less common
- UV, Smoking, Immunosupression, HPV infection etc

(a) Non-Melanoma skin cancer의 종류

- 편평상피세포암: Squamous Cell Carcinoma(SCC)

표피의 각질형성세포에서 유래한 악성 종양. 종양의 크기 및 깊이, 원인, 해부학적 위치, 조직학적 특성에 따른 전이 등의 생물학적 양상이 기저세포암보다 복잡한 피부암(non-melanoma)으로 우리나라에서 기저세포암과 함께 가장 많은 피부암의 하나이다.

- 기저세포암: Basal Cell carcinoma(BCC)

  기저세포암은 표피의 최하층인 기저층이나 모낭 등을 구성하는 세포가 악성화한 종양으로 편평세포암과 함께 가장 흔한 비흑색종성피부암이며, 국소적으로 침윤하고 전이가 드문 악성 종양임.

  • Hedgehog signal의 aberrant activation
  • p53 tumor suppressor gene의 mutation
  • Ras, Raf oncogene mutation

(b) 악성흑색종(Melanoma skin cancer)

- 흔하지 않지만 가장 심각한 피부암
- 악성흑색종은 멜라닌세포의 악성 종양으로 멜라닌세포가 존재하는 곳에는 어느 부위에서나 발생할 수 있으나 피부에 가장 많이 발생한다.
- Melanocyte는 사람의 피부색을 결정하는 멜라닌 색소를 생성하는 세포이며, 멜라닌은 자외선으로부터 피부를 보호하는 기능을 가지고 있다. 흑색종은 이 멜라닌세포 또는 모반세포(점의세포)가 악성화한 것으로 다른 조직이나 장기로 급속도로 전이된다.

(c) 그 외 다양한 종류의 피부암

혈관육종(Angiosarcoma), 융기성 피부섬유육종(Dermatofibrosarcoma protuberans, DFSP), 파젯병(Paget's disease), 피지선암(Sebaceous carcinoma), 에크린암(Eccrine carcinoma), 아포크린선암(Apocrine gland carcinoma) 등이 있다.

③ PEP-1-rpS3 융합단백질의 UV에 의한 피부손상 보호 효능

(a) 세포침투성 PEP-1-rpS3 융합단백질의 제조 및 정제

PEP-1 peptide에 사람 rpS3 유전자를 융합하여 PEP-1-rpS3 융합단백질을 제조하였고, 제조된 융합단백질을 과대발현 및 정제하여 SDS-PAGE와 Western blotting으로 확인하였다.

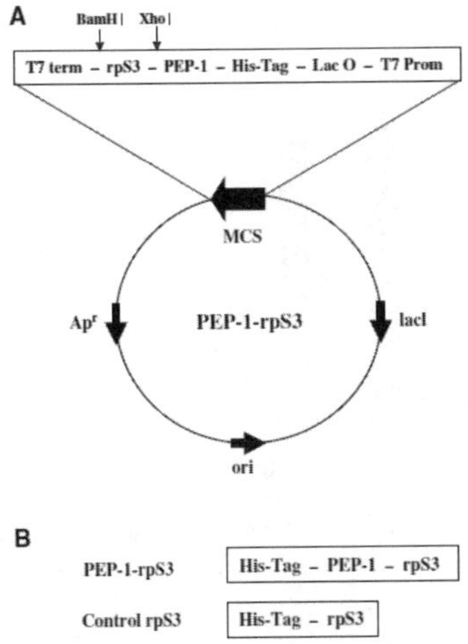

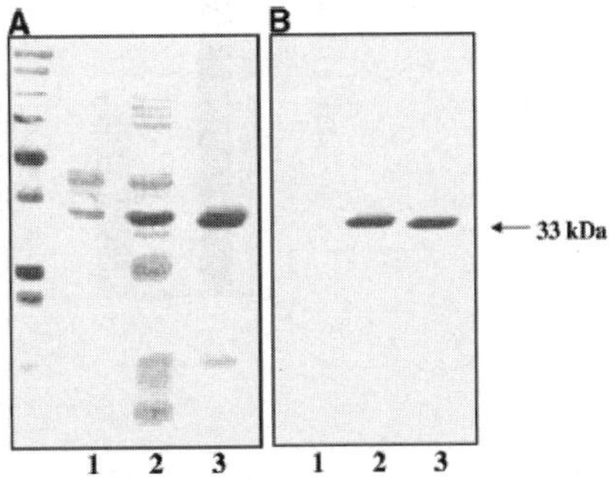

[그림 1-57]

(b) PEP-1-rpS3 융합단백질의 피부세포내 침투

PEP-1-rpS3 융합단백질이 시간-및 농도-의존적으로 피부세포내로 침투됨을 Western blotting으로 확인하였다. 또한 침투된 후 세포내에서 48시간까지 지속됨을 확인하였다.

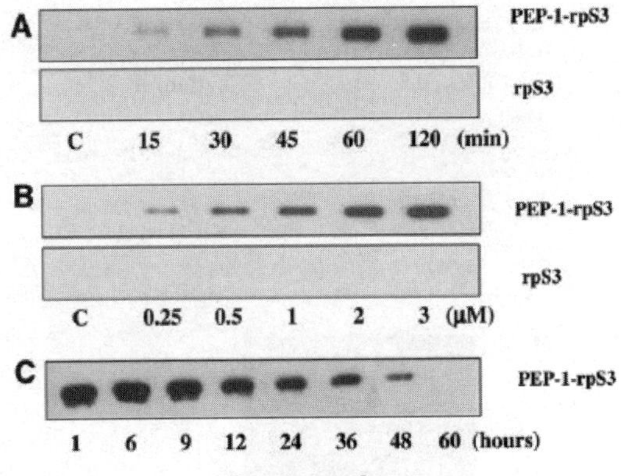

[그림 1-58]

(c) PEP-1-rpS3 융합단백질의 UV에 의한 피부세포 보호효능

PEP-1-rpS3 융합단백질의 UV에 의한 피부세포 손상보호 효능을 MTT assay를 이용하여 확인하였다. PEP-1-rpS3 융합단백질은 UV에 의한 세포손상을 농도-의존적으로 보호하고 있음을 알 수 있었다. 그러나 control rpS3 단백질은 UV에 의한 손상을 보호하지 못하였다.

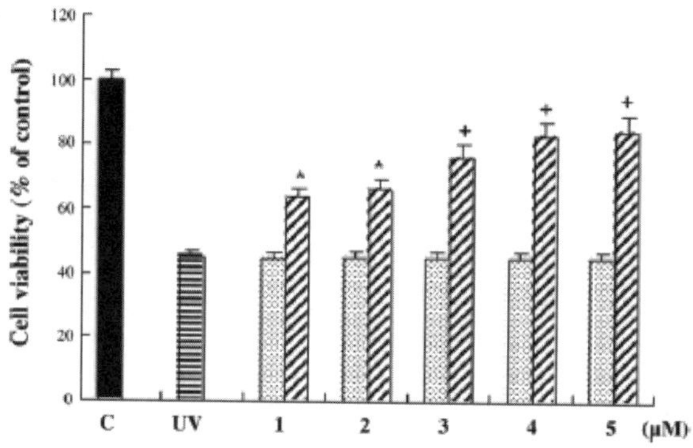

[그림 1-59]

UV에 의한 DNA 손상을 Southwestern dot-blot과 DNA fragmentation으로 확인한 결과 PEP-1-rpS3 융합단백질은 UV에 의한 DNA 손상을 효과적으로 보호하였지만 control rpS3 단백질은 UV에 의한 손상을 보호하지 못하였다.

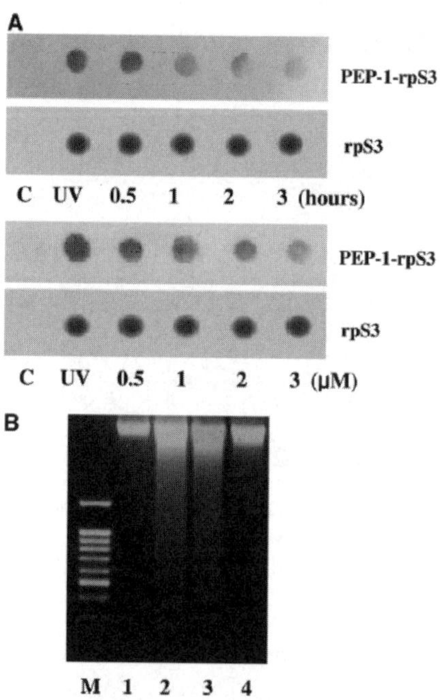

[그림 1-60]

3) 기타 질환

(1) Diabetes(당뇨병)

인슐린의 분비량이 부족하거나 정상적인 기능이 이루어지지 않아 혈중 포도당 농도가 높아져 소변에 포도당을 배출하는 질환이다.

① 원인

이뇨작용의 조절을 담당하는 뇌하수체 후엽 및 간뇌의 장애로 인하여 체내에서 요구하는 양의 인슐린을 생성해 내지 못하거나 생성된 인슐린이 세포에 제대로 작용하지 못해 체내로 들어온 당을 충분히 흡수하지 못하여 혈당치가 높아지는 질병으로 혈액 속의 당이 소변에 포함되어 체외로 배출되는 증상이 나타난다.

② 증상

대표적인 증상은 다뇨, 다음, 다식이다. 일반적인 1일 소변량은 1.5 *l* 이내이나, 당뇨병에 걸리면 3*l*를 넘게 되어 다뇨로 인한 탈수와 고혈당으로 인한 혈액의 삼투압 상승으로 인하여 물을 많이 마시게 된다. 게다가 당의 이용률이 낮아지고 소변으로 당을 잃기 때문에 많이 먹게 되나 에너지원으로 사용되어야 할 당이 세포 속으로 들어가지 못하여 충분한 에너지를 만들어 내지 못한다. 그 때문에 체내의 단백질을 에너지원으로 사용하면서 피로를 느끼고 체중이 감소한다. 또한 신장기능의 저하, 혈관 내에 당이 축적되어 발생하는 동맥경화, 망막의 출혈로 인한 시력저하 등 여러 합병증이 함께 나타나기도 한다.

③ 질병 종류

인슐린의 생산 유무에 따라 인슐린을 전혀 생산하지 못하는 '인슐린 의존형(제1형)'과 인슐린이 상대적으로 부족한 **'인슐린 비의존형(제2형)'**으로 나뉜다. '소아당뇨' 라고 불리기도 하는 '제1형 당뇨'는 한국의 경우 전체 당뇨 환자의 3~5% 정도를 차지하고 있으며 유전적인 요인이나 자가면역 기전으로 인한 이자의 랑게르한스섬 β 세포의 파괴로 인하여 발생한다. 반면 '제2형 당뇨'는 유전적인 요인 외에도 식생활의 서구화에 따른 고열량 · 고지방 · 고단백의 식단, 운동부족, 스트레스 등 환경적인 요인이 크게 작용하는 것으로 보인다.

≪보충자료≫

1) 정의

Diabetes: 의학적 분야

↓ 소변의 과대배설(다뇨증, poly uria)이 일어나는 질병

그리스어 Siphon(흡인관)

(1) Diabetes mellitus: 탄수, 지질, 단백질 대사 이상으로 일어남
glucose가 소변에 다량

심한 임상적, 대사적 장애

Hyperglycemia(고혈당증) → glycosuria(소변으로 배설 당뇨)

liver glycogen 농도 ↓

조직단백질 분해, 지질 저장물은 에너지원으로 동원 → ketone bodies 촉진
ketone breath(acetone)

(2) Diabetes insipidus: 뇌하수체 이상
무색, 무의(insipid)의 소변을 대량 배설
소변의 glucose 양은 많지 않다.

2) Diabetes Mellitus(분류)

(1) Type I(Insulin depletion 95~98%)

IDDM(Insulin Dependent Diabetes Mellitus)

JOD(Juvenile-Onset Diabetes): 20세 전에 일어남.

췌장의 β-cell 파괴(virus 감염 원인)

↓

insulin 생산 분비 정지

↓

인슐린 주사 식사관리

- 어린이: diabetes is caused by deficient insulin synthesis by the B cells of the pancreatic islets

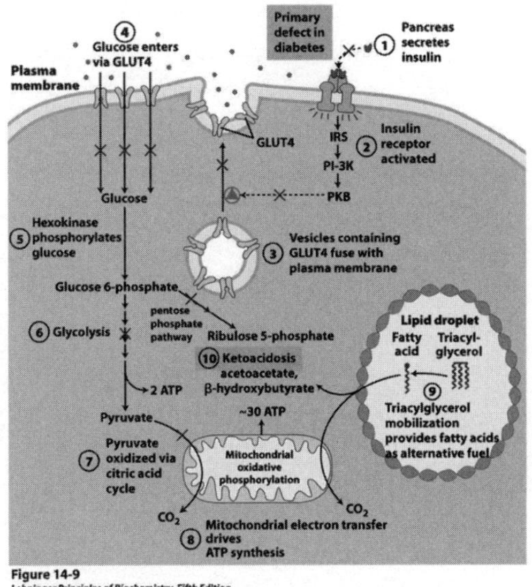

[그림 1-61] ① Pancreas에서 insulin 분비 저하
② GLUT4가 membrane으로 return 안 됨
③ Glucose uptake 저하
④ Glycolysis, Citric acid cycle, Oxidative phosphorylation, Pentose phosphate pathway 등 저하
⑤ 대체용으로 Fatty acid 분해촉진
⑥ Acetoacetate, β-hydroxybutyrate(Ketone bodies) 등 증가
⑦ Ketoacidosis 유발

자료: D. Nelson, M.Cox, Lehninger Principles of Biochemistry, 5th Edition, p.542, 2008

(2) Type II(인슐린생성 OK, B cell OK, Receptor 고장, down-regulation)
NIDDM(Non-Insulin Dependent Diabetes Mellitus)
MOD(Maturity-Onset Diabetes):obesity

* 당뇨병에 의해 마른 사람: insulin that is produced normal but there is a defect in its secreting from the B cells

↓

regular insulin injection

다른 defective receptor,(수가 적거나 function이 안 됨)

3) 치료

- 식사관리
- Insulin pump(antificial pancreas) → 혈액으로 insulin pump

- 췌장의 β-cell 조직을 capsule에 넣어 실험동물에 이식 → 혈중농도 조절
- Actos
- 유전자치료(receptor)

Insulins used in the treatment of diabetes mellitus

(1) Pig and beef insulins are commonly used in the treatment of human diabetics.

(2) Difference in amino acid sequence from the human insulin in some diabetic individuals.

① Initial allergic response: Due to the injected insulin as their immunological system recognizes the insulin as foreign.

② Insulin response: Due to a high anti-insulin Ab titer at a later stage in treatment.

(3) The great majority of human diabetics can utilize the nonhuman insulins without immunological complication.

① The compatibility of the cow and pig insulins in humans is due to the small number of changes and the conservative nature of the cahanges between amino acid sequence of the insulins.

② These changes in primary structure do not significantly perturb the three-dimensionnal structure of the insulin from that of the human insulin.

4) 합병증

- Foot ulcer
- Maple syrup urine disease
- Diabetic neuropathy
- Diabetic kidney complication
- Diabetic retinopathy

IDDM(Insulin Dependent Diabetes Mellitus과 Free radical 연관성

- 면역조절의 이상에 기인하는 자가면역 질환
- Pancreatic β cell의 T-cell과 macrophage에 의한 염증과 침윤에 의한 파괴
- T-helper cell(Th)

Th-1 cell: Type I cytokine 분비
Th-2 cel: Type II cytokine 분비(β cell 보호작용)
↓
면역조절 기전에 이상
↓
Th-1 cell의 강화, Th-2 cell의 억제
↓
Cytokine의 불균형
↓
Type II cytokine 작용억제, Type I cytokine 연속적으로 면역염증 반응 유도
↓
Cytotoxic T-cell activation(β cell 파괴)
Macrophage activation(Proinflammatory cytokine 분비촉진)

Th-1 cell & Macrophage
↓
IL-1, TNF-α, IFN-γ 분비
↓
Protease, iNOS 발현촉진
↓
NO, Free radicals, Peroxynitrite 생성증가
↓
β cell 파괴

- NO, Free radicals, Peroxynitrite 생성증가: β cell 파괴
- Pancreatic β cell 내에 항산화 효소들의 level
  Cu, Zn-SOD, Mn_SOD: 간세포의 30~40
  Glutathione peroxidase: 15%
  Catalase: 거의 없음

SOD 단백질침투기술에 의한 당뇨병 치료효능 연구결과

(a) Tat-SOD의 세포내 침투 및 활성

PTD(Protein Transduction Domain) Tat이 없는 SOD와 비교하여 세포 내에 단백질 농도-의존적으로 들어가는 것을 확인하고, 세포내로 들어간 Tat-SOD가 얼마간 존재하는지 확인한 실험 결과, Tat-SOD는 농도-의존적으로 세포내로 들어가는 것을 확인하였고, 반대로 SOD는 전혀 들어가지 않는 것을 확인. 세포내로 들어간 Tat-SOD는 48시간까지 존재하는 것을 확인하였다. 또한 Tat-SOD가 세포내로 들어간 것을 형광현미경 사진으로 확인한 결과는 다음과 같다.

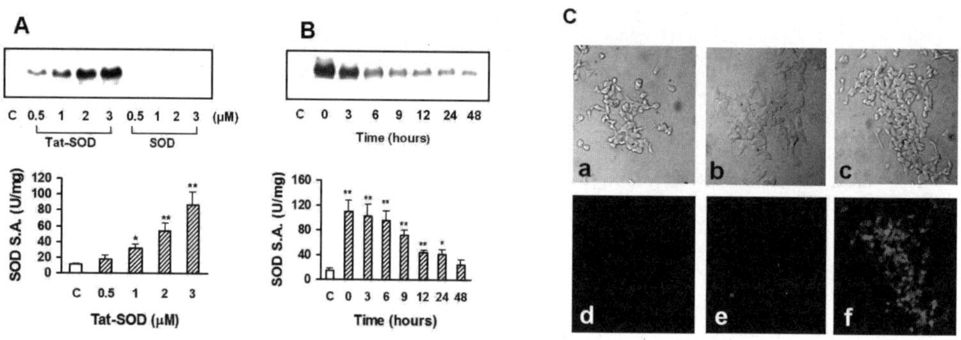

[그림 1-62]

(b) Tat-SOD의 세포보호 효능

세포에 Tat-SOD를 처리한 후 paraquat([그림 1-63-A])과 sodium nitroprusside(SNP)([그림 1-63-B])를 처리하였을 때, Tat-SOD가 세포 사멸을 얼마만큼 보호하는지를 확인한 결과는 다음과 같다.

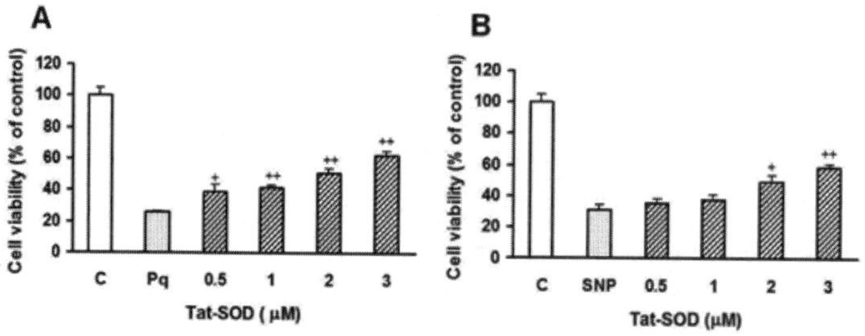

[그림 1-63]

Paraquat과 sodium nitroprusside(SNP), Tat-SOD를 세포에 처리하여 각각 superoxide anion radicals(SAR)과 NO(Nitrite)의 변화를 알아본 결과([그림 1-64-A & B]). 세포의 lipid peroxidation와 DNA fragmentation를 확인한 결과([그림 1-64-C & D]). Tat-SOD가 세포내로 들어가 작용함으로써 paraquat과 SNP에 의한 세포 데미지를 억제한다는 것을 확인했다.

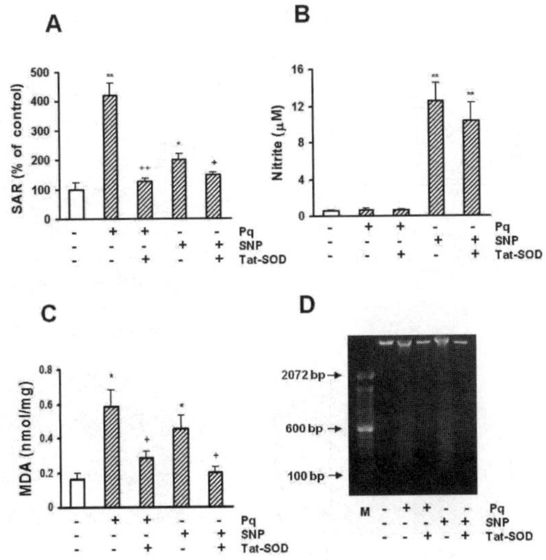

[그림 1-64]

(c) Tat-SOD의 췌장조직으로 침투

동물(Rat)에 SOD와 Tat-SOD를 주사하여 췌장세포내에 들어가는 정도를 확인한 결과([그림 1-65-A]). 조직을 면역염색하여 확인한 결과([그림 1-65-B]). Rat에 Tat-SOD를 처리한 후 Paraquat과 sodium nitroprusside(SNP)를 처리하여 보호효과를 알아본 결과. 동물(Rat) 췌장세포에도 Tat-SOD가 효과적으로 들어가는 것을 확인하였고, 마찬가지로 동물에서도 Paraquat과 SNP에 대하여 Tat-SOD가 보호한다는 것을 확인하였다.

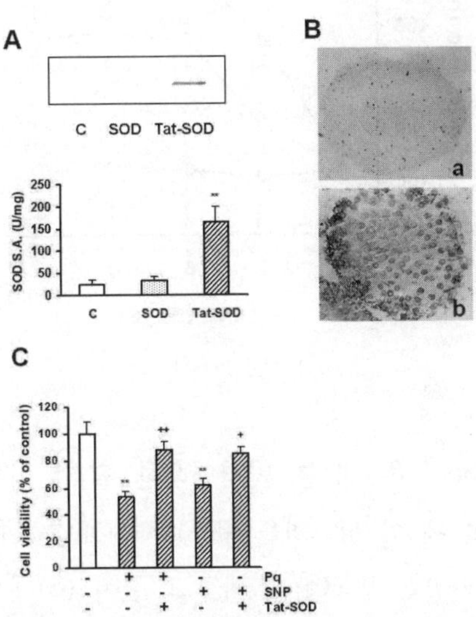

[그림 1-65]

동물(mice) 췌장 세포내로 SOD와 비교, Tat-SOD가 효과적으로 들어가는 것을 다음 그림과 같이 확인하였다.

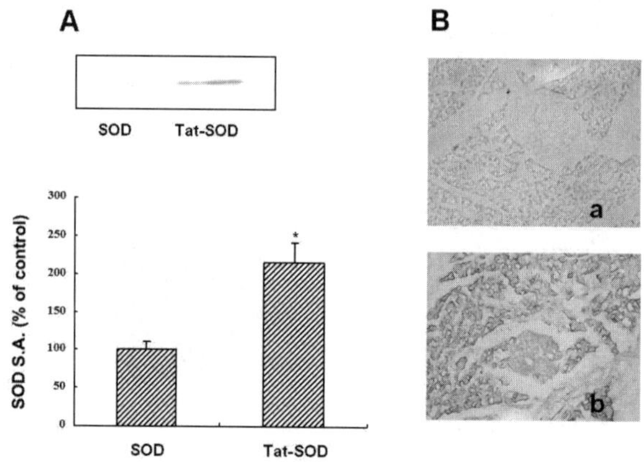

[그림 1-66]

(d) Tat-SOD의 당뇨모델에서의 효능

동물(mice)에 STZ(Streptozotocin; 제2형 당뇨병을 유도), SOD와 Tat-SOD를 각각 주사하여 당뇨병에 대하여 Tat-SOD의 보호효과를 혈당 측정으로 확인한 결과. Tat-SOD를 함께 주사한 동물(mice)에서 보호효과를 확인하였다.

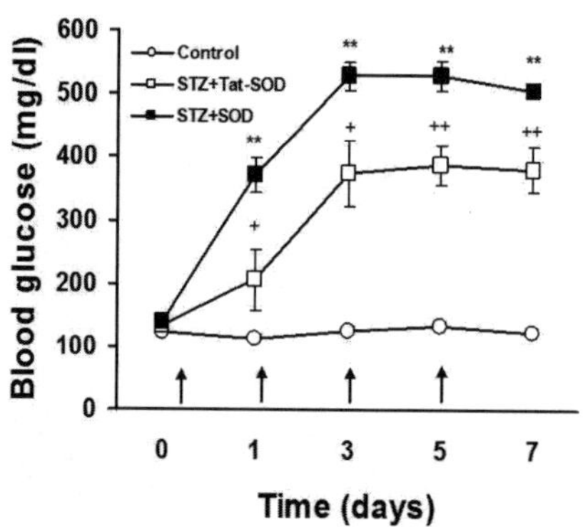

[그림 1-67]

동물(mice)의 췌장(pancreatic) β-cells를 면역염색한 결과, 아무것도 처리하지 않은([그림 1-68-a)와 STZ(Streptozotocin; 제2형 당뇨병을 유도)와 SOD를 주사한([그림 1-68-b]), STZ와 Tat-SOD를 주사한([그림 1-68-c])를 비교한 결과. 그 결과 (b)에서는 β-cells이 거의 대부분 죽었으나, (c)에서는 Tat-SOD의 보호효과에 의해 β-cells이 많이 보이는 것을 확인하였다.

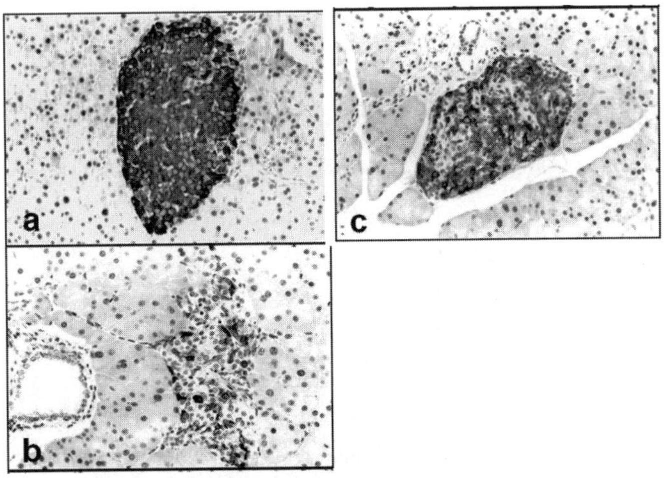

[그림 1-68]

이러한 결과들은 PTD(Protein Transduction Domain)의 한 종류인 Tat과 SOD를 융합한 Tat-SOD는 세포, 동물의 조직으로 효과적으로 침투하는 것을 알 수 있었고, 또한 당뇨병을 유발하는 물질들에 대하여 매우 효과적인 보호효과를 확인하였다. 이로써 당뇨병에 대하여 Tat-SOD가 단백질치료제로서의 가능성을 확인하였다.

(2) Asthma

- Asthma 관련 Biomarker 단백질 발굴
- Proteome analysis를 통해 천식에서 Annexin 1(ANXA1) 단백질발현 변화 확인 (Asthma model mouse)

Annexin 1

- Molecular weight: 37kDa
- Two functional domain(N-terminus 35amino acids, core domain)
- The Functions of ANXA1
  - Corticosteroids에 의해 regulation
  - Inhibition of cellular proliferation
  - Anti-inflammatory effects
  - Regulation of cell differentiation
  - Inhibits the activity of cytosolic phospholipase A2(cPLA2)

- **What is Asthma?**

"Difficult to breathe"

• Chronic inflammatory disorder of the airways

• Usually reversible, but not yet curable

• Not the same as allergies

• Not contagious

Common Asthma Triggers

· Allergens

- molds, dust mites, cockroaches, animal, dander, pollens, foods

· Irritants

- secondhand smoke, strong odors, aerosols, volatile organic compounds, ozone particulate matter

· Other

- Viral respiratory infections
- Changes in weather(cold air, wind, humidity)
- Exercise
- Medication
- Endocrine factors(menstrual period, pregnancy, thyroid disease)

* 5 major indoor asthma trigger

- Key Phenotypes of Asthma

• Airway Hyperresponsiveness

• Chronic inflammation

• Airway remodeling

- Asthma symptoms

• Coughing

• Wheezing

• Chest tightness

• Shortness of breath

- 연구결과: Anti-inflammatory effects of Annexin 1 in Raw 264.7 cells and mice

- 결론: In vitro and in vivo 실험의 결과 Annexin 1의 천식 단백질치료제로 가능성 확인

(3) 암 관련 단백질

p53

(a) Enzyme / Prodrug

- Chemocancer therapy
- Tumor cell의 specific한 enzyme의 prodrug에 의한 bystander effect를 이용하여 cancer cell을 죽인다.
- Antibody-directed enzyme prodrug therapy(ADEPT) 또는 gene-directed enzyme prodrug therapy(GDEPT)에 응용된다.

  Thymidine kinase(TK), Cytosine deaminase(CD), Glucose oxidase

  Xanthine oxidase, Alkaline phosphatase, Nirto reductase(NR)

  β-Lactamase, Penicillin amidase, Cytochrome P-450 등이 있다.

(예) Cytosine Deaminase(CD)

5-FC → 5-FU → 5-FdUMP
↓
Inhibits the Thymidylate Tynthase(TS)
↓
dUMP → dTMP → DNA

4. 상품화가 가장 빠른 분야

■ 기능성 화장품 단백질원료
■ 기능성 마스크 팩 제조

- 개발사업명; 단백질 침투기술을 이용한 경피흡수성 세포성장인자 및 단백질 약물전달 시스템의 개발(㈜바이오셀트란과 협력연구)
- 생리활성이 뛰어난 단백질을 세포내로 효과적으로 전달하는 기술을 이용하여 피부 재생효과가 뛰어난 인자(EGF, FGF, SOD)를 약용화장품의 주 원료로 개발하고 항체치료제의 피부전달 시스템을 개발하는 것을 최종 목적으로 함
- EGF; Epidermal Growth Factor

- 제품 및 기술개발
  - 경피흡수성 상피세포성장인자(PTD-EGF) 재조합 단백질: 피부(상피)재생효과, 창상치료제 주원료, 약용화장품 원료
  - 경피흡수성 항산화효소(PTD-SOD) 재조합 단백질: 항산화 작용, 피부노화 방지, 스트레스성 피부염증의 치료효과 기대
  - 경피흡수성 섬유아세포 성장인자(PTD-FGF) 재조합 단백질: 피부(진피) 재생, 주름완화, 콜라젠 생성 유도
  - 다양한 단백질의 피부침투 효율을 높이는 원천 기술의 확보: 항체 치료제의 세포내 전달 기술 확립
  - 세포침투성 피부재생인자와 항산화효소의 복합 치료효과 검증
- 개발목표: 경피흡수성 생리활성 단백질
  - 경피흡수성 상피세포 성장인자 재조합 단백질(PTD-EGF)
  - 경피흡수성 슈퍼록사이드 디스뮤테이즈(PTD-SOD)
  - 경피흡수성 섬유아세포 성장인자(PTD-FGF)
  - 피부 투과성 치료용 인간화항체 전달기술
- 피부투과 EGF
- 피부질환 치료를 위한 단백질 기능성 소재 개발과 이를 이용한 기능성 화장용품 개발
- RPS3 또는 SOD를 함유한 마스크 팩의 제조
- 쥐의 귀를 이용한 마스크 팩의 항염증 효능 실험
- Summary
  ① PEP-1-RPS3 및 SOD 융합단백질의 분리, 정제
  ② PEP-1-RPS3 및 SOD 융합단백질의 세포내 침투 및 보호 효과 확인
  ③ PEP-1-RPS3 및 SOD 융합단백질을 함유한 마스크 팩 제조
  ④ 마스크 팩의 항염증 효능을 마우스 동물모델에서 규명함
  ⑤ PEP-1-RPS3 및 SOD 융합단백질이 피부질환을 예방/치료할 수 있는 기능성 화장용품 제재로 이용될 수 있다.

5. 목표단백질의 실용화를 위한 극복해야 할 단계들

- 침투최적 조건 확립(Optimum and Efficient Penetration Condition): 침투vector 선정, 목표단백질의 Denaturation 정도, 농도, 시간 등
- 활성 구조로의 변환(Refolding in the Cell): Chaperones의 필요 유무 등

- 안정화 유지(Stability): 안정화에 필요한 인자들의 탐색
- 세포내 원하는 위치로의 운반(Cellular localization)
- 조직으로의 운반체계(Delivery system): 목표장기로의 운반
  - Liposome-Tat-TP
  - Intraperitoneal injection
  - Stereotaxic apparatus 이용 등

6. Protein Transduction Technology 활용

- 다양한 Target Molecules들을 치료용으로 사용
  - Protein
  - Peptide
  - DNA
  - Antisense RNA
  - Bioorganic Chemical Molecules

- 기초 및 응용 분야에 활용

■ 기초 연구 분야

- 질환 기전 연구(Molecular Mechanism of Disease)
- 단백질 기능 연구(Unknown Protein Function)
- 약물 전달 연구(Drug Delivery)

■ 질병 치료 분야

- 노화(Aging)
- 암(Cancer)
- 신경질환(Ischemia, Epilepsy, Parkinson 병)
- 대사이상 유전병(Genetic Disease)
- 심혈관 질환(Cardiovascular Disease)
- 당뇨병(IDDM)

■ 산업적 이용 분야

- 의료산업(Medicinal Industry)
- 제약산업(Pharmaceutica Industry)
- 기능성 화장품 산업(Cosmeceutical Industry)

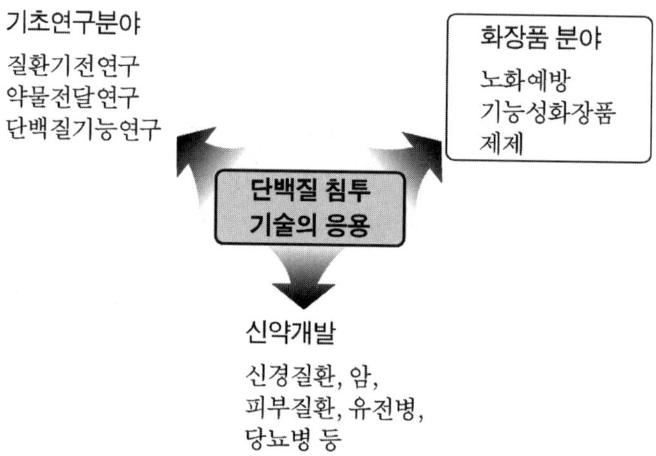

[그림 1-69] 단백질 침투기술의 기반성 및 활용성

1999 Nobel Prize(의학상): "Protein targeting & sorting연구"

Dr. G. Blobel: 단백질의 N-terminal 쪽의 10~50개의 아미노산이 Signal peptide 역할을 한다는 단백질 이동 메커니즘 규명

응용: Protein therapy

참고문헌

1. 한국유전학회, 유전 2, p58, 1998
2. Leung, D. Y. *Journal of Clinical Immunology* 105, 860-876, 2000
3. D. Nelson, M. Cox, *Lehninger Principles of Biochemistry*, 5th Edition, p542, 2008
4. D. Voet and J. Voet, *Biochemistry*, 3rd International Edition, p1176, 2004
5. J. M. Peralba et al., Immnophilins, mTOR, and pharmacodynamic strategies for a targeted cancer therapy. *Clinical Cancer Research* 9, 2882-2886, 2003
6. H. H. Handsfield. *Color atlas and synopsis of sexually transmitted diseases*, 2nd edition, McGraw-Hill Professional Publishing, p27, 1991
7. S. Reitamo, T. A. Luger, M. Steinhoff. *Textbook of Atopic Dermatitis*, Reitamo, CRCPrILlc, p3, 2008
8. D. W. Kim, S. I. Yeo, H. J. Ryu, J. E. Kim, H. K. Song, O. S. Kwon, S. Y. Choi, and T. C. Kang. Effects of creatine and beta-guanidinopropionic acid and alterations in creatine transporter and creatine kinases expression in acute seizure and chronic epilepsy models. *Biomedical Central Neuroscience* 11, 141-152, 2010
9. S. H. Choi, S. Y. Kim, J. J. An, S. H. Lee, D. W. Kim, H. J. Ryu, N. I. Lee, S. H. Jang, M. H. Won, T. C. Kang, S. W. Cho, J. Kim, K. S. Lee, J. Park, W. S. Eum, S. Y. Choi. *Human PEP-1-ribosomal protein S3 protects against UV-induced skin cell death*. FEBS Letters 580, 6755-6762, 2006
10. H. S. Choi, J. J. An, S. Y. Kim, S. H. Lee, D. W. Kim, K. Y. Yoo, M. H. Won, T. C. Kang, H. J. Kwon, J. H. Kang, S. W. Cho, O. S. Kwon, J. Park, W. S. Eum, and S. Y. Choi. PEP-1-SOD Fusion Protein Efficiently Protects against Paraquat-Induced Dopaminergic Neuron in Parkinson's Disease Mouse Model. *Free Radical Biology & Medicine* 41, 1058-1068, 2006
11. H. S. Choi, S. H. Lee, S. Y. Kim, J. J. An, S. I. Hwang, D. W. Kim, K. Y. Yoo, M. H. Won, T. C. Kang, H. J. Kwon, J. H. Kang, S. W. Cho, O. S. Kwon, J. H. Choi, J. Park, W. S. Eum and S. Y. Choi. Transduced Tat-α-Synuclein protects against oxidative stress *In vitro* and In vivo. Journal of Biochemistry and Molecular Biology 39, 253-262, 2006
12. W. S. Eum, I. S. Choung, M. Z. Li, J. H. Kang, D. W. Kim, J. Park, H. Y. Kwon and S. Y. Choi. HIV1Tat-mediated protein transduction of Cu, Zn-Superoxide dismutase into pancreatic cells *In Vitro* and In Vivo. Free Radical Biology & Medicine 37, 339-349, 2004
13. E. H. Ahn, D. W. Kim, H. W. Kang, M. J. Shin, M. H. Won, J. Kim, D. J. Kim, O. S. Kwon, T. C. Kang, K. H. Han, J. Park, W. S. Eum, S. Y. Choi. Transduced PEP-1-ribosomal protein S3 (rpS3) ameliorates 12-O-tetradecanoylphorbol-13-acetate-induced inflammation in mice. *Toxicology* 276, 192-197, 2010

14. M. J. Kim, D. W. Kim, K. Y. Yoo, E. J. Sohn, H. J. Jeong, H. W. Kang, M. J. Shin, E. H. Ahn, J. J. An, S. W. Kwon, Y. N. Kim, M. H. Won, S. W. Cho, J. Park, W. S. Eum and S. Y. Choi. Protective effects of transduced PEP-1-Frataxin protein on oxidative stress-induced neuronal cell death. *The Journal of Neurological Science* 298, 64-69, 2010
15. S. Y. Kim, E. J. Sohn, D. W. Kim, H. J. Jeong, M. J. Kim, H. W. Kang, M. J. Shin, E. H. Ahn, S. W. Kwon, Y. N. Kim, H. J. Kwon, T. Y. Kim, K. S. Lee, J. Park, W. S. Eum and S. Y. Choi. Transduced PEP-1-FK506BP ameliorates atopic dermatitis in NC/Nga mice. *Journal of Investigative Dermatology In Press*, 2011

제2장
유전자 발현조절 물질의 질환 개선효능

한규형

I. 유전자와 인체질환

인체 질환의 대다수는 유전자의 염기서열이나 발현에 영향을 미치는 각종 요인에 의하여 발병하므로 발병 원인의 규명과 질환 진단 및 치료 방법의 개발을 위하여 유전자를 이해하는 것이 필요하다.

1. 인체질환의 원인

1) 유전적 요인

하나의 유전자에 의하여 발병하는 단일유전자(멘델) 질환의 경우에는 한 유전자의 유전적 요인이 결정적 역할을 한다. 예를 들어, 유전질환의 원인이 분자 수준에서 최초로 규명되었던 겸상적혈구증(beta-globin 유전자의 돌연변이가 원인)은 단일유전자 질환이며, 이 외에도 혈우병 등 다양한 사례가 존재한다. 이런 단일유전자 질환은 한 종류의 정상적인 유전자를 투여하여 질환을 치료하는 유전자치료의 좋은 대상이다. 한편 심혈관질환, 고혈압, 당뇨병, 암 등 흔하게 발견되는 다양한 질환의 경우 여러 유전자의 영향에 의하여 발병하는 다유전자(polygenic) 질환에 해당한다. 예를 들어, 유방암 유전자 BRCA1의 특정 돌연변이에 의하여 유방암이 발병할 수는 있으나, 그 특정 돌연변이 유전자를 갖고 있는 사람이 모두 유방암에 걸리는 것은 아니다. 왜냐하면 유방암 발병에 관여하는 유전자들이 여러 가지가 있다 보니 그중 어느 하나의 유전자가 절대적인 결정권을 갖고 있지 않기 때문이며, 여러 유전자가 각각 부분적으로 관여할 수 있다.

2) 환경적 요인

유전적 요인뿐만 아니라 환경적 요인도 인체질환에 영향을 미칠 수 있다. 단일유전자 질환과 다유전자 질환 모두 환경에 의하여 발병 빈도가 영향을 받을 수 있는데, 이럴 경우 환경적인 요인까지 포함하여 다인자적(multifactorial) 질환이라 한다. 위에서 예를 든 BRCA1 유전자가 관련된 유방암의 경우에도 생활환경에 따라 발암 빈도가 달라질 수 있다. 예를 들어 살충제에 노출된 사람의 경우 BRCA1 유전자의 발현이 영향을 받아서 유방암 발병이 증가하므로 다인자적 질환에 해당한다. 그리고 환경적 요인이 결정적 역할을 하는 질환도 있는데, 그 예로는 기형적으로 다리가 짧고 양팔이 없는 해표지증(phocomelia)이 있다. 정상적인 유전자를 갖고 있는 태아라 하더라도 발생 과정 중에 산모를 통하여 특정 약물(thalidomide)에 노출되면 이 질병에 걸리게 된다. 그리고 정상적인 유전자를 갖고 있는 사람이라 하더라도 불량한 식이 및 행동 습관을 갖게 되면 대사증후군(metabolic syndrome) 및 성인 질환에 걸릴 가능성이 높게 된다.

3) 감염성 질환

식중독, 독감, 간염, AIDS 등과 같이 병원성 세균이나 바이러스가 원인인 다양한 감염성 질환이 존재하는데, 이 경우 세균 및 바이러스 유전자가 발병에 결정적 역할을 한다. 따라서 감염성 질환의 치료를 위하여 감염원의 유전자 및 단백질을 무력화하는 방법을 적용할 수 있다.

II. 인체유전자의 발현

인체유전자 대다수의 발현 단계는 전사(transcription), RNA 가공(RNA processing), 번역(translation)의 세 단계로 나눌 수 있다([그림 2-1]).

1. 유전자 발현단계

1) 전사(Transcription)

전사는 유전자 DNA에 저장되어 있는 정보를 복사하는 중합반응으로서, DNA의 염기서열을 RNA로 복사하는 과정이며, 이 반응은 RNA 중합효소에 의하여 진행된다.

2) RNA 가공(RNA processing)

인체유전자로부터 전사에 의하여 합성된 RNA인 primary transcript는 원핵생물과 달리 바로 mRNA로 기능할 수 있는 것이 아니고, 다음 세 가지 반응에 의하여 가공되어야 mRNA가 만들어진다.

(1) 5'capping

Primary transcript의 5'-end에 변형된 구아닌 뉴클레오티드를 5' to 5' 결합으로 연결함으로써 cap을 만들게 되는데, cap은 mRNA에 고유한 구조이다.

(2) RNA splicing

Primary transcript로부터 인트론(intron)을 모두 제거하고 엑손(exon)끼리만 연결시키는 RNA 가공을 RNA splicing이라 한다.

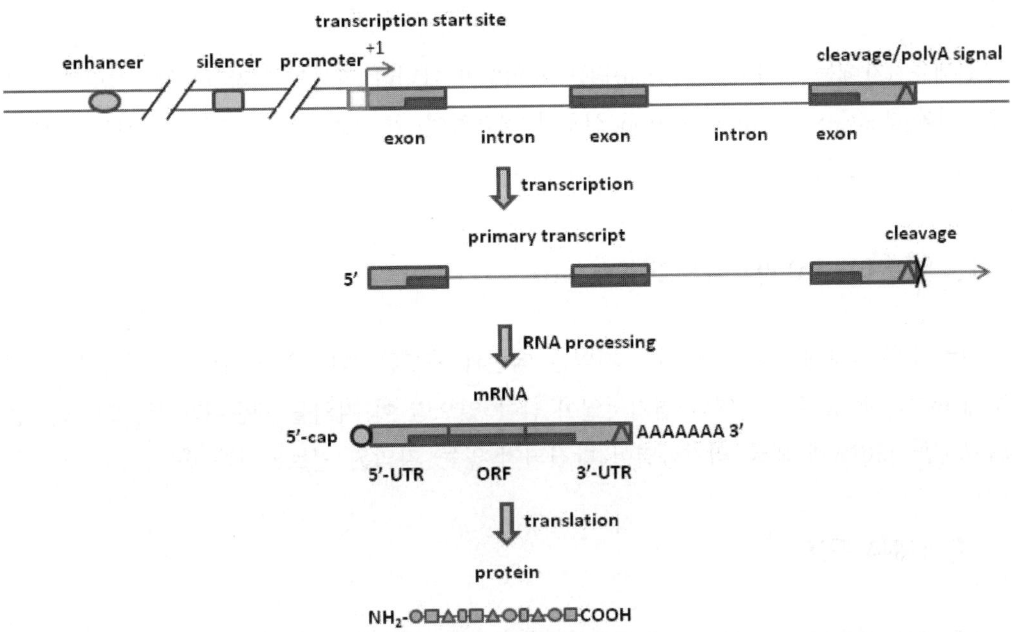

[그림 2-1] 인체유전자의 구조

(3) 3'-poly(A) tail

유전자 DNA를 따라 전사를 진행하던 RNA 중합효소가 유전자의 마지막 엑손에 들어 있는 cleavage/polyadenylation 신호 지역을 전사하게 되면 이 신호에 의하여 합성되던 primary transcript가 잘라져서 유전자 DNA로부터 분리된다. 이렇게 생겨난 3'-end에는 poly-A 중합효소가 와서 아데닌 뉴클레오티드를 수백 개 연달아 붙이게 되며, 그 결과 3'-poly(A) tail이 mRNA에 형성된다.

3) 번역(Translation)

RNA 가공에 의하여 합성된 mRNA는 핵으로부터 세포질로 수송되고, 리보좀과 결합한다. mRNA에 복사된 유전자의 정보는 리보좀에 의하여 번역되어 단백질이 합성되는데, 다양한 유전자로부터 다양한 mRNA가 만들어지고, 결과적으로 다양한 단백질이 합성된다.

III. 인체유전자의 구조

인체유전자에는 전사(transcription)되는 지역뿐만 아니라 전사의 시작과 끝을 지정하는 프로모터와 cleavage/polyadenylation 신호가 필요하며, 프로모터의 활성을 조절하는 control element도 필요하다.

1. 엑손(exon)과 인트론(intron)

사람의 유전자에서 전사가 되는 지역은 엑손과 인트론이다. 유전자로부터 전사가 된 이후에 mRNA에 유전자 지역의 염기서열이 남아 있으면 이 지역을 엑손이라 부르고, 전사는 되었지만 mRNA에 해당 염기서열이 발견되지 않는 지역은 인트론이라 한다.

1) mRNA 구조

mRNA는 엑손만으로 이루어져 있으며, 5'-end에는 cap이 붙어 있고, 3'-end에는 poly(A) tail이 붙어 있다. mRNA 양 끝의 가공에 의한 cap과 poly(A) tail은 mRNA의 수송과 번역에서 중요한 역할을 한다.

2) Open reading frame(ORF)

mRNA 내부에는 연속된 codon으로 이루어진 open reading frame(ORF)이 존재한다. ORF는 start codon인 AUG로 시작하고, ORF 내부에는 stop codon 이외의 codon이 배열되어 있으며, ORF의 끝에는 stop codon이 붙어 있다. ORF에는 각 유전자가 발현하려는 단백질의 1차 구조에 관한 정보가 들어 있다.

3) Untranslated regions

mRNA 내부를 차지하는 ORF의 5'지역은 5'-untranslated region(5'-UTR)이라 하고 3'지역은 3'-UTR이라 하며, 이 지역에서는 번역이 되지 않는다. UTR 지역은 mRNA의 안정성, 번역 활성 등을 조절하는 기능을 할 수 있다.

2. Initiation & Termination

mRNA를 합성하기 위한 전사 반응은 유전자 상에서 시작 지점과 종결 지점을 필요로 한다. 시작 지점에는 프로모터가, 종결 지점에는 cleavage/polyadenylation signal이 존재한다.

1) 프로모터(promoter)

유전자로부터 전사를 하기 위해선 프로모터가 반드시 필요하다. 이 프로모터는 전사 시작 부위와 전사 활성의 강도를 지정할 수 있다. 최소한의 프로모터만으로도 전사는 가능하지만, 일반적으로 control element에 의하여 전사활성이 더 강력해질 수 있다.

2) Cleavage/polyadenylation signal

유전자의 마지막 엑손의 3'쪽에는 cleavage/polyadenylation signal이 존재한다. 이 지역에 존재하는 AATAAA 염기서열로부터 3'-쪽으로 10~30 뉴클레오티드 지점에서는 upstream으로부터 중합반응이 진행되어 온 primary transcript가 잘라지므로 primary transcript 합성이 종료되면서 유전자 DNA로부터 분리될 수 있다. Primary transcript의 3'-end에는 poly(A) tail이 poly(A) 중합효소에 의하여 부착된다.

3. Control Elements

프로모터만으로 전사 활성이 적절하지 못할 경우 control element가 프로모터 활성을 조절할 수 있다([그림 2-2]). Control element 중 프로모터 활성을 촉진하는 것은 enhancer라 하고, 반대로 억제하는 것은 silencer라 하며, 이 부위에 다양한 전사인자(transcription factor)가 결합할 수 있다.

1) Enhancer

전사 활성이 충분하지 못할 경우 enhancer가 프로모터 활성을 증가시킬 수 있다. Enhancer에는 다양한 전사 촉진인자가 결합하여 프로모터 지역에 형성되는 general transcription machinery에 영향을 미칠 수 있다. Enhancer는 프로모터 기준으로 upstream에 위치하는 경우가 많지만, 경우에 따라 인트론 지역이나 마지막 엑손보다도 더 downstream에 위치할 수도 있다.

2) Silencer

전사 활성이 과도할 경우 silencer가 프로모터 활성을 억제할 수 있으며, 전사억제인자가 결합할 수 있다.

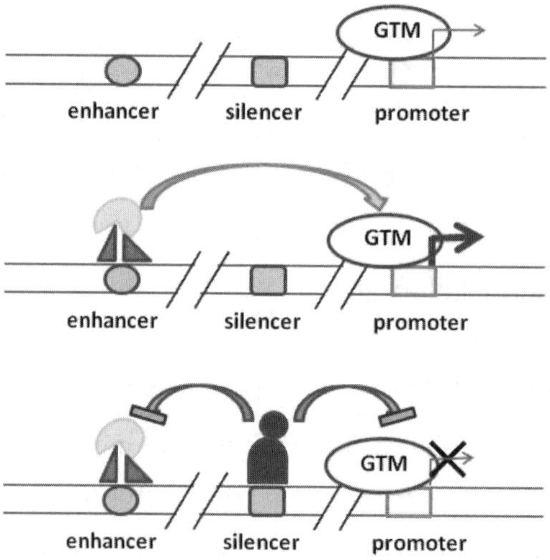

[그림 2-2] Enhancer와 silencer에 의한 전사 조절

GTM: general transcription machinery로서 일반전사인자와 RNA 중합효소의 복합체

Ⅳ. 인체유전자의 발현조절

인체유전자의 발현조절은 매우 다양한 방식으로 이루질 수 있다. 그중에서 가장 흔하고 경제적인 조절 방식은 전사 시작의 조절인데 여기에는 전사인자가 중요한 역할을 담당한다. 전사 이후의 단계에서도 유전자 발현조절이 가능하다. 즉 이미 전사와 RNA 가공 단계가 완료되었다 하더라도 mRNA의 안정성과 번역 활성에 변화를 줌으로써 유전자 발현을 조절할 수 있다. 전사 이후 단계에서 유전자 발현을 조절할 수 있는 방법이 다양하게 존재하지만, 그중에서도 특히 비교적 최근에 발견된 RNA간섭 현상을 인체 질환의 치료 수단으로 활용하기 위한 노력이 활발히 진행되고 있다.

1. 전사인자에 의한 전사조절

전사인자는 일반적으로 목표 유전자의 control element에 결합함으로써 유전자의 발현을 조절할 수 있다. 전사인자에는 고정된 활성을 가지는 종류도 있지만 필요에 따라 활성이 달라지는 종류도 존재한다. 전사인자의 기본적 구조를 살펴봄으로써 전사인자가 어떻게 전사를 조절하며, 전사인자의 활성은 어떻게 조절될 수 있는지 이해할 수 있다.

1) 전사인자의 구조

일반적인 전사인자는 최소한 두 종류의 구역, 즉 DNA-결합구역과 Trans-activating domain을 갖고 있으며, 전사인자에 따라 리간드 결합구역을 갖고 있는 경우도 있다.

(1) DNA-결합구역(DNA-binding-domain, DBD)

전사인자는 DNA-결합구역을 통하여 control element의 특정 짧은 염기서열에 특이적으로 결합할 수 있다. DBD 내부에서 특정 DNA를 인식하기 위하여 사용되는 부위의 종류로는 helix-turn-helix motif, zinc finger motif 등 여러 가지가 있다.

(2) Trans-activating domain(TAD)

전사를 촉진하는 전사인자는 trans-activating domain을 통하여 프로모터에 결합하는 general transcription machinery에 직·간접으로 영향을 미쳐서 전사를 촉진할 수 있다.

(3) 리간드 결합구역(Ligand-binding domain, LBD)

전사인자 중에는 control element에 결합하는 것만으로는 전사를 촉진하지 못하지만, 특정 내·외부 신호를 받게 되면 이에 따라 유전자 발현을 촉진하는 전사인자가 있다. 이렇게 환경의 변화에 반응하기 위하여 전사인자 단백질 내에 리간드 결합구역이 준비되어 있는데, 이 구역에 특정 리간드가 결합함으로써 전사인자의 발현 조절 활성이 달라질 수 있다. 이와 같이 리간드 결합구역에 의하여 전사조절 활성이 변할 수 있는 전사인자가 인체 질환과 밀접한 관련이 있을 경우에는 천연물 또는 화합물 리간드를 개발하여 질환 관련 유전자의 발현을 조정하는 용도로 활용할 수 있다.

2) 전사인자의 종류

(1) 전사촉진인자

대다수의 전사인자는 목표유전자의 전사를 촉진하는 전사촉진인자이다.

(2) 전사억제인자

한 유전자의 전사를 조절하려면 전사촉진뿐만 아니라 전사억제 활성도 준비되어야 하며, 이를 위하여 전사억제인자가 존재한다.

3) 리간드에 의한 전사조절

리간드는 비교적 작은 크기의 분자로서 전사인자의 리간드결합구역에 결합할 수 있으며, 전사촉진을 초래하는 agonist와 이를 방해하는 antagonist가 존재한다.

(1) Agonist

수용체(receptor)인 전사인자에 결합하여, 전사인자의 활성을 촉진하는 방식으로 생리적 반응을 초래하는 리간드이다.

(2) Antagonists

수용체(receptor)인 전사인자에 결합하지만, 생리적 반응을 유발하지 못하는 리간드이다.

4) 건강과 밀접한 관련이 있는 전사인자 핵수용체(nuclear receptors)

핵수용체는 전사인자의 일종으로서 지용성 리간드와 결합함으로써 활성화되어 다양한 표적 유전자의 전사를 촉진할 수 있다. 핵수용체는 생식에서 중요한 역할을 하며, 간에서는 물질대사, 해독, 염증, 담즙생산 등의 다양한 기능을 조절한다.

(1) 핵수용체의 종류

사람의 genome에는 총 48종의 핵수용체 유전자가 들어 있다.

(2) 핵수용체의 구조

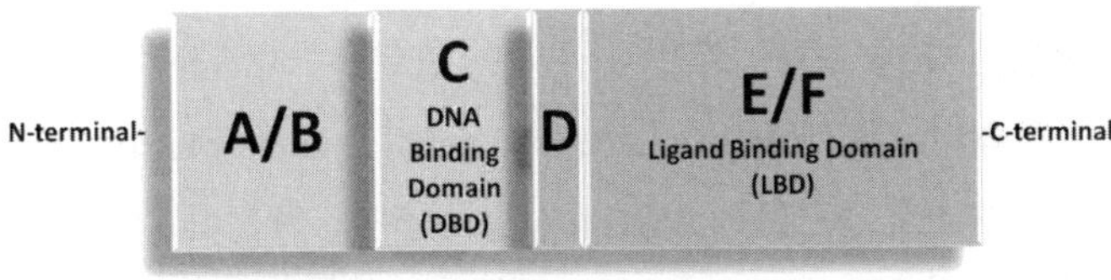

[그림 2-3] 핵수용체의 구역(domain) 구조
DNA 결합구역과 리간드결합구역의 위치가 표시되어 있다.

핵수용체에는 잘 보존된 세 가지의 구역이 들어 있다. 즉, 아미노말단의 DNA-결합구역(DBD), 카복시말단의 리간드 결합구역(LBD), 그리고 Trans-activating domain(TAD)이 그들이다. TAD는 리간드 결합구역에 포함되어 있으며, 일부 핵수용체에는 LBD와 별도로 TAD가 추가로 존재할 수 있다. LBD에 리간드가 결합하지 않은 상태에서는 핵수용체가 co-repressor와 결합하여 표적유전자의 발현을 억제하다가, 리간드와 결합하게 되면 co-repressor가 분리되는 대신에 co-activator와 결합함으로써 표적유전자의 발현을 촉진하는 것으로 알려져 있다. 핵수용체의 상당수는 retionid X receptor(RXR) 핵수용체와의 heterodimer 형태로 기능하며, 이들은 지질, 담즙산, 약물, 음식물유래 독소 등에 의하여 활성이 조절될 수 있다.

(3) 핵수용체 리간드의 종류

에스트로겐, 프로게스테론, 안드로겐 스테로이드를 포함한 여러 호르몬, 지방산, 산화콜레스테롤 등의 다양한 물질대사산물이 리간드로 기능할 수 있다. 리간드로 기능할 수 있는 몇 가지 물질은 현재 약물로 시판되고 있다. 예를 들어, fibrates, glitazones, rifampicin은 각각 PPARa, PPARg, PXR 핵수용체를 표적으로 하는 리간드 약물이다.

(4) 핵수용체의 중요성

특정 핵수용체의 활성을 조절함으로써 심혈관질환, 당뇨병, 고혈압, 암, 대사증후군 등의 치료 효과를 기대할 수 있기 때문에 핵수용체를 표적으로 하는 약물 개발이 활발하게 진행되고 있으며, 현재 일부 핵수용체의 활성을 조절할 수 있는 약물이 시판되고 있다.

2. RNA 간섭에 의한 유전자 발현조절

RNA 간섭(RNA interference, RNAi)은 RNA에 의한 유전자 발현 억제 현상으로서, mRNA에 상보적이고 짧은 두 가닥 RNA(microRNA와 small interfering RNA)가 세포내에서 해당 mRNA를 파괴하거나 번역을 억제하는 현상이다. 이와 같은 posttranscriptional gene silencing(PTGS)은 siRNA가 존재하는 동안만 작동을 하는데, siRNA가 핵내의 chromatin을 표적으로 할 경우에는 오랜 기간 동안 유전자 발현을 억제하는 transcriptional gene silencing(TGS)도 가능하다. MicroRNA(miRNA)와 small interfering RNA(siRNA)는 두 가닥 RNA 전구체를 Dicer 효소로 자르는 가공 과정을 통하여 만들어진다([그림 2-4]).

1) mRNA 파괴

(1) microRNA(miRNA)

사람에는 400종의 miRNA가 존재하며, 모든 단백질 발현 유전자중 최소한 1/3을 miRNA가 조절할 수 있는 것으로 추정된다. miRNA 생산 과정을 보면, RNA 중합효소 II가 miRNA 유전자를 전사하여 miRNA 전구체를 만든 후 Dicer 단백질이 잘라서 miRNA로 가공하며, 이는 일군의 단백질과 결합하여 RNA-induced silencing complex(RISC)를 형성한다. 이 복합체 안에는 miRNA의 두 가닥 중 한 가닥만 남아 있게 되는데, 이 miRNA는 목표 mRNA의 3'-UTR 지역에 결합하여 mRNA를 파괴하거나 번역을 억제한다.

(2) small interfering RNA(siRNA)

Small interfering RNA(siRNA)는 약 23염기쌍 길이의 두 가닥 짧은 RNA이다. siRNA는 세포의 mRNA와 이에 상보적인 염기서열을 가진 RNA가 그 출처가 무엇이든 상관없이 세포내에 함께 존재하면 만들어질 수 있다. 두 개의 단일 가닥 RNA가 상보적으로 결합하여 두 가닥 RNA가 형성되면 Dicer에 의하여 잘라져서 siRNA로 가공되며, 두 가닥 중 mRNA에 상보적인 guide strand만 일군의 단백질로 이루어진 RNA-induced silencing complex(RISC)에 편입되고, 다른 가닥은 파괴된다. 그 상태로 guide RNA가 상보적인 목표 mRNA

에 결합하면 목표 mRNA는 RISC의 Argonaute-2 단백질에 의하여 잘라지게 되고, 이렇게 잘라진 mRNA는 신속하게 파괴된다. 또는 RISC가 만들어진 후에 목표 mRNA로부터의 번역이 억제되기도 한다. siRNA와 mRNA 사이의 결합은 miRNA와 mRNA 사이의 결합과 달리 완벽히 상보적이어서 mismatch 염기쌍이 없다. 그리고 miRNA는 세포의 miRNA 유전자로부터 합성이 되지만, siRNA는 RNA가 세포에서 합성되든 아니면 세포 밖에서 공급이 되든 상관없이 두 가닥 RNA가 세포내에 만들어지면 Dicer에 의한 가공을 거쳐 합성이 될 수 있다.

2) 번역(translation) 억제

MicroRNA(miRNA)는 목표 mRNA의 3'-UTR 지역에 결합하여 주로 번역을 억제하는데, miRNA와 mRNA 사이의 결합에는 일부 mismatch가 허용되므로 하나의 miRNA는 여러 mRNA의 번역을 억제할 수 있다.

3) 전사조절

(1) 전사억제

siRNA는 목표 mRNA를 파괴할 수 있을 뿐만 아니라, 목표물이 프로모터 지역의 크로마틴 DNA일 경우 크로마틴 구조를 바꾸어서 전사를 오랜 기간 동안 안정적으로 억제할 수도 있는데, 이를 transcriptional gene silencing(TGS)이라 부른다([그림 2-4]). 이 경우 프로모터 지역에 DNA 메틸화와 히스톤 메틸화가 TGS-유도 RNA와 Argonaute 1(Ago-1) 단백질에 의하여 일어날 수 있으며, 그 결과로 해당 유전자의 전사가 오랜 기간 동안 선택적으로 감소된다. 이와 같은 크로마틴 변화를 위하여 프로모터 부위에서 siRNA가 RNA 중합효소 II로부터 합성된 low-copy promoter-associated RNA(pRNA)에 결합하고, RNA-induced transcriptional silencing(RITS) complex를 형성하는 것이 필요하다. 그리고 TGS는 siRNA 뿐만 아니라 miRNA에 의하여서도 일어날 수 있다. 한편 대다수의 TGS 활성이 있는 siRNA는 전사개시지점(transcriptional start site; TGS)의 upstream에 결합을 하지만, 경우에 따라서는 전사개시지점 근처의 지역을 목표로 siRNA를 투여해도 TGS가 유도됨이 발견되었다. 그러나 이 경우에는 Argonaute 2(Ago-2) 단백질이 관여하여 전사가 강력하게 억제되기는 하나 일시적이었고, DNA 메틸화와 히스톤 메틸화는 필요하지 않은 것으로 보인다 (Janowski et al., 2005).

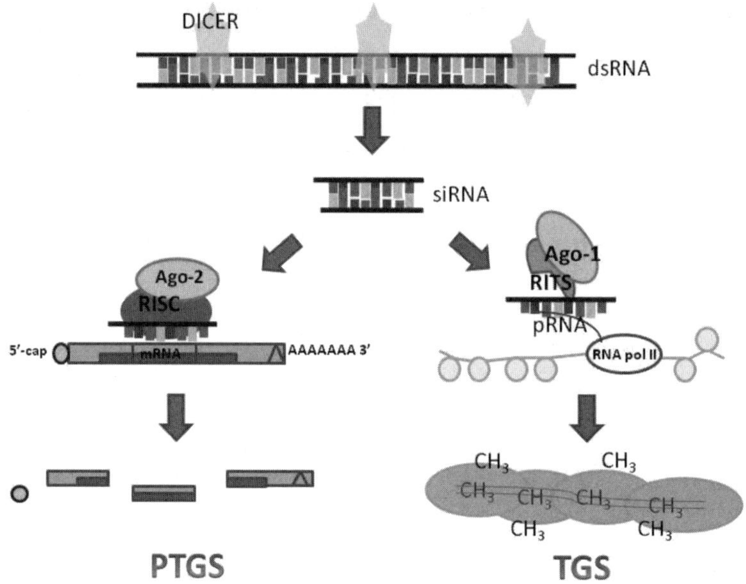

[그림 2-4] RNA간섭

PTGS: posttranscriptional gene silencing,
TGS: transcriptional gene silencing,
RISC: RNA-induced silencing complex,
RITS: RNA-induced transcrioptional silencing,
pRNA: low-copy promoter-associated RNA,
Ago: Argonaute

(2) 전사촉진

프로모터 지역을 목표로 siRNA를 투여했을 때, 경우에 따라서는 유전자 발현이 억제되는 것이 아니라 오히려 촉진될 수도 있는데, 전사가 억제될지 또는 촉진될지 여부는 목표 지역의 염기서열에 의하여 결정되는 것으로 추정된다. 즉 프로모터 지역의 AT-rich 지역을 목표로 하는 siRNA에 의하여 전사가 촉진되는 사례가 알려져 있는데, 이 siRNA는 전사억제 활성이 있는 긴 antisense noncoding RNA를 목표로 함으로써 전사를 촉진하는 것으로 보이며, Argonaute 2(Ago-2) 단백질이 이 과정에서 필요한 것으로 보인다. 이 경우에는 RNA간섭이 아니라 오히려 RNA에 의한 유전자 발현 촉진이기 때문에 RNA activation (RNAa), 그리고 RNAa를 가능하게 하는 siRNA는 small activating RNA(saRNA)라 부르기도 한다.

V. 인체유전자의 발현조절 수단

인체유전자의 발현을 인위적으로 조절할 수 있는 수단으로는 전사인자를 표적으로 하는 리간드, 생체이물(xenobiotic), 사실상 모든 유전자를 대상으로 하는 siRNA, saRNA 등이 있다.

1. 전사조절의 의학적 중요성

전사인자 유전자 자체 내에 또는 표적유전자 내의 전사인자 결합부위에 돌연변이가 생기면 인체질환이 유발되는 사례가 많이 알려져 있으므로, 전사의 정상적인 조절이 의학적으로 중요함을 알 수 있다.

1) 전사인자 유전자 돌연변이에 의한 질환유발 사례

많은 인체질환이 유전자 발현조절 이상으로 인하여 발병하지만, 그중에서도 암에서 전사인자의 돌연변이에 의하여 발병하는 다양한 사례를 찾아볼 수 있다.

(1) *c-myc* 유전자와 Burkitt's 림프종(lymphoma)

Burkitt's 림프종에서는 염색체 8번에 있는 *c-myc* 유전자가 염색체 전좌(translocation) 돌연변이에 의하여 14번 염색체의 immunoglobulin heavy-chain 유전자의 enhancer에 연결되어 *c-myc* 유전자의 발현이 과도하게 증가한 것이 발암의 원인으로 규명되었다.

(2) 종양억제유전자 p53 돌연변이와 암

다양한 종류의 종양(tumor), 특히 암종(carcinoma)에서 p53 유전자의 돌연변이가 발견된다. 정상세포에서 p53는 DNA가 손상되었을 때 세포 성장을 억제하거나 사멸을 유도함으로써 세포 증식을 억제하며, 결과적으로 암의 발생을 억제한다. 반면에 p53 유전자에 돌연변이가 생겨서 기능을 하지 못하면 DNA가 손상된 세포도 증식을 하게 되므로 암의 발생 가능성이 높아진다.

(3) PPARg 핵수용체와 제2형 당뇨병

PPARg 핵수용체 전사인자의 돌연변이에 의하여 제2형 당뇨병에 걸린 환자가 알려져 있다.

〈표 2-1〉 Human Gene Mutation Database

This database is maintained by D.N. Cooper, E.V. Ball, P.D. Stenson, A.D. Phillips, K. Howells and M.E. Mort with the assistance of N.S.T. Thomas.

*Please note that this less up-to-date public version of our database is freely available only to registered users from academic institutions/non-profit organisations. All commercial users are required to purchase a license from BIOBASE, our commercial partner. A license to HGMD Professional is available to both commercial and academic/non-profit users wishing to access the most up-to-date version of the database (see example HGMD Professional entry). Read more about how HGMD is funded.

Table:	Description:	Public entries: This site. Academic/non-profit users only	Total entries: HGMD Professional 2011.1
Mutation totals (as of 2011-02-12)		79325	108046
Gene symbol	The gene description, gene symbol (as recommended by the HUGO Nomenclature Committee) and chromosomal location is recorded for each gene. In cases where a gene symbol has not yet been made official, a provisional symbol has been adopted which is denoted by lower-case letters.	2999	3960
cDNA sequence	cDNA reference sequences are provided, numbered by codon.	2946	3880
Missense/ nonsense	Single base-pair substitutions in coding regions are presented in terms of a triplet change with an additional flanking base included if the mutated base lies in either the first or third position in the triplet.	45036	60489
Splicing	Mutations with consequences for mRNA splicing are presented in brief with information specifying the relative position of the lesion with respect to a numbered intron donor or acceptor splice site. Positions given as positive integers refer to a 3' (downstream) location, negative integers refer to a 5' (upstream) location.	7561	10210
Regulatory	Substitutions causing regulatory abnormalities are logged in with thirty nucleotides flanking the site of the mutation on both sides. The location of the mutation relative to the transcriptional initiation site, initiaton codon, polyadenylation site or termination codon is given.	1226	1909
Small deletions	Micro-deletions (20 bp or less) are presented in terms of the deleted bases in lower case plus, in upper case, 10 bp DNA sequence flanking both sides of the lesion. The numbered codon is preceded in the given sequence by the caret character (^).	12765	17040

Table:	Description:	Public entries: This site, Academic/non-profit users only	Total entries: HGMD Professional 2011.1
Small insertions	Micro-insertions (20 bp or less) are presented in terms of the inserted bases in lower case plus, in upper case, 10 bp DNA sequence flanking both sides of the lesion. The numbered codon is preceded in the given sequence by the caret character (^).	5207	7034
Small indels	Micro-indels (20 bp or less) are presented in terms of the deleted/inserted bases in lower case plus, in upper case, 10 bp DNA sequence flanking both sides of the lesion. The numbered codon is preceded in the given sequence by the caret character (^).	1158	1601
Gross deletions	Information regarding the nature and location of each lesion is logged in narrative form because of the extremely variable quality of the original data reported.	4606	6938
Gross insertions	Information regarding the nature and location of each lesion is logged in narrative form because of the extremely variable quality of the original data reported.	882	1454
Complex rearrange-ments	Information regarding the nature and location of each lesion is logged in narrative form because of the extremely variable quality of the original data reported.	667	1035
Repeat variations	Information regarding the nature and location of each lesion is logged in narrative form because of the extremely variable quality of the original data reported.	217	336

자료: http://www.hgmd.cf.ac.uk/ac/index.php

2) 유전자 발현의 변이는 인체 질환 감수성의 중요한 결정요인

유전자의 프로모터를 비롯한 control element는 그 유전자의 적절한 시간적, 공간적 발현 조절을 위하여 필요한데, 이 지역의 돌연변이는 인체 질환의 원인이 될 수 있다. Human Gene Mutation Database(http://www.hgmd.cf.ac.uk/ac/index.php)에 의하면 2011년 2월 12일 현재 인체유전질환 관련 유전자에서 1,909개의 조절 부위 돌연변이가 알려져 있는데(〈표 2-1〉), 이들의 대부분은 전사개시부위로부터 1kb 이내의 프로모터 지역에 몰려 있다. 고콜레스테롤혈증 원인유전자 중 하나인 low-density lipoprotein receptor(LDLR) 유전자의 사례를 보자. LDLR 유전자가 돌연변이에 의하여 충분히 발현되지 않을 경우 가족성 고콜레스테롤혈증 환자가 될 수 있다. 이 유전자 내부에는 콜레스테롤 대사를 조절하는 전사인자인 sterol regulatory element-binding protein(SREBP)가 결합할 수 있는 sterol regulatory element(SRE) 부위가 존재한다. LDLR 유전자에서 발견된 돌연변이는 총 1,614개인데, 이 중 유전자 발현 조절 부위의 돌연변이는 20개가 보고되어 있다. +35 지점(전사개시부위로부터 아래로 35염기지점)에서 점돌연변이가 발견된 가족성 고콜레스테롤혈증 환자의 경우 이 지점이 SREBP가 결합하는 부위에 해당하였으며, +35점돌연변이에 의하여 LDLR 유전자의 발현양이 감소하는 것이 발견되었다([그림 2-5] Francova et al., 2004). 즉, 이 환자의 경우 점돌연변이에 의하여 이 부위에 특정 전사인자가 결합하는 정도가 달라지고, 그에 따라 LDLR 유전자 발현이 감소된 것이 고콜레스테롤혈증 발병과 밀접한 관련이 있는 것으로 추정된다.

A) 야생형

+1 +35

...**C**tcttgcagtgaggtgaagacatttgAAAATCAC**C**CCACTGC...

SRE

B) 돌연변이형

+1 +35

...**C**tcttgcagtgaggtgaagacatttgAAAATCAC**T**CCACTGC...

SRE

[그림 2-5] LDLR 유전자의 점돌연변이

A) 야생형 LDLR 유전자 염기서열, B) 돌연변이형 LDLR 유전자 염기서열. SREBP 결합부위의 염기서열이 달라짐으로 해서 LDLR 유전자 발현양이 감소한다.

2. 전사인자 및 표적단백질 활성 조정에 의한 질환 치료

각종 인체질환에서 비정상적인 유전자 발현이 원인인 경우가 알려져 있으므로 이 유전자들의 발현이 정상이 되도록 조정함으로써 질환의 치료를 기대할 수 있다. 그리고 유전자 발현에 심각한 문제가 없더라도 유전자 발현을 조정함으로써 건강 증진 효과를 기대할 수도 있다.

1) 유전질환치료제의 표적 전사인자

현재 처방되는 약물의 약 10%는 전사인자인 핵수용체를 표적으로 하는 것으로 알려져 있다. 예를 들어, tamoxifen은 유방 조직에서 에스트로겐 핵수용체의 antagonist로 기능하기 때문에 초기 및 말기 유방암 치료제로 사용되고, 유방암 위험성이 있는 여성을 대상으로 예방약으로 투여될 수 있으며, 남성 유방암 치료제 중 1위이기도 하다. 그리고 안드로겐 핵수용체의 antagonist인 bicalutamide는 전립선암 치료제이다. 한편 생체이물(xenobiotic)이고 고지혈증 치료제로 사용되고 있는 fibrates는 PPARa agonist인데 혈액내 apoAI과 HDL-콜레스테롤 농도를 증가시키고 LDL-콜레스테롤과 중성지방 triglycerides 농도를 감소시키는 물질로서, 장기간에 걸쳐서 투여한 결과 생존율 개선효과를 볼 수 있었다. 이 사례에서 보듯이 약물을 사용하여 특정 전사인자의 활성을 조절할 수 있으며, 그 결과로 특정 유전질환의 예방 및 치료 효과를 기대할 수 있다.

2) 유전자 발현조절에 의한 건강 증진

생활습관과 약물섭취는 인체유전자 발현에 변화를 초래하여 건강에 영향을 미칠 수 있다. 예를 들어, 건강식단, 규칙적인 운동, 적절한 약물의 투여 등은 콜레스테롤 항상성 관련 유전자의 발현을 촉진하여 건강증진 효과를 낼 수 있다. 규칙적인 유산소운동에 의하여 발현이 촉진되는 유전자에는 여러 가지가 있는데, 이들 중에 LXRa(핵수용체의 일종), LDLR, ApoAI이 포함되어 있으며, 이 유전자들의 발현 증가는 고지혈증의 개선과 밀접한 관련이 있다(Luoma, 2010). 한편 생체이물(xenobiotic)인 statins는 고지혈증 치료제로 사용되고 있는데, HMG-coA reductase 효소를 억제함으로써 간에서의 콜레스테롤 합성을 감소시킬 수 있다. 감소한 콜레스테롤 농도에 따라 SREBP 전사인자의 가공이 촉진되어 간세포 표면의 LDLR 발현량이 증가되며, 혈액 내의 LDL-콜레스테롤 농도가 감소될 수 있다. 뿐만 아니라 간세포에서 PPARa와 apoAI 합성도 유도한다. 이렇듯이 약물을 사용하여 특정 단백질의 활성과 유전자의 발현을 조정할 수 있으며, 그 결과로 특정 유전질환의 예방 및 치료 효과를 기대할 수 있다.

3. 약물로서의 RNA간섭 물질

RNA간섭에 의하여 유전자 발현을 특이적이고도 강력하게 억제할 수 있음이 발견된 이후에 siRNA를 연구 수단 및 질환 치료제로 개발하고자 하는 시도가 활발하게 진행되고 있다.

1) RNA간섭의 효용성

인체질환 중에는 비정상적인 유전자 발현에 의하여 발병하는 경우가 많이 있다. 만약 과도하게 유전자가 발현되는 것이 발병 원인이라면 RNA간섭 방법으로 목표 유전자의 발현만 특이적으로 억제함으로써 질환을 치료하거나 증상을 완화시킬 수 있을 것으로 기대된다. RNA간섭 방법은 다른 방법과 달리 각 유전자에 특이적인 염기서열을 목표로 하여 조절 방법을 고안할 수 있기 때문에 사실상 모든 유전자의 발현을 특이적으로 조절할 수 있는 가능성을 갖고 있다. 유전질환을 치료하는 용도로 posttranscriptional gene silencing (PTGS)과 transcriptional gene silencing(TGS) 모두 적용할 수 있지만, 그중 TGS는 발현조절 효능이 장기간 지속되는 큰 장점을 갖고 있다. 즉 TGS는 siRNA를 단기간만 처리하더라도 목표 크로마틴에 안정적인 변화가 만들어지기 때문에 세포분열을 하더라도 딸세포로 크로마틴의 변화가 전달될 수 있다. 이와 같이 비정상적으로 과다하게 발현되는 어떤 유전자이든지 TGS에 의하여 과다 발현 문제가 해결될 가능성이 있으므로 의학적으로 매우 큰 의미를 내포하고 있다.

2) siRNA와 일반 약물 비교

siRNA와 일반 약물을 비교하면, 특이성, 목표 유전자 또는 분자의 개수 등에서 siRNA가 월등한 장점을 갖고 있다. 일반적으로 siRNA는 높은 특이성을 보이고, 목표 유전자의 개수도 1,000개 이상 내지는 거의 모든 유전자가 대상이 될 수 있는 데 비하여, 일반 약물의 경우는 특이도가 상대적으로 낮으며 목표 분자도 500~1,000개 정도로 적다. 즉 질환치료를 위한 목표 단백질이 발견되었을 때 일반 약물로는 이 단백질의 활성을 조절할 수 없는 경우라 하더라도 이 단백질에 해당하는 mRNA나 유전자를 대상으로 PTGS나 TGS을 적용함으로써 결과적으로 표적단백질의 활성을 조절할 수 있다. 예를 들어 특정 질환과 밀접한 관련이 있는 전사인자가 발견되었더라도 이 전사인자의 활성을 특이적으로 조절할 수 있는 약물이 존재하지 않을 수도 있지만, 표적유전자를 siRNA나 saRNA로 조절하는 것은 상대적으로 용이할 수 있다.

3) siRNA 치료제 개발 현황

현재 여러 제약회사에서 siRNA를 질환치료제로 개발하고 있는 중이다. 예를 들어, RSV 감염, 천식, 암 등을 치료하기 위하여 RNA간섭 방법을 적용하여 특정 유전자의 발현을 억제하는 임상연구가 진행되고 있으며, 방광암 치료를 위한 siRNA의 경우는 현재 임상 3단계 연구가 진행되고 있는 중이다.

VI. 유전질환의 예방 및 치료

유전질환은 유전자내의 돌연변이에 의한 단백질 구조나 발현양의 변화 등에 의하여 발병할 수 있는데, 이런 유전질환을 단백질침투치료, 유전자치료, RNA간섭, 약물투여 등의 방법으로 예방 및 치료할 수 있을 것으로 기대된다.

1. 유전자 이상에 의한 유전질환의 종류

유전자 ORF 지역의 돌연변이에 의하여 단백질 1차구조가 달라지거나 control element의 돌연변이에 의하여 단백질 발현양이 달라지면 유전질환이 발병할 수 있다.

1) 단백질 1차구조의 변화에 따른 기능 이상

(1) 단백질 기능 저하

단백질 기능 저하가 유전질환의 원인이 되는 예로 low density lipoprotein receptor(LDLR) 유전자를 들 수 있다. LDLR 유전자 open reading frame(ORF) 내의 각종 돌연변이에 의하여 LDLR 단백질 기능이 저하되고, 이것이 가족성 고콜레스테롤 혈증(familial hypercholesterolemia)의 원인이 된다.([그림 2-6])

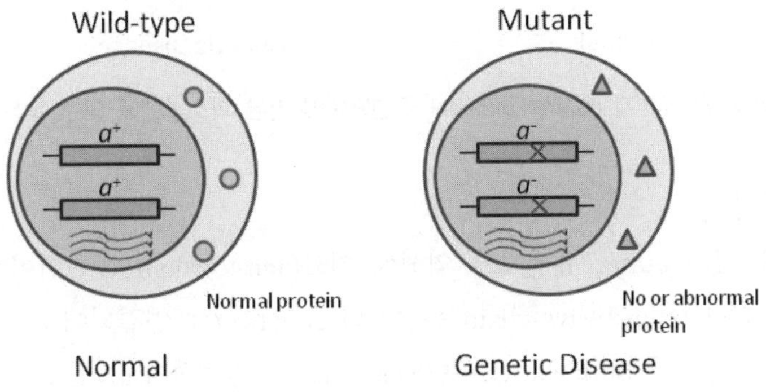

[그림 2-6] 유전자 ORF 지역 돌연변이에 의한 유전질환

(2) 단백질 기능의 변화

Gain-of-function 돌연변이(neomorphic 돌연변이)나 dominant negative 돌연변이(antimorphic 돌연변이)에 의하여 비정상적인 단백질이 발현됨으로써 유전질환이 발병할 수 있다. Dominant negative 돌연변이에 의한 유전질환의 사례로는 우성 질환인 Marfan syndrome을 들 수 있다. 이 경우 이형접합체(heterozygous) 환자 fibrillin(FBN1) 유전자의 dominant negative 돌연변이 대립유전자로부터 발현된 비정상적인 모양의 microfibril 단백질이 각종 결합조직을 약화시켜서 발병한다.

2) 유전자 발현 문제에 따른 단백질 농도 이상

(1) 과소발현

Becker 근육위축병(muscular dystrophy) 환자의 15%는 정상적인 dystrophin 단백질이 발현되지만 양이 부족한 이유로 발병한다.([그림 2-7])

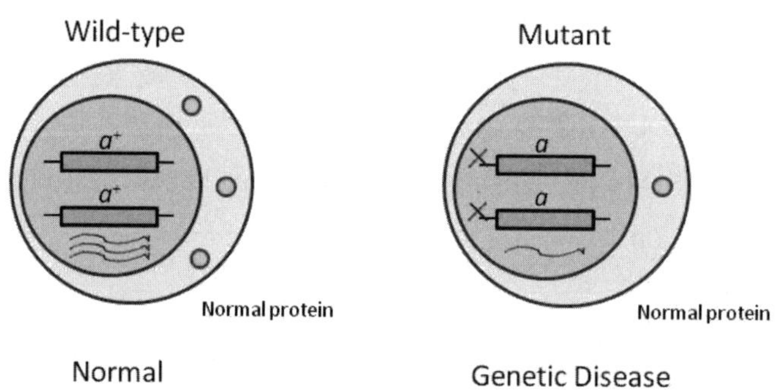

[그림 2-7] 유전자 control element 돌연변이에 따른 과소발현에 의한 유전질환

(2) 과다발현

염색체 8번에 있는 *c-myc* 유전자가 염색체 전좌(translocation) 돌연변이에 의하여 14번 염색체의 immunoglobulin heavy-chain 유전자의 enhancer에 연결되어 c-myc 유전자의 발현이 과도하게 증가하면 Burkitt's 림프종(lymphoma)이 발병한다.([그림 2-8])

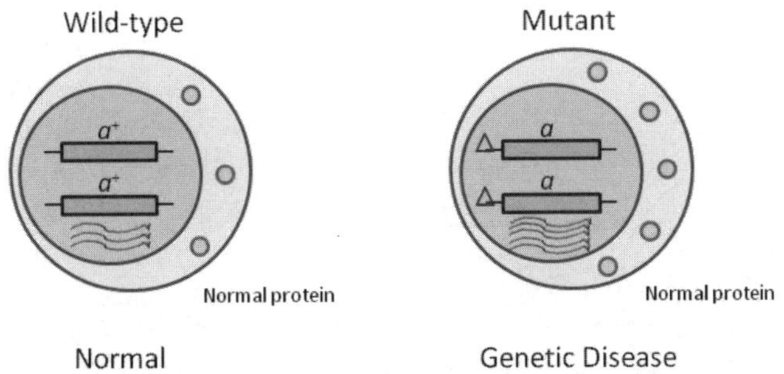

[그림 2-8] 유전자 control element 돌연변이에 따른 과다발현에 의한 유전질환

2. 유전자 이상에 의한 유전질환의 치료

유전자 이상에 의한 유전질환의 치료를 위하여 단백질침투치료, 유전자치료, siRNA에 의한 mRNA 파괴, 약물에 의한 유전자 전사조절, siRNA에 의한 transcriptional gene silencing, saRNA에 의한 RNA activation 등의 방법을 적용할 수 있다.

1) 단백질 이상 해결을 통한 질환치료

(1) 단백질 기능 저하

유전자 ORF 지역의 돌연변이에 의하여 단백질 기능이 저하되어 유전질환이 발병할 경우에는 정상단백질이나 정상유전자를 투입하여 보완하는 것이 치료 방법이 될 수 있다([그림 2-9]).

■ 정상단백질 공급

정상단백질을 세포내로 투입할 수 있는 단백질 침투(protein transduction) 치료 방법을 적용할 수 있다.

■ 유전자 공급

정상유전자를 세포내로 투입하는 유전자치료(gene therapy) 방법을 적용할 수 있다.

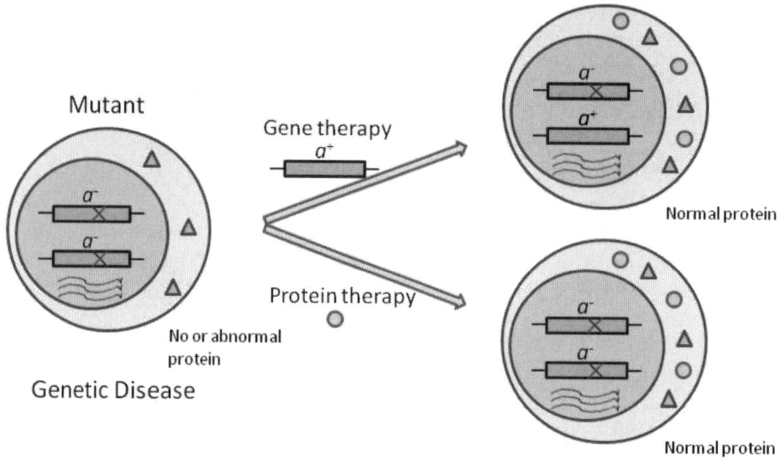

[그림 2-9] 단백질 기능 저하에 의한 유전질환의 치료법

(2) 단백질 기능의 변화

유전자 ORF 지역의 돌연변이에 의하여 단백질의 기능에 변화가 있을 경우 비정상 단백질을 제거하고 정상단백질이나 유전자를 보충하는 것이 치료 방법이 될 수 있다.

■ 비정상 단백질 제거

비정상단백질을 발현하는 대립유전자로부터의 유전자 발현을 선택적으로 억제할 수 있는 RNA 간섭 방법을 적용할 수 있다.

■ 정상단백질이나 유전자 공급

비정상 단백질을 제거하는 것으로 충분하지 않을 경우 단백질 침투치료나 유전자 치료 방법을 추가 적용할 수 있다.

2) 발현 이상 해결을 통한 질환 치료

(1) 과소발현

유전자 발현양의 부족에 의하여 유전질환이 발병할 경우에는 해당 단백질의 활성을 향상시키거나, 정상단백질 또는 정상유전자를 투입하여 보완하거나, 유전자 전사를 촉진하는 방법 등을 적용할 수 있다([그림 2-10]).

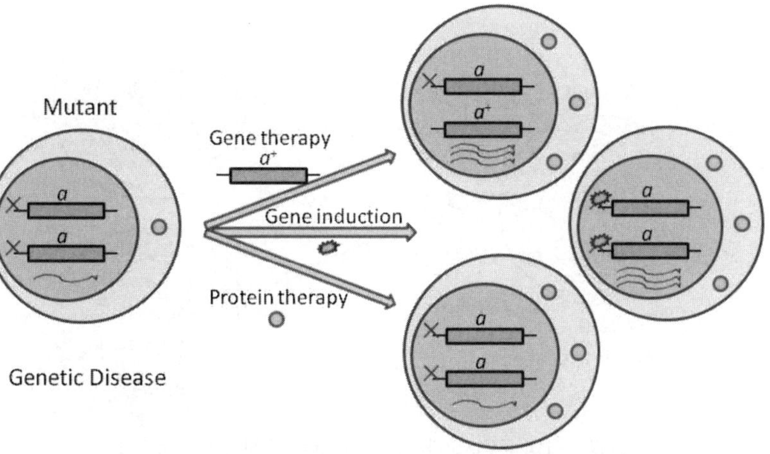

[그림 2-10] 유전자 과소발현에 의한 유전질환의 치료법

■ **약물을 통한 단백질 활성 향상**

표적단백질 활성 향상 약물이 있을 경우에 가능하다.

■ **정상단백질이나 유전자 공급**

단백질 침투치료나 유전자 치료 방법을 적용할 수 있다.

■ **유전자 전사촉진**

표적유전자 발현 촉진 약물이 있을 경우에 가능하다. 예를 들어 특정 전사인자 활성을 증가시키는 약물이나, saRNA를 사용할 수 있다.

(2) 과다발현

유전자 발현양이 과다하여 유전질환이 발병할 경우에는 해당 단백질의 활성을 억제하거나, RNA간섭으로 mRNA 농도를 낮추거나, 유전자 전사를 억제하는 방법 등을 적용할 수 있다([그림 2-11]).

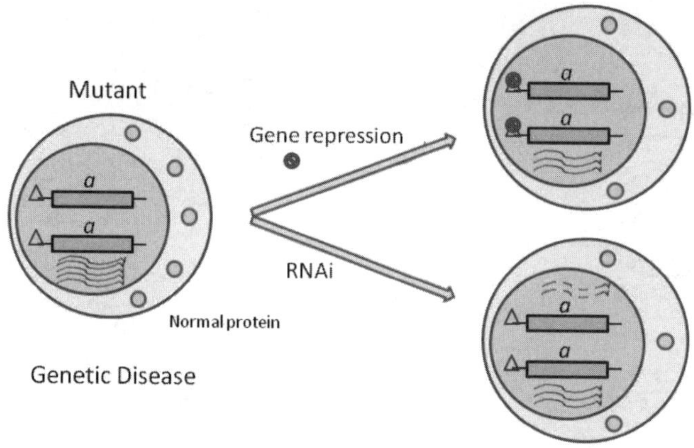

[그림 2-11] 유전자 과다발현에 의한 유전질환의 치료법

■ **약물을 통한 단백질 활성 억제**

표적단백질 활성 억제 약물이 있을 경우에 가능하다.

■ **RNA간섭**

siRNA를 사용한 RNA간섭 방법으로 표적 유전자의 mRNA 농도를 낮출 수 있다.

■ **유전자 전사억제**

표적유전자 발현 억제 약물이 있을 경우에 가능하다. 예를 들어 특정 전사인자 활성을 억제하는 약물이나, siRNA를 사용한 transcriptional gene silencing(TGS)을 적용할 수 있다.

3. 정상유전자의 조정에 의한 개체 기능 향상

건전한 생활습관과 적절한 약물섭취는 cytochrome P450-효소, apolipoprotein, ATP-binding cassette transporter 등 유전자의 발현을 촉진시킴으로써 HDL-콜레스테롤 농도를 개선시켜 심혈관질환의 발병률을 낮추고 건강증진 및 수명연장 효과를 내는 것으로 알려져 있다. 따라서 정상유전자 조성을 갖고 있는 정상인이라 하더라도 적절한 약물에 의한 유전자 발현의 조정에 의하여 건강 증진 효과를 기대할 수 있을 것이다.

VII. 전사조절 효능평가기술

인체유전질환을 치료하기 위하여 전사조절 방법을 적용한다면 치료물질의 전사조절 효능을 평가할 수 있는 방법이 존재해야 한다. 여기서는 전사인자의 활성을 조절하는 물질의 효능을 평가하는 기술을 소개한다.

1. 리포터 시스템

전사인자 활성 조절물질의 효능을 간편하게 평가할 수 있는 방법은 배양세포를 사용한 리포터 시스템이다. 특히 후보물질의 종류가 많을 경우에는 유망한 후보물질을 신속하게 선별해 낼 수 있는 리포터 시스템의 장점을 활용할 수 있으며, 이렇게 선발된 후보물질들을 동물실험 및 임상실험에 적용하여 최종적으로 치료물질을 선별해 낼 수 있다.

1) 리포터 시스템의 구성

리포터 시스템은 리포터 플라스미드, 전사인자 발현 벡터와 배양세포로 이루어져 있다.

(1) 리포터 플라스미드

리포터 플라스미드([그림 2-12])에는 연구대상 전사인자가 결합할 수 있는 response element, 유전자 발현에 필요한 기본 프로모터, 민감하고 간편하게 정량할 수 있는 리포터 단백질에 해당하는 open reading frame, cleavage/polyadenylation signal이 들어 있다. 리포터 단백질로는 여러 가지가 있지만 그중에서 루시퍼레이즈 단백질이 대표적인 리포터이다.

(2) 전사인자 발현 벡터

표적으로 삼은 전사인자를 발현할 수 있는 벡터이다. 리포터 시스템을 구성하는 배양세포가 충분한 양의 표적 전사인자를 발현할 경우에는 생략할 수 있다.

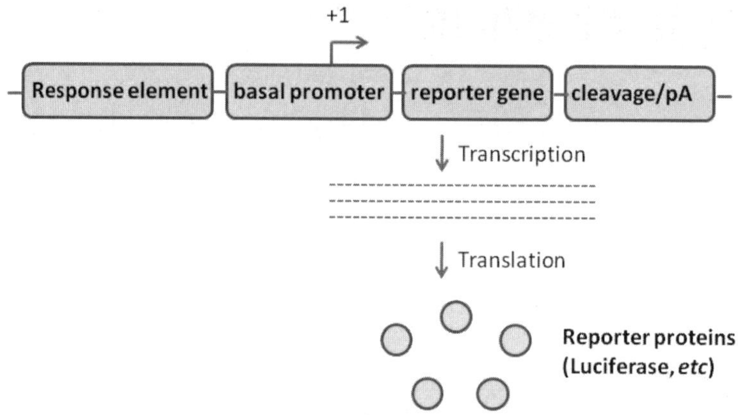

[그림 2-12] 리포터 플라스미드의 구조

리간드에 결합한 표적 전사인자가 response element에 결합하면 리포터 유전자의 발현량이 증가할 수 있으며, 이는 리포터 효소의 활성을 측정함으로써 간편하게 알아낼 수 있다.

(3) 배양세포

인체에서 표적 전사인자가 발현되는 조직으로부터 유래한 세포를 사용한다. 리포터 플라스미드와 전사인자 발현벡터를 transfection 방법으로 배양세포의 핵으로 투입시켜서 리포터 플라스미드로부터의 유전자 발현 활성을 측정한다.

2) 핵수용체 response elements의 사례

(1) Liver X receptor response element(LXRE; DR4)

LXRa/RXRa heterodimer는 혈중 콜레스테롤 농도를 조절할 수 있는 핵수용체로서(AGGTCA)NNNN(AGGTCA) consensus 염기서열에 결합하여 전사를 조절할 수 있다. 이 염기서열을 LXRE라 부르며, AGGTCA 염기서열이 반복하여 존재하고 두 특정 염기서열이 4 염기쌍만큼 떨어져 있기 때문에 direct repeat 4(DR4)라 부른다. DR4가 들어 있는 리포터 플라스미드를 사용하면 LXRa/RXRa의 agonist와 antagonist를 발굴하는 용도로 활용될 수 있다([그림 2-13]).

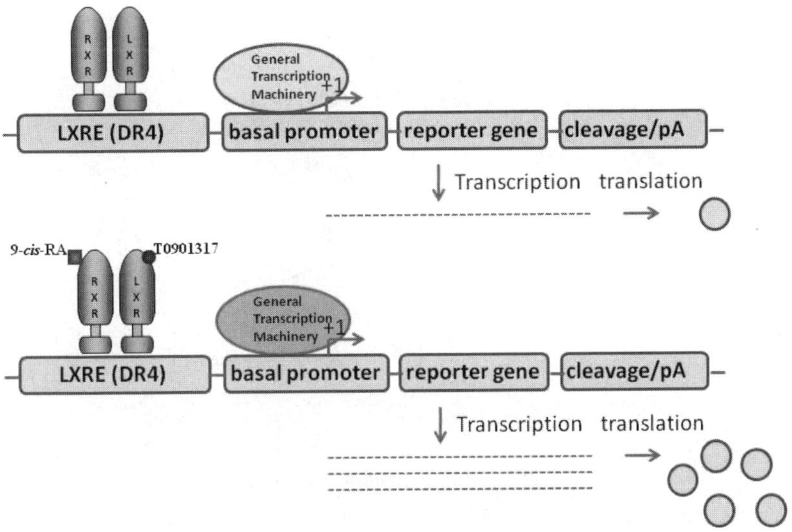

[그림 2-13] LXR/RXR 핵수용체에 의한 전사조절 활성 측정 리포터

핵수용체만 LXRE에 결합하면 기본적인 전사를 억제할 수 있으나, 리간드가 결합하면 전사촉진인자로 기능하여 리포터 유전자의 전사가 증가하며, 이는 증가된 리포터 활성으로 검출된다.

2. Transfection

Transfection은 핵산을 물리적 또는 화학적 방법으로 세포 내부로 침투시키는 방법으로서 단기간의 발현을 목표로 하는 transient transfection과 장기간의 안정적인 발현을 목표로 하는 stable transfection이 있다.

1) Transfection의 종류

(1) Transient transfection

다양한 방법으로 유전자 DNA를 세포에 주입하면 일부 세포에선 주입된 DNA가 핵 안으로 들어간 다음 전사가 일어나서 유전자가 발현된다. 그러나 이 DNA는 염색체와 물리적으로 분리된 상태로 존재하므로 세포분열 할 때 양쪽 세포로 제대로 전달되지 않고 복제도 되지 않기 때문에 결국은 소멸된다([그림 2-14]). 따라서 유전자는 초기에만 일시적으로 발현되므로 transient transfection이라 한다. 효능 평가 대상 물질의 수가 많지 않을 때 사용할 수 있는 transfection 방법이다.

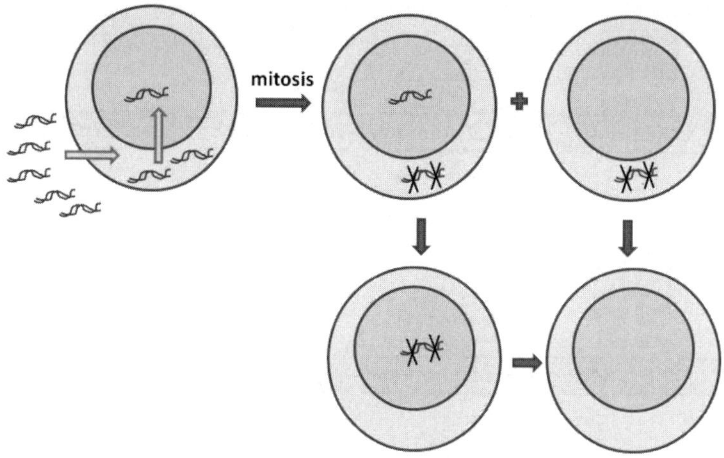

[그림 2-14] Transient transfection

Transfection에 의하여 세포 내부로 침투한 DNA 중 일부는 핵 안으로 들어가서 발현이 될 수 있다. 그러나 chromatin DNA와 별도로 존재하기 때문에 세포분열시 딸세포로 전달되지 못하고 결국은 소멸되므로 유전자 발현은 일시적이다.

(2) Stable transfection

Transfection 후에 주입된 DNA가 아주 드물게 염색체에 끼어져 들어가기도 하는데 이런 세포의 수는 전체 세포 수에 비하여 상대적으로 매우 적기 때문에 찾기가 힘들다. 그러나 특수한 조작을 가하여 이런 세포만 살아남을 수 있도록 하면 어렵지 않게 구별해낼 수 있다. 이 세포는 살아 있는 동안에 주입된 유전자를 계속 안정적으로 발현할 수 있으므로 이런 transfection을 stable transfection이라 한다([그림 2-15]). Transient transfection에 비하여 stable transfection된 세포를 만들기가 상대적으로 어렵지만, 일단 만들어지면 그 세포가 살아 있는 한은 계속 transgene이 발현될 수 있기 때문에 많은 종류의 물질 효능을 평가할 필요가 있을 때 사용하기 적절한 transfection이다.

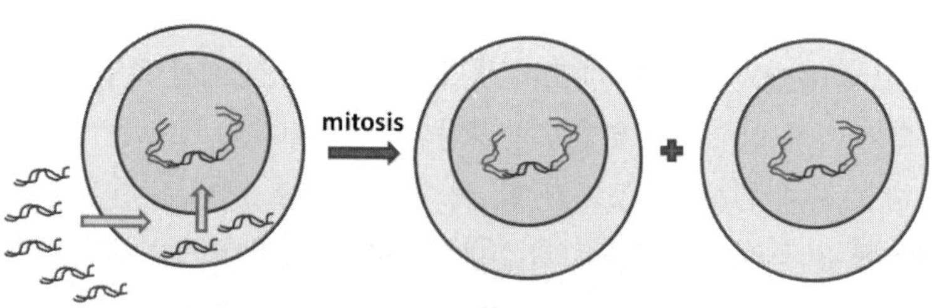

[그림 2-15] Stable transfection

Transfection 방법으로 세포내로 침투한 DNA 중 일부는 크로마틴 DNA로 삽입될 수가 있는데, 이렇게 되면 그 세포가 분열할 때마다 딸세포로 전달이 될 수 있으므로 transgene이 안정적으로 장기간 발현될 수 있다.

3. 동물실험 및 임상실험

리포터 시스템을 사용하여 유전질환치료 후보물질의 효능을 간편하고 신속하게 평가할 수 있으나, 이 시스템에서 우수한 효능이 검증되었다 하더라도 바로 인체에 투여할 수 있는 것은 아니다. 리포터 시스템에서 선발된 후보물질을 대상으로 동물실험 및 임상실험을 적용하여 유전질환치료 후보물질의 효능과 안전성을 검증할 필요가 있다.

VIII. RNA간섭 효능평가기술

siRNA는 특이적이고 강력하게 표적유전자의 발현을 조절할 수 있기 때문에 인체질환의 우수한 치료물질로 개발될 가능성이 높다. 그러나 표적유전자의 염기서열만으로는 간섭활성, 특이성, 낮은 부작용 등을 예측하기 어렵기 때문에 세포에서 표적유전자를 대상으로 합성한 siRNA의 효능을 평가할 필요가 있다.

1. 배양세포에서의 효능평가

DNA transfection과 유사한 방법으로 siRNA를 배양된 세포 내부로 침투시켜서 유전자 발현 조절 활성을 측정할 수 있다. 그러나 전사인자의 활성을 측정하던 transfection과 달리 세포내에 원래부터 존재하던 유전자를 표적으로 하여 RNA간섭 효능이 있는지 여부를 조사해야 하기 때문에 리포터 시스템에 비하여 상대적으로 덜 단순하다.

1) siRNA 합성

siRNA의 디자인 규칙은 여러 가지가 제안되어 있다. 예를 들어 http://jura.wi.mit.edu/bioc/siRNA/home.php를 활용할 수 있다. 여러 디자인 규칙을 참고하여 siRNA를 합성하여 세포 내로 침투시키면 상보적인 염기서열을 가진 mRNA를 선택적으로 파괴할 수 있다([그림 2-16]).

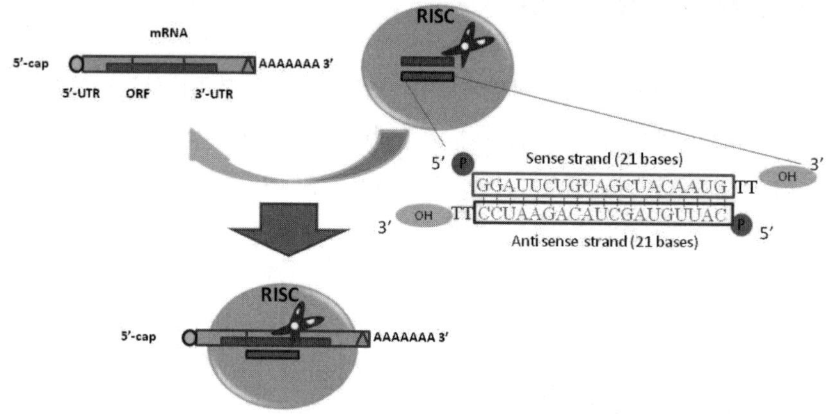

[그림 2-16] siRNA에 의한 특정 mRNA의 파괴

2) small hairpin RNA(shRNA) 발현벡터 제조

shRNA는 siRNA처럼 짧은 두 가닥 RNA로 이루어져 있지만, siRNA와 달리 두 가닥 RNA가 loop으로 연결되어 있는 차이가 있다([그림 2-17]). siRNA와 달리 hairpin 구조를 취하지만 shRNA는 세포내에서 siRNA로 변환되어 RNA간섭을 유도하는 것으로 알려져 있다. shRNA는 H1이나 U6 프로모터로부터 RNA 중합효소 III에 의한 전사반응에 의하여 세포내에서 합성될 수 있다. 즉 shRNA 발현 플라스미드를 transfection 방법으로 세포내로 침투시켜서 RNA간섭을 유도하는 방법이다.

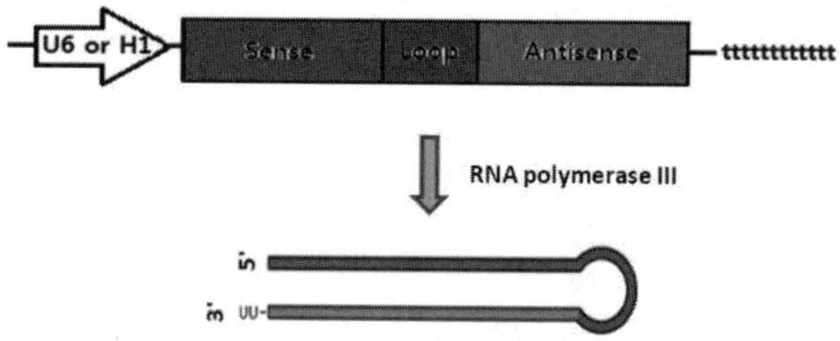

[그림 2-17] shRNA 발현 방법

3) RNA간섭 효능 측정

세포내에 원래부터 존재하던 유전자를 표적으로 하여 RNA간섭 효능을 조사해야 하므로 표적 mRNA 양을 정량하거나, 표적 mRNA로부터 번역에 의하여 합성되는 단백질의 양을 측정한다.

(1) **역전사연쇄중합반응**(Reverse transcription polymerase chain reaction, RT-PCR)**과 정량 연쇄중합반응**(quantitative real-time PCR, qrt-PCR)

표적 mRNA가 낮은 농도로 존재하더라도 민감하게 정량할 수 있는 방법으로서, 세포로부터 mRNA를 추출한 다음 역전사효소를 사용하여 단일 가닥 DNA로 변환시킨다. 다음에는 합성된 단일가닥 DNA를 주형으로 하여 두 가닥 DNA를 합성한다. 이렇게 합성된 cDNA를 주형으로 정량 연쇄중합반응(quantitative real-time PCR: qrt-PCR)을 하여 결과적으로 표적 mRNA를 정량한다.

(2) Western blot

siRNA가 표적 mRNA를 파괴하면 그 mRNA로부터 번역되는 양이 적게 되므로 합성되는 단백질의 양이 감소하는데, 단백질 양의 상대적인 차이는 Western blot 방법으로 조사할 수 있다. siRNA를 침투시킨 세포로부터 추출한 단백질을 SDS-polyacrylamide gel 전기영동법으로 분자량 별로 분리하고, nitrocellulose membrane으로 단백질을 옮겨 결합시킨 후에, 표적 단백질을 인식할 수 있는 1차 항체와 반응시킨다. 다음에 이 1차 항체를 인식할 수 있는 2차 항체-효소단백질을 반응시키면, 표적단백질이 존재하는 지역에 1차 항체, 2차 항체-효소단백질이 연이어 결합한다. 여기에 효소에 의하여 발색 또는 발광반응을 할 수 있는 기질을 넣어서 반응을 시키면 민감하게 표적단백질의 상대적인 양을 측정할 수 있다.

2. 동물실험 및 임상실험

세포를 사용하여 siRNA의 효능을 간편하고 신속하게 평가할 수 있으나, 이 시스템에서 우수한 효능이 검증되었다 하더라도 바로 인체에 투여할 수 있는 것은 아니다. 선발된 후보 siRNA를 대상으로 동물실험 및 임상실험을 적용하여 유전질환치료 후보 siRNA의 전달효율, 유전자 발현 조절효능 및 안전성을 검증할 필요가 있다.

참고문헌

1. Francova et al., *J Inherit Metab Dis.* 2004; 27(4): 523-8.
2. Janowski et al., *Nature Chemical Biology* 2005; 1: 216-222.
3. Luoma, *Lipids in Health and Disease* 2010; 9: 67-78.

제3장

항바이러스 및 항염증 소재개발 및 효능평가

박진서

I. 항바이러스 소재개발 및 효능평가

HIV의 분자생물학

1. HIV란 무엇인가?

AIDS의 원인균인 HIV는 Human Immunodeficiency Virus의 약자이다. 다른 바이러스처럼 HIV는 혼자서 자라거나 증식할 수 없다. 바이러스가 복제하기 위하여 살아 있는 생물체에 감염하여야 한다. HIV는 역전사효소(reverse transcritase) 활성을 나타내는 retrovirus family에 속한다. Retrovirus 내에서도 lentivirus subfamily에 속한다. 다른 lentivirus로 SIV, FIV, Visna와 CAEV가 있는데 이들은 각각 원숭이, 고양이, 양 그리고 염소를 감염시킨다. Lentivirus는 지속성 혹은 만성 감염을 야기하여 오랜 배양 기간을 거쳐 질병을 유도한다. Lentivirus에 의한 감염은 면역체계에 의하여 완전히 제거되지 못하고 수년에 거쳐 지속적으로 손상을 유도한다. 이러한 특성이 lentivirus(lenti for slow) 이름 안에 반영되어 있다. 다른 retrovirus에서 발견되지 않는 특성으로 lentivirus는 분열하지 않는 세포를 감염할 수 있는 능력이 있다. 많은 lentivirus가 후천성 면역결핍증을 유도한다. 사람의 경우 AIDS는 HIV에 감염된 환자에서 면역반응을 조절하는 데 중요한 역할을 하는 $CD4^{+}$ T 임파구의 숫자가 점진적으로 감소함에 따라 일어나는 증상이다. $CD4^{+}$ T 임파구 수의 감소에 따라 인체는 면역결핍상태가 일어나며 이에 따라 외부의 전염성 미생물뿐만 아니라 인체 내에 잠복해 있던 많은 병원성 미생물들이 결핍된 면역체계로 인해 여러 가지 질병(opportunistic infection or neoplastic disease)이 유발되어 환자는 사망하게 된다.

2. 바이러스 입자 구조

인체 세포 밖에서 HIV는 대략 구형의 입자로 존재하며 이 바이러스 입자를 virions이라 한다. 각 입자의 표면은 많은 작은 돌기 모양의 구조를 보이고 있다. HIV는 모양이나 생물학적 특징에서 다른 lentiviruses와 공통점을 갖고 있다. 아래 그림은 HIV의 2차 구조를 보여 준다.

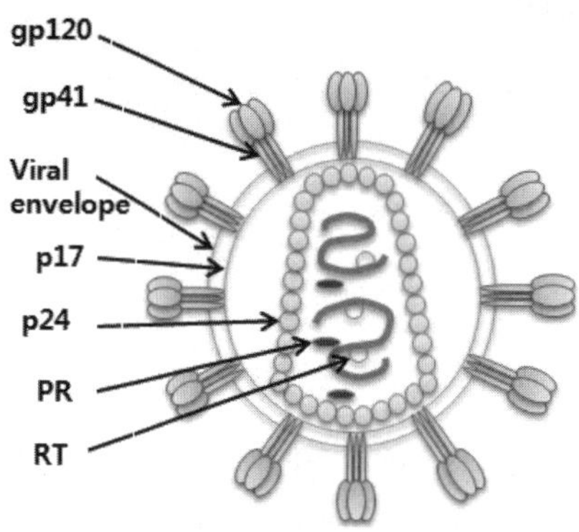

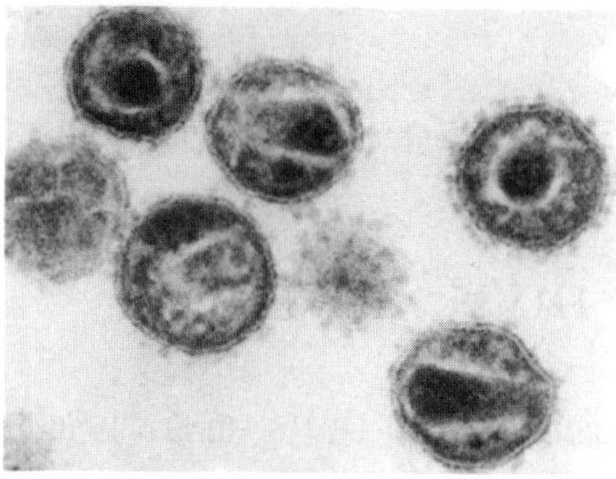

[그림 3-1] Schematic representation of structure(A) and electron micrograph(B) of HIV-Cone-shaped cores are sectioned in various orientations. Viral genomic RNA is located in the electron-dense wide end of core.

HIV 바이러스 입자의 직경은 약 100~120nm이며 다음과 같이 크기를 갖고 있다.

0.1 microns(100 nm)
4 millionths of an inch
one twentieth of the length of an *E. coli* bacterium
one seventieth of the diameter of a human $CD4^+$ T cell.

대부분의 박테리아와 달리 HIV 입자는 너무 작아 일반 광학현미경으로 관찰할 수 없으나 전자현미경으로 관찰될 수 있다. 바이러스 입자는 두 개의 동일한 RNA 분자를 갖고 있다. 바이러스입자는 숙주세포에서 유래된 세포막을 갖고 있어 지질 이중막(lipid bilayer)으로 둘러싸여 있다. 이중막에는 두 종류의 바이러스 당단백질(gp120: outer surface glycoprotein(SU)/gp41: transmembrane glycoprotein(TM))이 존재하며 이 단백질들이 바이러스 입자 표면에서 마디 모양의 구조를 형성하고 있다. 바이러스의 표면항원인 gp120(surface glycoprotein, SU)과 지질막 당단백질인 gp41(transmembrane glycoprotein, TM)은 바이러스 입자가 $CD4^+$ 세포에 감염할 때 수용체인 CD4와 chemokine receptors에 결합하여 세포내로 들어가는 수단을 제공한다. 또한 이중막에는 숙주에서 유래된 세포 단백질(예를 들면 MHC 분자)이 존재한다. 바이러스 입자 내에는 matrix(MA) protein이 바이러스의 안쪽 막과 밀접히 결합하고 있으며 env glycoprotein과 반응하고 있다. capsid(CA) protein은 옥수수 모양이나 탄환 모양의 구조를 한 바이러스 core를 형성하고 있으며 cores내에는 두 개의 동일한 genomic RNA 분자가 들어 있다. nucleocapsid(NC) protein은 RNA 분자와 결합되어 ribonucleoprotein complex를 형성한다. 그리고 바이러스 core 내에는 3개의 기능성 단백질인 viral protease, reverse transcriptase, and integrase가 존재한다. 또한 core 내에는 tRNA^{lys} primer가 존재한다.

3. Genomic Organization and Gene Products

HIV의 유전자 구조는 광범위하게 연구되어 HIV의 염기서열이 완전히 해독되어 바이러스의 유전정보에 대한 다양한 분석이 가능하다. HIV는 바이러스의 특성에 따라 HIV-1과 HIV-2 두 가지 유형이 존재한다. 또한 HIV-1에는 다양한 균주가 발견되는데 이들을 subtype으로 분류한다.

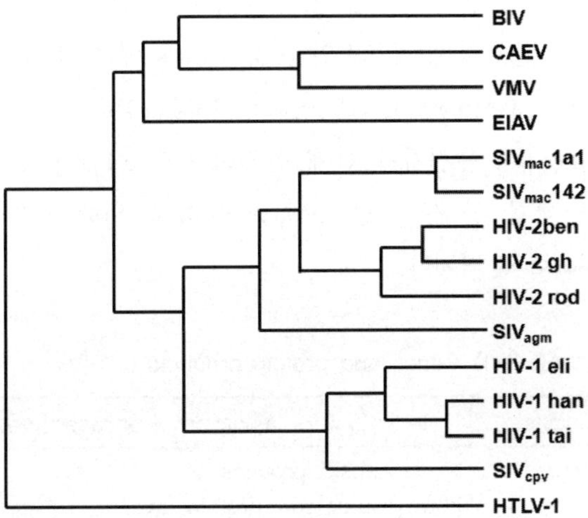

[그림 3-2] Phylogenetic relationship of some retroviruses

1) The Genome of HIV

HIV-1 유전자(genome)는 약 9.5 Kb(kilobase)로 두 개의 long terminal repeats(LTR) 구조가 유전자 양쪽 말단에 위치하고 있고 모든 retrovirus에 공통으로 존재하는 3가지 주요 유전자인 gag, pol과 env를 갖고 있고 virus의 복제에 필요한 구조 단백질과 기능단백질을 발현하는 유전자를 갖고 있다. 이 외에도 virus 유전자의 복제를 조절하는 다양한 조절유전자 및 보조 유전자를 갖고 있다.

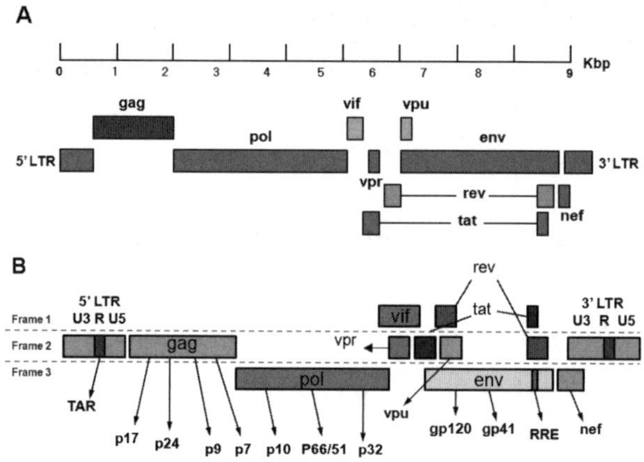

[그림 3-3] Genomic structure of HIV

gag 유전자로부터 단백질 전구체인 GAG polyprotein이 합성된 후 바이러스 조립 과정에서 바이러스가 생산하는 단백질 분해효소인 protease(PR)에 의해 4개의 성숙된 단백질로 분해된다. 성숙된 단백질은 MA(matrix), CA(capsid), NC(nucleocapsid), p6 단백질이다.

pol 유전자로부터는 gag-pol 유전자가 함께 번역되어 Gag-Pol polyprotein이 합성된 후 바이러스가 생산하는 단백질 분해효소인 protease(PR)에 의해 PR(protease), RT(reverse transcriptase), IN(integrase)로 분해된다.

〈표 3-1〉 Genes and protein products of HIV

Gene	Protein products	Function of encoded proteins
gag	50-kDa precursor	**Nucleocapsid proteins**
	↓	Forms outer core-protein layer
	p17	Forms inner core-protein layer
	p24	Is component of nucleoid core
	p9	Binds directly to genomic RNA
	p7	
env	160-kDa precursor	**Envelope**
	↓	Is transmembrane protein associated with gp120 and required for fusion
	gp41	
	gp120	Protrudes from envelope and binds CD4
pol	160-kDa precursor	**Enzymes**
	↓	Has reverse transcriptase and RNase activity
	p64	Has reverse transcriptase activity
	p51	Is protease that cleaves gag precursor
	p10	Is integrase
	p32	
		Regulatory proteins
tat	p14	Strongly activates transcription of proviral DNA

Gene	Protein products	Function of encoded proteins
rev	p19	Allows export of unspilced and singly spiced mRNAs from nucleus
		Auxiliary proteins
nef	p27	Down-regulates host-cell class I MHC and CD4
vpu	p16	Is required for efficient viral assembly and budding. Promotes extracellular release of viral particles, degrades CD4 in ER
vif	p23	Promotes maturation and infectivity of viral particle
vpr	p15	Promotes nuclear localization of preintegration complex, inhibits cell division

env 유전자로부터 ENV 당단백질 전구체(Gp160)가 합성된 후 세포내 Golgi Body에 존재하는 세포내 protease에 SU(surface glycoprotein: Gp120)와 TM(transmembrane glycoprotein: Gp41)로 분해된다. TM은 세포막에 박혀 있고 SU는 TM에 비공유 결합으로 붙어 세포막에 존재한다. 이 외에도 여러 가지 조절 단백질과 보조 단백질들을 합성하는 유전자가 존재한다. 여기에는 3가지 조절 단백질인 Rev(regulator of virion protein), Tat(trans-activator of transcription)과 Nef(negative regulatory factor) 단백질이 있다. 바이러스 입자의 성숙과 세포 밖으로의 방출에 관여하는 다른 보조 단백질로는 Vif(virion infectivity factor), Vpu(viral protein U)와 Vpr(viral protein R) 등이 있다.

4. Life Cycle of HIV

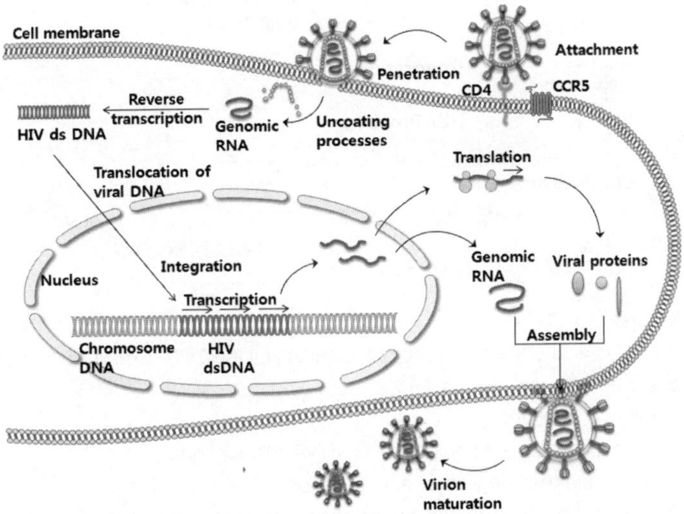

[그림 3-4] Life cycle of HIV

HIV-1 유전자(genome)는 바이러스의 복제에 필요한 구조 단백질과 기능단백질을 합성하는 여러 가지 유전자로 구성되어 있다. 이 외에도 바이러스 유전자의 발현을 조절하는 조절유전자를 갖고 있다. 이러한 많은 유전자는 HIV-1 바이러스가 매우 복잡한 생활환을 갖도록 한다. HIV-1의 생활환은 크게 전기와 후기로 나눌 수 있는데 전기는 바이러스가 숙주세포에 흡착(attachment), 투과(penetration), 탈외피(uncoating) 과정, 역전사 과정(reverse transcription) 그리고 숙주세포의 유전자에 삽입(integration)되는 과정으로 구성된다. 후기는 proviral DNA의 전사(transcription)와 번역(translation), 그리고 바이러스 조립 과정(assembly와 budding)과 성숙 과정(maturation)으로 구성된다. 현재 임상에 이용되도록 허용된 약제는 reverse transcriptase나 protease 같은 HIV에 특이한 복제효소에 대한 저해제로 국한되지만 이 외에도 여러 가지 단계에서 바이러스의 증식을 억제할 수 있는 약제가 개발될 수 있다.

The early stages of HIV replication

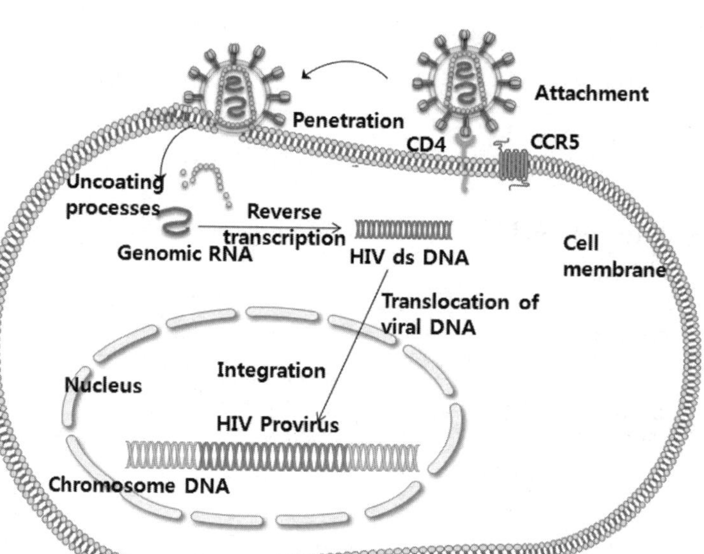

1. HIV gp120 binds to CD4.
2. gp41 and host cell chemokine receptors mediate fusion(CCR-5 and/or fusin/CXCR-4).
3. Nucleocapsid enters host cell.
4. Core proteins are removed.
5. Reverse transcriptase acts to generate an RNA-DNA hybrid.
6. Original RNA template is degraded and a second DNA strand is made.
7. Viral dsDNA is translocated to the nucleus and integrated into host DNA(integrase).

The late stages of HIV replication

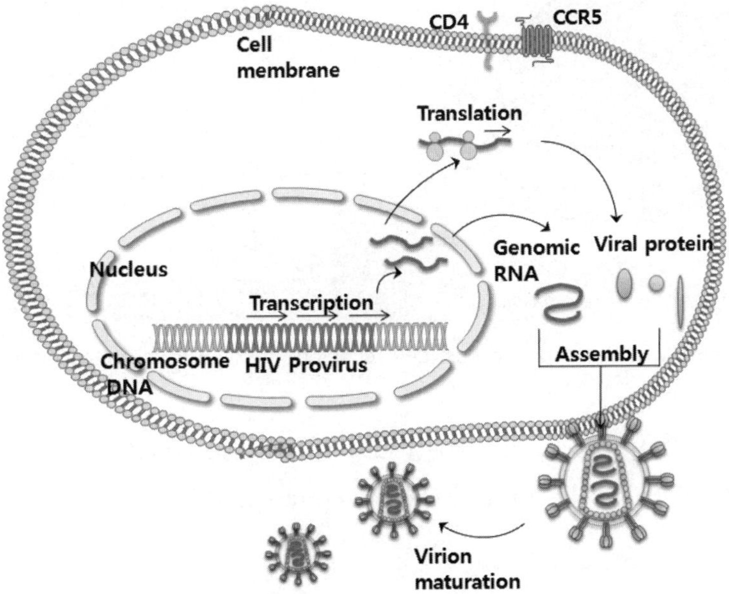

[그림 3-5] Early and late stages of HIV life cycle

1. Transcription factors stimulate transcription of proviral DNA
2. Viral RNA is exported to the cytoplasm.
3. Host cell enzymes catalyze synthesis of viral proteins.
4. HIV ssRNA and proteins assemble beneath the host-cell membrane, into which gp41 and gp120 are inserted.
5. Virus is released by budding and virion maturation occurs.

1) Attachment

HIV-1의 생활환의 전기는 바이러스 입자가 숙주세포의 표면에 흡착되고 세포막을 투과하는 것으로 시작된다. 대부분의 세포의 경우 바이러스의 외피에 존재하는 당단백질인 gp120과 숙주세포의 표면에 발현된 CD4/chemokine receptors 분자 간의 상호반응에 의해 HIV 바이러스의 감염이 시작된다. 바이러스가 숙주세포에 결합한 후 또 다른 당단백질인 gp41에 의해 바이러스의 지질막과 세포막 간의 융합이 일어나 바이러스 입자는 세포내로 들어가 세포질에서 부분적으로 탈외피(uncoating)된다.

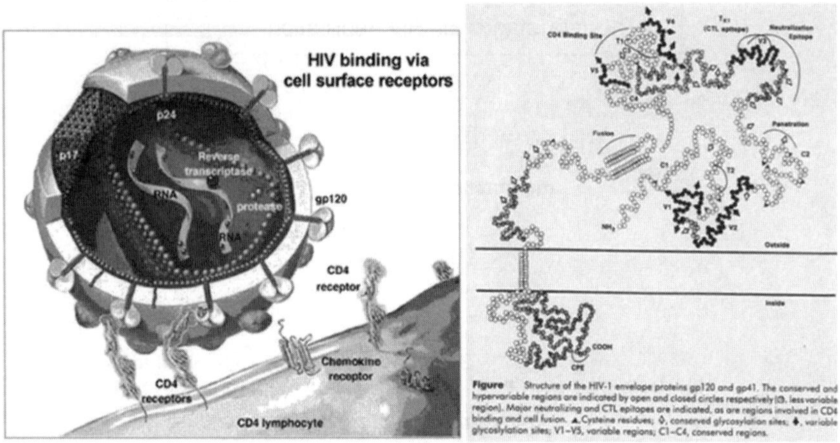

[그림 3-6] Viral proteins and host cell receptors involved in the attachment step

HIV의 세포 감염 시 primary receptor인 CD4 분자와 coreceptor인 chemokine receptors가 수용체로 이용된다. 그림은 CD4 및 chemokine receptor인 CCR5의 구조적 특징을 보여준다.

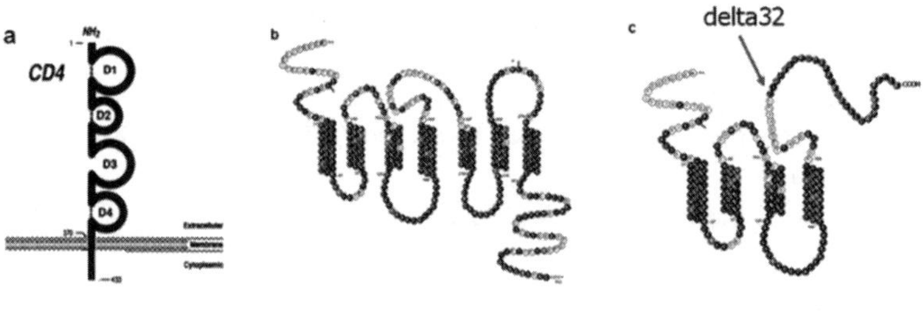

[그림 3-7] Predicted structures of CD4(a), wild type(b) and mutant form(c) of human CCR5

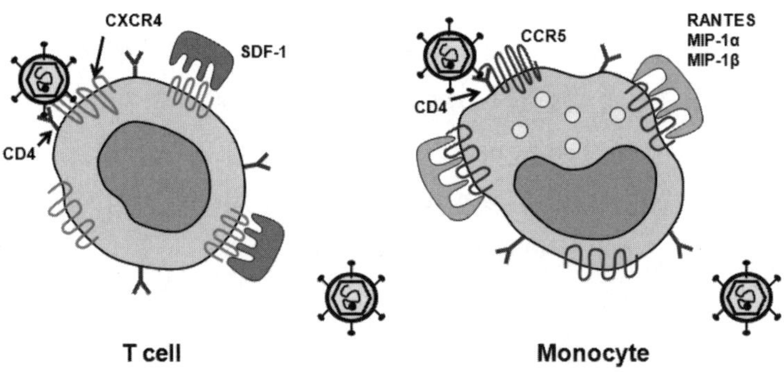

[그림 3-8] The immunological substances can block HIV infection of the cell

〈표 3-2〉 Chemokine receptors and their ligands

Chemokine receptor	Ligands	Predominant expression/tissue distribution
CCR5	RANTES, MIP-1α/β	monocytes, dendritic cells, microglial cells, T-cells
CXCR4	SDF-1	wide: $CD4^+$ and $CD4^-$ cells, monocytes, macrophages, dendritic cells, B cells; other tissues, e.g., brain, lung, spleen

2) Penetration and uncoating

숙주세포에 결합한 후 HIV는 직접적으로 세포막간의 fusion([그림 3-9-A]) 과정이나 receptor-mediated endocytosis([그림 3-9-B]) 혹은 두 가지 과정 모두에 의해 세포내로 들어오게 되고 세포질에서 바이러스 구성 성분의 일부가 벗겨져 나가는 탈외피(uncoating) 과정을 겪게 된다.

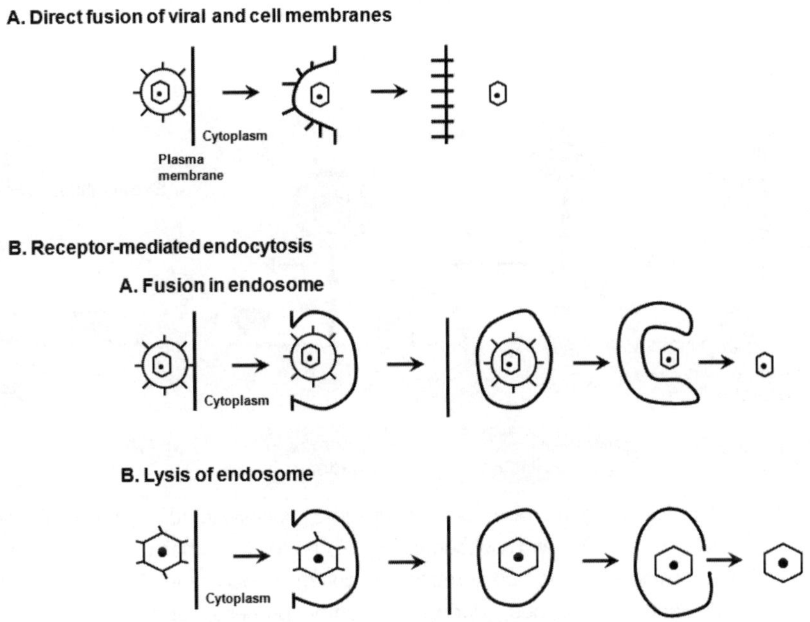

[그림 3-9] Two entry pathways of virus into a cell

세포막 간의 융합 과정은 바이러스 막과 숙주세포의 세포막 간의 융합에 의하여 일어나는 과정으로 pH에 의하여 영향을 받지 않는다. receptor-mediated endocytosis 과정에서 바이러스는 숙주세포의 recpetor에 결합하여 endocytosis에 의하여 세포내 산성의 endosome으로 들어오게 된다. 그리고 endosome 내의 낮은 산성 pH 조건이 바이러스 단백질의 conformation 변화를 유도하게 되어 HIV gp41의 fusion 영역이 노출되어 endosome의 막과 바이러스 막 간의 융합을 통하여 바이러스 유전자가 세포질내로 들어오게 된다. 이 과정은 pH에 의존적으로 일어나게 된다. 따라서 ammonium chloride, chloroquine, amantadine 등의 weak bases 같은 물질을 세포에 처리하게 되면 endosome의 pH를 알칼리 조건으로 유도하게 되어 이 과정을 억제할 수 있다.

Penetration 및 uncoating 결과 세포내에서 바이러스의 nucleic acid genome은 세포질로 방출되지만 그 상태는 nucleic acid 그 자체로 존재하는 것이 아니라 NC나 p6 같은 다른 구조 단백질 일부와 결합을 하고 있다. 여기에 DNA 합성에 필요한 효소 등도 있고 경우에 따라 genome의 message로 직접 작용할 경우 ribosome과 같은 세포내 구조와 결합할 수 있다.

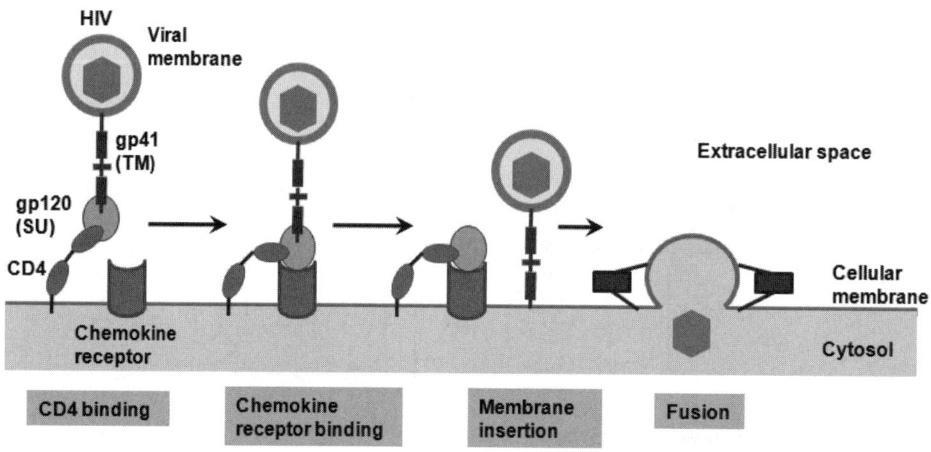

[그림 3-10] Models for HIV entry by direct fusion. gp120 initially binds to the CDR2 region in domain 1 of CD4 and subsequently binds to the chemokine receptor CCR5. Then, complementary conformational changes occur in CD4/CCR5 and both gp120 and gp41. Thus, during the entry process, env gp binds CD4 and dissociate into the gp120 and gp41 subunits. These conformational changes and dissociation of the env gp expose the N-terminal hydrophobic domain of gp41 which then inserts into the cell membrane and initiates fusion.

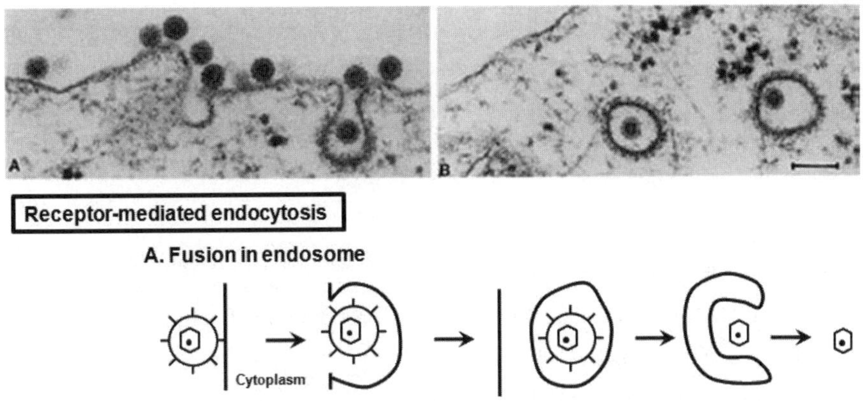

[그림 3-11] Receptor-mediated endocytosis

3) Reverse transcription(synthesis of viral DNA from RNA)

HIV가 숙주세포의 세포질로 들어온 후 곧바로 바이러스의 RNA 유전정보는 이중 가닥의 DNA로 바뀌는 역전사반응이 일어나나 반응이 시작되는 정확한 시간은 알려져 있지 않다. 감염된 세포에서 바이러스 DNA 합성에 관한 연구 결과 감염 후 일반적으로 약 4시간 내에 감염세포의 세포질에서 바이러스 DNA가 검출된다고 보고되었다. 역전사반응에 의해 단일가닥의 RNA 분자로부터 이중가닥의 DNA 분자가 형성된다.

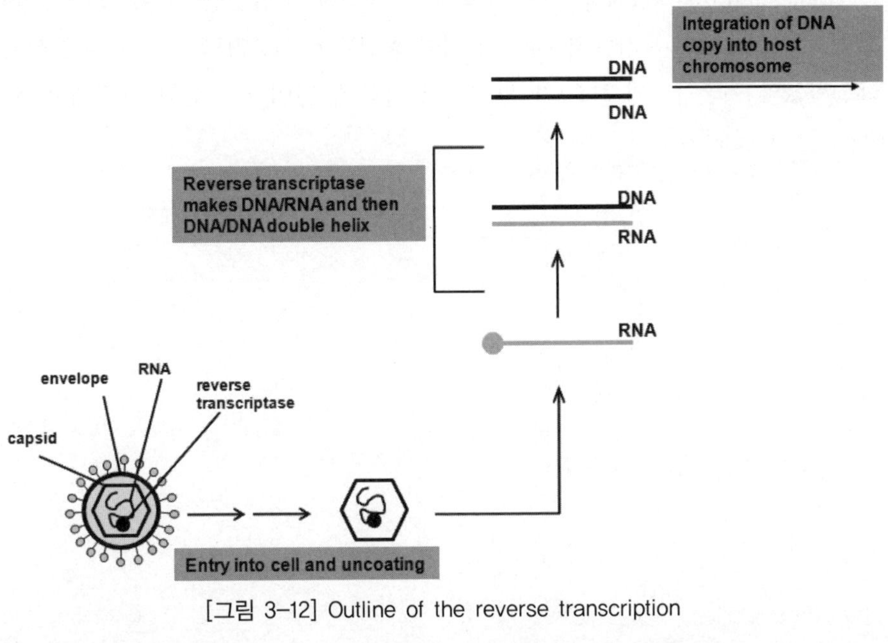

[그림 3-12] Outline of the reverse transcription

외피가 벗겨진 바이러스의 core 내에 존재하는 역전사 효소(reverse transcriptase: RT)에 의해 역전사반응이 일어난다. RT는 RNA-dependent DNA polymerase activity, DNA-dependent DNA polymerase activity, RNase H activity(RNA-DNA hybrid에 작용)와 같은 효소 활성을 갖고 있다.

> Mutation rate: drug resistant strain
> cellular DNA polymerase: $1/10^{9\text{-}10}$base: proofreading function
> Reverse transcriptase: $1/10^{4\text{-}5}$base
> E. coli genome: -4.7×10^{6}base pairs
> Human genome: 3×10^{9}base pairs

바이러스의 유전자로부터의 역전사반응은 여러 단계의 반응을 포함하고 있으며 매우 복잡하다. 일반적으로 역전사반응은 바이러스 RNA의 5' 말단에 존재하는 primer-binding site(PBS)에 결합된 시발체인 $tRNA^{lys}$로부터 시작되어 minus-strand strong-stop DNA라고 하는 짧은 DNA 중간체가 형성된다. 이 DNA는 바이러스 RNA의 3' 말단으로 전이되어 -가닥의 DNA 형성을 완결한다. 이때 형성된 RNA-DNA 혼합 형태는 역전사 효소의 RNase H 활성에 의해 RNA만 선택적으로 분해되며 바이러스 RNA의 3' 말단 근처에 존재하는 polypurine tract만 남게 된다. 이 polypurine tract은 +가닥 DNA 합성을 위한 시발체로 작용하여 plus-strand strong-stop DNA라고 하는 중간체를 합성한다. 이 DNA는 template의 3' 말단으로 전이되어 +가닥의 DNA 합성이 종결되어 이중가닥의 DNA가 합성된다. 결과적으로 직선의 이중가닥의 DNA가 합성되어 다음에 일어나는 삽입 과정에서 전구체로 사용된다.

4) Translocation and Integration

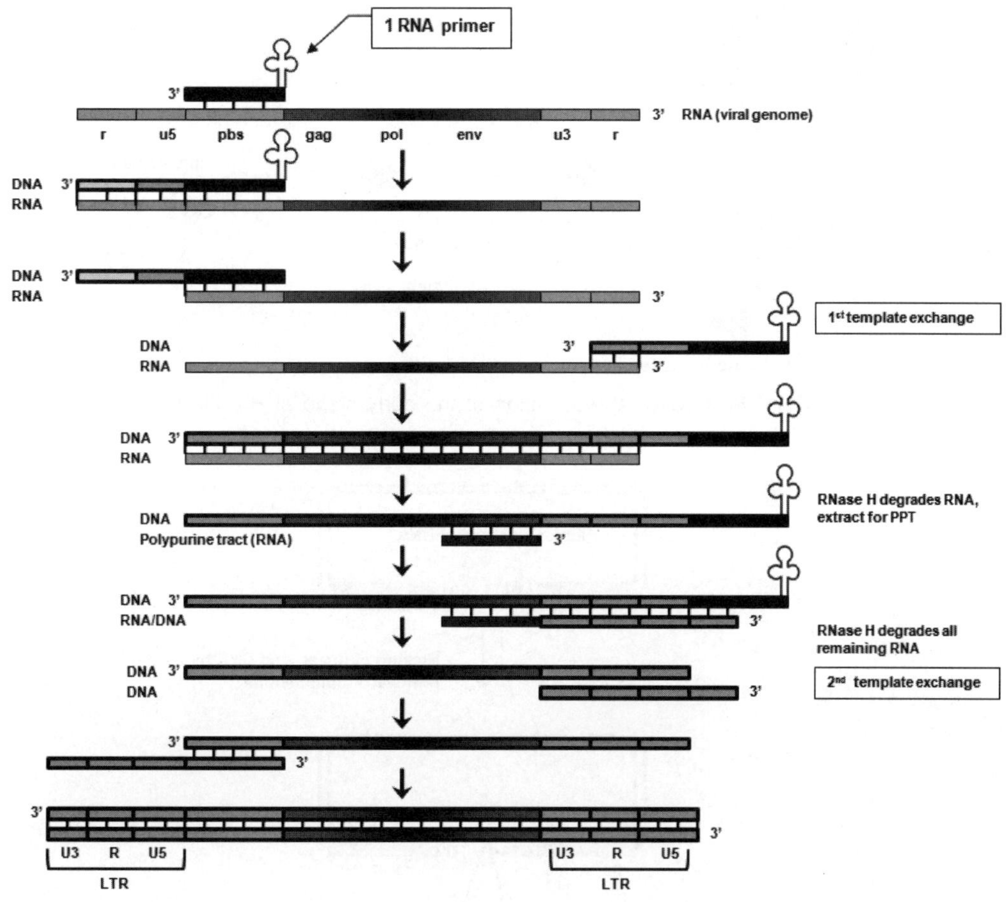

[그림 3-13] Reverse transcription of HIV

이렇게 reverse transcription에 의해 합성된 이중가닥의 DNA는 핵으로 이동이 되어 integration이라는 과정에서 전구체로 이용이 된다.

Translocation 과정 시 바이러스의 DNA 유전정보가 숙주세포의 핵내 chromosome과 결합되기 전에 RNA로부터 합성된 DNA는 nucleoprotein preintegration complex 형태로 존재하며 숙주세포의 세포질에서 핵으로 이동된다. 이 과정은 ATP가 필요하며 세포 분열과 관계없이 일어나고 기능성이 있는 HIV-1 integrase 효소가 필요하지 않다. 그리고 preintegrative DNA는 원형 구조가 아니고 직선 구조의 DNA이다.

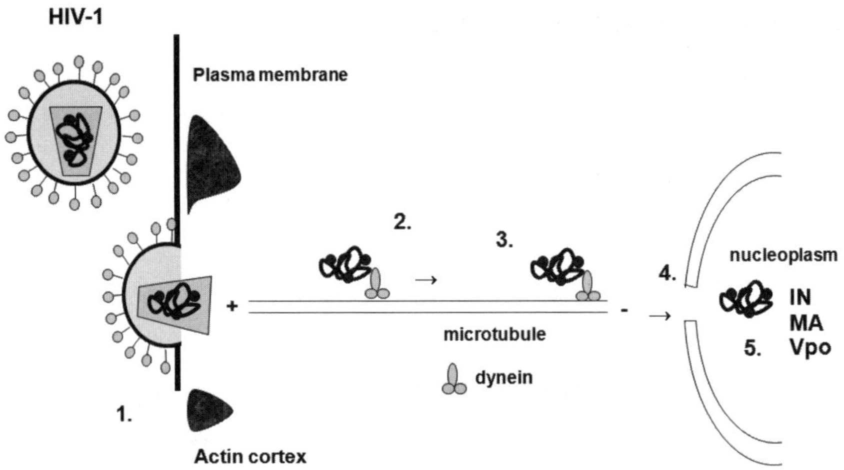

[그림 3-14] Schematic representation of the early stage of HIV life cycle

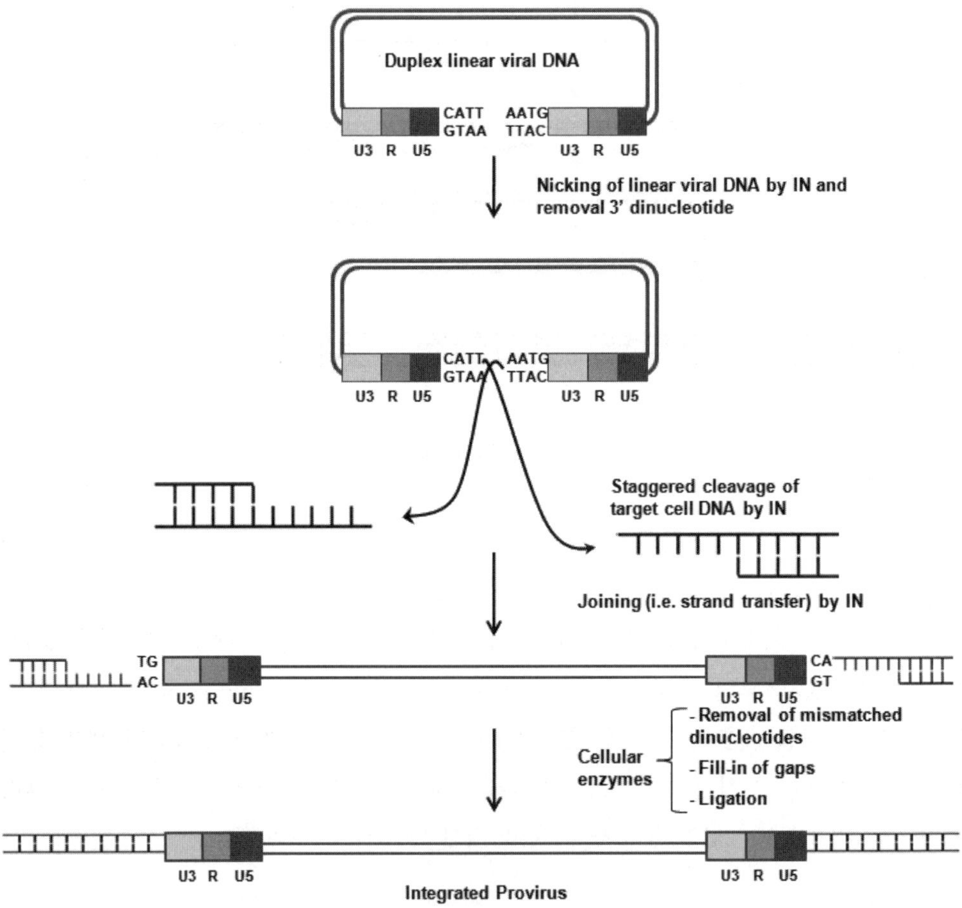

[그림 3-15] Integration of HIV-1 DNA

Integrase라는 효소에 의해 이중가닥 DNA의 3' 말단이 가공되어 2개의 nucleotides가 잘려져 나가며 DNA의 양끝에 3'OH기를 노출시키게 된다. Integrase는 숙주세포의 DNA에 staggered cut을 만들어 3'OH기를 가진 바이러스 DNA를 연결시켜 삽입시킨다. 이런 과정을 거쳐 숙주세포의 DNA의 일부가 되면 바이러스의 유전정보는 숙주세포가 살아가는 한 세포내에 영원히 남게 된다. 에이즈바이러스에 감염이 되면 평생 감염상태가 지속되는 이유도 이러한 바이러스의 생활환에 기인되는 것이다. 이때 DNA형태로 존재하는 HIV유전정보를 provirus라고 한다.

5) Transcription

바이러스 복제의 후기는 바이러스 단백질의 발현으로 시작된다. 바이러스의 DNA로부터 유전정보의 발현은 숙주세포의 전사기구에 의해 이루어진다. 삽입된 provirus를 template로 하여 숙주세포의 RNA polymerase II에 의해 바이러스 RNA가 합성된다. 전사의 시작은 U3와 R 사이에 존재하는 cap site에서 이루어진다.

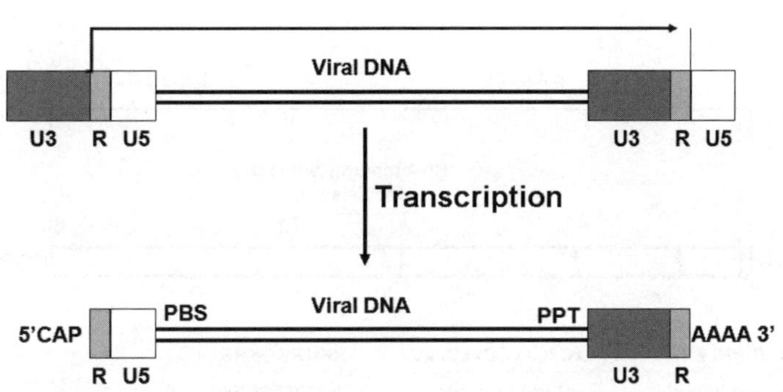

[그림 3-16] Generation of viral transcripts from HIV provirus

이 전사단계는 여러 가지 전사조절단백질들이 provirus의 5'LTR에 존재하는 여러 가지 조절자리에 결합함으로써 촉진된다.

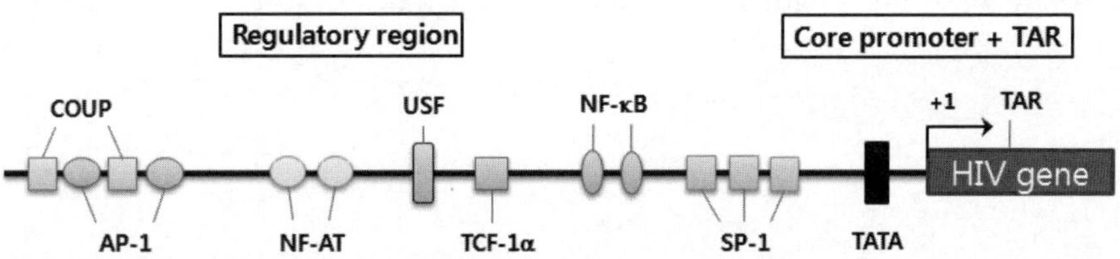

[그림 3-17] Control elements in the HIV LTR

HIV의 전사가 시작되자마자 transcript는 LTR에 존재하는 TAR sequence에 의하여 형성되는 2차 구조에 의하여 전사가 중지되어 full-length viral RNA transcript가 형성되지 못하고 짧은 RNA transcript만 형성되게 된다.

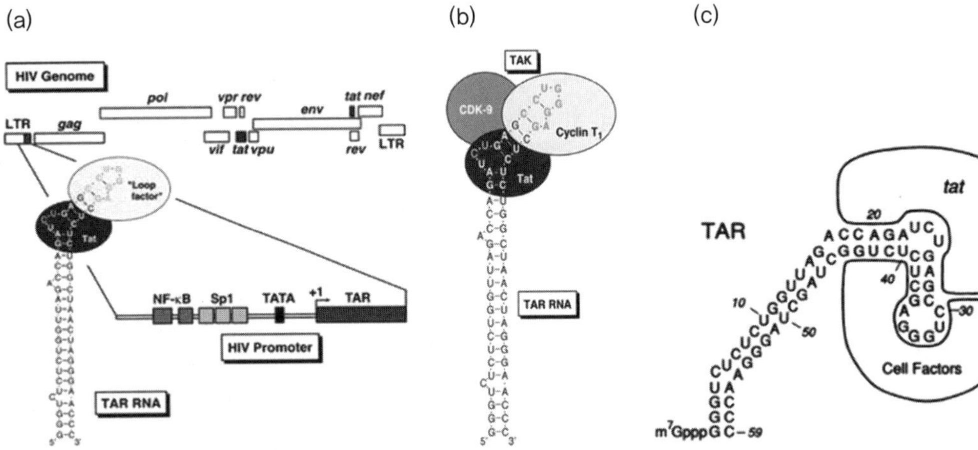

[그림 3-18] Structure of TAR(a) and association of Tat and cellular factors to TAR(b, c)

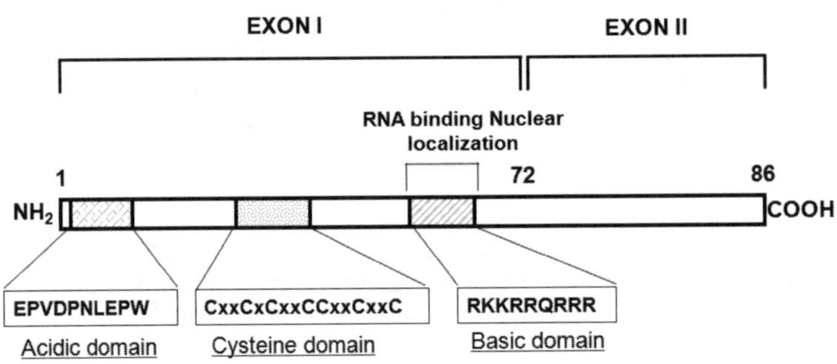

[그림 3-19] Structure of HIV Tat proteins

Tat 단백질이 TAR에 결합하면 이어서 cyclin T1과 cdk9 세포단백질로 구성된 p-TEFb 복합체가 결합하여 RNA polymerase의 C terminal domain에 인산을 붙여 RNA 합성이 계속 진행되도록 하여 full-length RNA transcript가 생성될 수 있다.

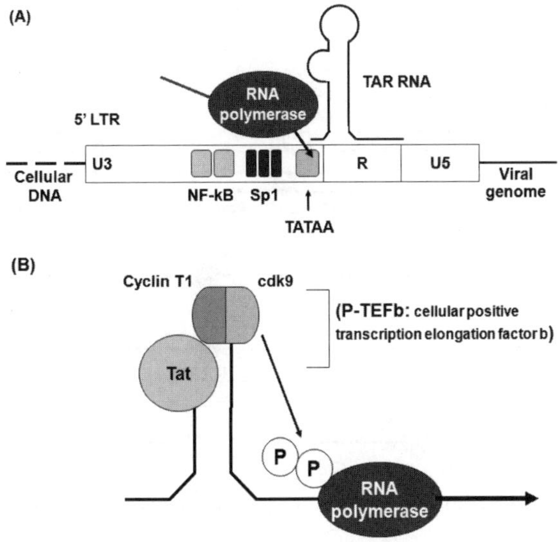

[그림 3-20] Mechanism of action of Tat.(a) In the absence of Tat, RNA polymerase II only makes short transcripts.(b) Phosphorylation of C-terminal tail of RNA pol II allows productive elongation and generation of full-length HIV-1 transcripts.

이렇게 핵에서 합성된 바이러스 RNA(9.3Kb)는 핵 내에서 splicing 기구에 의하여 더 작은 RNA 분자(1.8~2.0 Kb)로 분해된다. 이러한 작은 RNA 분자로부터 Tat, Rev, Nef 등의 단백질이 합성된다. 그러나 감염이 진행됨에 따라 감염 세포내에 Tat과 Rev 단백질의 농도가 증가되어 Rev의 작용에 의해 중간 크기의 RNA 분자(4.3 Kb)와 full-length RNA 분자가 나타나게 된다. 4.3 Kb RNA 분자로부터 Env 당단백질이 합성되고 9.3 Kb RNA 분자로부터 Gag/Gag-Pol 단백질 전구체가 합성된다.

(a) (b)

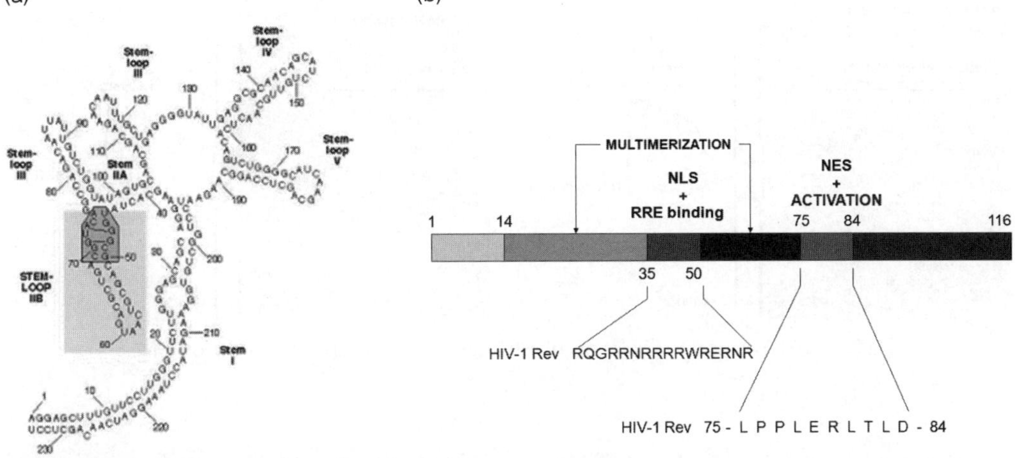

[그림 3-21] (a) Structure of the Rev Responsive element(RRE), (b) Structure of the Rev protein

다음의 그림은 유전자 발현 과정에서 생성된 RNA transcript의 종류를 나타내고 있다.

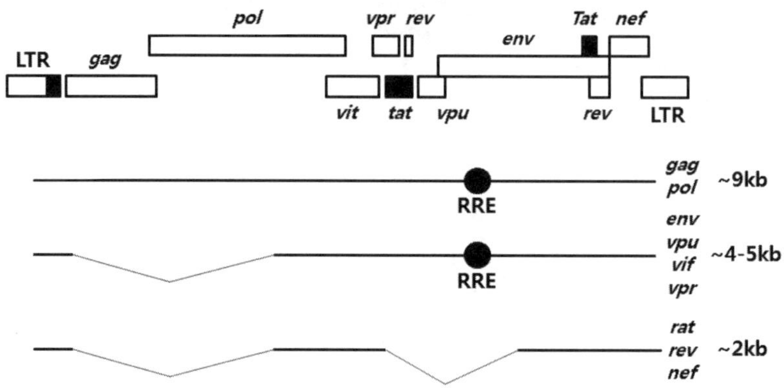

[그림 3-22] Classes of various HIV-1 RNA transcripts

따라서 HIV 유전자 발현은 Tat와 Rev 단백질의 역할로 인하여 시간적으로 조절되는 양상을 보이게 된다. 즉, 바이러스의 유전자 발현 시 초기에는 바이러스의 조절단백질(Tat, Rev, Nef 등)을 합성하는 약 1.8-2.0Kb의 짧은 spliced RNA 종류가 생성된다. 감염세포에서 Tat과 Rev 단백질의 양이 증가함에 따라 4.3Kb의 RNA 군이 생성되며 이들로부터 구조단백질인 Env 당단백질과 조절단백질인 Vif와 Vpr이 발현된다. 마지막으로 감염 후기에 바이러스 유전자 길이와 같은 9.3Kb의 RNA 전사체가 합성이 되어 바이러스의 유전자인 genomic RNA와 Gag/Gag-Pol polyproteins을 합성하는 mRNA로 작용한다. Rev-RRE 상호반응이 이들 mRNA를 핵으로부터 세포질로 이동시키는 데 필요하다.

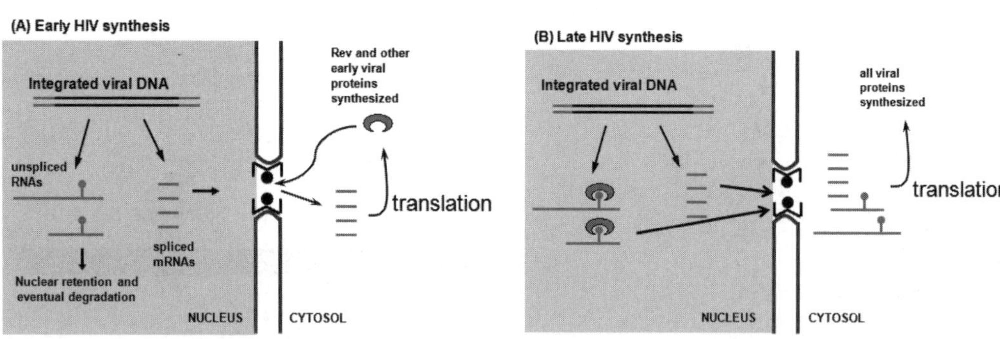

[그림 3-23] Temporal regulation of HIV gene expression from provirus DNA

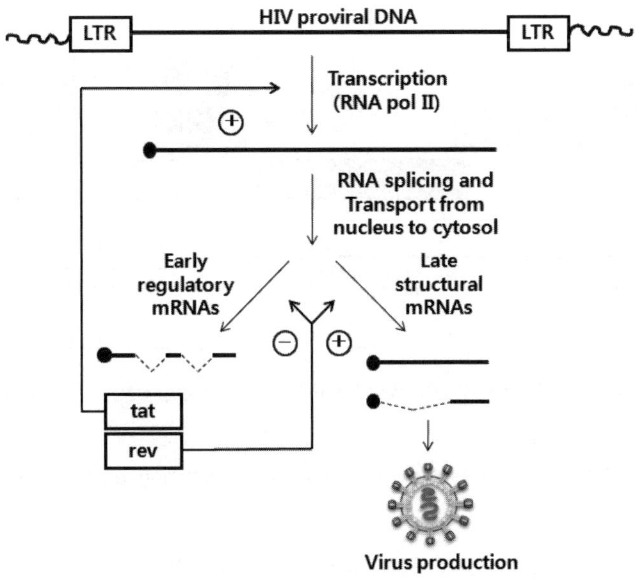

[그림 3-24] Positive and negative roles of Tat and Rev in HIV gene expression

이렇게 핵 내에서 합성되는 과정에서 RNA transcript는 5' 말단에 Capping과 3' 말단에 polyadenylation에 의하여 poly A tail이 붙게 되는 변형 과정이 일어난다. 이렇게 변형된 RNA는 세포질로 이동되어 리보솜에 의하여 인식되어 단백질을 발현하는 template로 이용된다.

6) Translation and targeting

Gag와 Gag-Pol polyprotein은 full-length mRNA로부터 세포질에 존재하는 free polysomes에 의해 전구체로 합성이 되며 잘 알려지지 않은 cytoplasmic pathway를 통해 세포막으로 이동된다. 이들 전구체의 Gag sequences가 targeting signals로 작용하여 바이러스 입자의 조립이 일어나는 곳으로 이동시키는 것으로 생각된다. Envelope 당단백질은 single spliced mRNA로부터 막에 부착된 polysomes에 의해 전구체로 합성이 된다. 이 전구체의 N 말단에 존재하는 signal sequence에 의해 envelope 당단백질은 secretory pathway를 통해 세포막으로 이동된다. 그러므로 바이러스 조립이 일어나는 곳으로 전구체가 이동하는데 두 가지 다른 경로가 이용되고 있다.

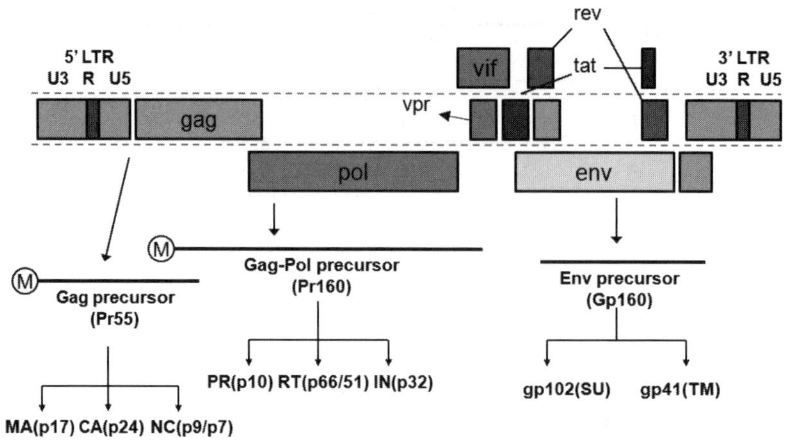

[그림 3-25] Expression and processing of virion polyprotein

유전자 발현 과정에서 gag 유전자는 초기에 genome과 같은 길이의 mRNA(full-length RNA transcript)로부터 세포질에 존재하는 free ribosome에 의해 하나의 전구체 단백질로서 Gag polyprotein [NH_2-p17(MA)-p24(CA)-p9(NC)-p6-COOH]이 발현된다. Gag polyprotein은 아미노 말단에 존재하는 glycine 잔기에 지방산의 일종인 myristic acid가 결합되어 변형된다. myristic acid에 의한 변형으로 Gag polyprotein은 plasma membran으로 이동되고 결합될 수 있게 된다.

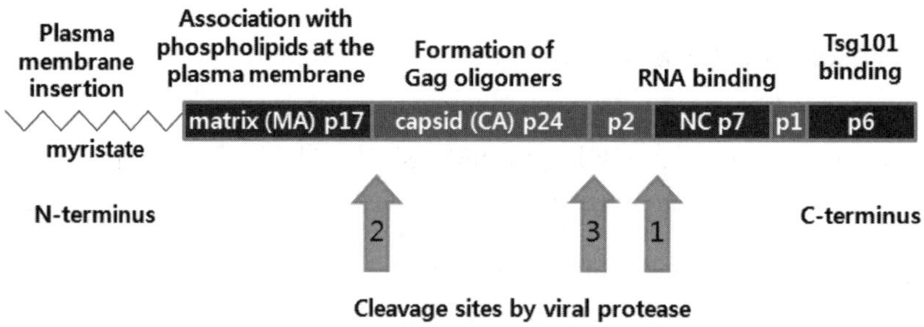

[그림 3-26] Gag polyprotein and proteolytic processing

이 Gag polyprotein은 virus 입자를 형성하는 구조단백질을 제공하며 virus 입자의 완전한 형태를 갖추는 성숙(maturation) 과정에서 HIV-1 protease에 의해 최종산물로 분해된다. 이 최종산물인 p17(matrix protein)은 virus의 핵과 지질막 사이에 존재하며 지질막과 밀접히 연결되어 있다. p24(capsid protein)는 옥수수 모양의 virus 핵(core)을 구성하는 단백질로서 virus의 유전자를 보호하는 구조를 형성한다. p9(nucleocapsid protein)는 virus의 유전자를 직접 감싸고 있는 단백질로 알려져 있다.

Pol 유전자의 발현도 초기에 gag와 pol 유전자 간에 일어나는 ribosomal frameshift를 통해 Gag-Pol polyprotein 전구체로 합성된다. Ribosomal frameshift의 빈도가 낮기 때문에 Gag-Pol 전구체는 Gag 전구체의 5~10% 정도만 발현이 된다. 따라서 발현된 Gag와 Gag-Pol 전구체의 비율은 약 9 : 1이 된다. Gag-Pol 전구체는 virus 입자의 조립 과정에서 Gag 전구체와 상호반응을 통해 virus 입자내로 들어가 Gag-Pol 전구체의 일부인 HIV-1 protease의 활성화에 의해 최종산물로 분해된다(40). 최종산물로는 구조단백질의 일부인 p17, p24와 기능단백질인 protease(p11), reverse transcriptase(p66/51)와 integrase(p31)가 생성된다. 따라서 pol 유전자는 virus의 복제에 필수적인 3가지 기능단백질을 제공한다.

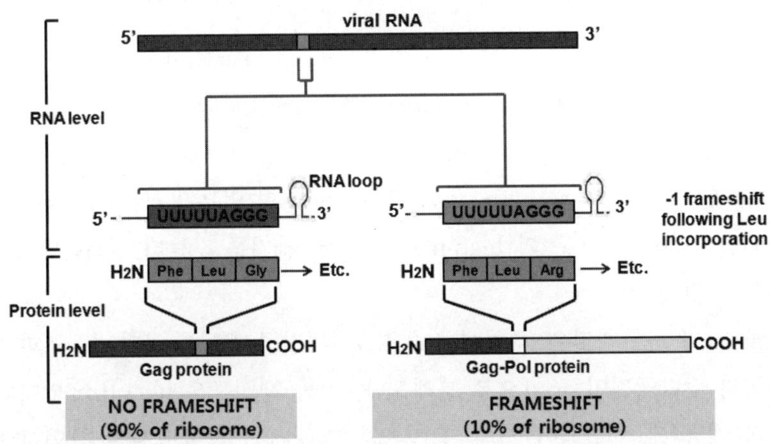

[그림 3-27] Frameshifting can be used to regulate the synthesis of downstream genes in poly-cistronic messages.

HIV의 envelope 당단백질은 처음에 singly spliced mRNA로부터 membrane bound ribosome에서 88KDa의 전구체로서 합성된다. 전구체는 소수성 N-terminal signal sequence (20-30 amino acids)를 갖고 있어 세포의 secretory pathway로 이동한다. 이 부위는 rough endoplasmic reticulum(RER)으로 이동되는 동안 분해된다. 그 후 ER에서 전구체는 glycosylation과 올바른 3차 구조로의 folding을 겪게 된다. 이때 전구체는 160KDa의 분자량을 갖게 된다. 다른 retrovirus와 공통으로 HIV의 envelope 당단백질은 folding 후 세포내 이동과 안정성에 중요한 oligomer 구조를 형성하게 된다. 전구체는 세포내 protease에 의해 Golgi에서 분해되어 120 KDa의 표면 단백질(SU)과 41 KDa의 transmembrane envelope 단백질(TM)을 생산하게 된다. 이 단백질들은 세포막으로 이동되어 바이러스 입자로 삽입된다. 이러한 단백질 분해 과정은 바이러스의 감염력과 syncytia 형성에 필수적이다.

생합성된 gp160 중 일부(5~15%)만 분해되어 gp120와 gp41을 생산하고 분해되지 않은 대부분의 gp160는 lysosome으로 이동되어 분해된다.

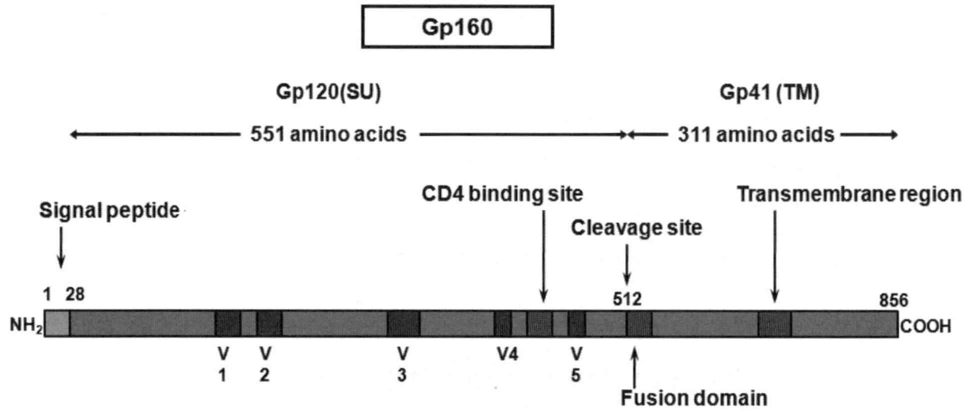

[그림 3-28] Structural domains of HIV envelope glycoproteins

Gp160가 분해된 후 high-mannose sugar side chains의 일부가 complex sugars로 변환되어 성숙된 SU단백질은 complex와 high-mannose 당 잔기를 갖는다. TM단백질은 complex 당 잔기 사슬을 갖게 된다.

HIV-1 Envelope 당단백질은 초기에 160 KDa의 전구체로 합성된 후 외피 당단백질인 gp120와 막투과 당단백질인 gp41으로 분해된다. 이들 생성물은 바이러스 입자나 세포막에서 비공유결합에 의해 연결되어 있다. HIV-1의 envelope 당단백질은 감염시 바이러스가 세포내에 들어오는 과정, syncytium 형성, 세포에서 세포로의 전염 과정과 단세포를 죽이는 과정에 관련된다.

gp120(SU) 당단백질은 바이러스의 숙주 범위를 결정하는 데 관련되며 숙주의 수용체인 CD4와 상호반응을 하는 결정인자를 갖고 있다. gp120 당단백질은 syncytia를 형성하는 능력과 monocyte/macrophage 세포를 감염하는 능력과 관련되어 있다. gp120는 9개의 disulfide bonds에 의해 결정되는 여러 가지 영역 구조를 갖고 있는 당단백질이다. 여러 가지 HIV-1 균주로부터 생산되는 gp120 당단백질을 비교하면 5개의 conserved domains(C1~C5)과 5개의 variable domains(V1~V5)이 발견된다. 보존영역은 gp120의 기능에 필요한 구조인자를 포함하는 것으로 간주된다. 20-30개의 아미노산으로 구성된 V1/V2, V3, V4 부위는 disulfide-linked loops을 형성한다. 바이러스 단백질의 변이는 부분적으로 immune selection pressures에 의해 유도되며 V2와 V3 영역은 HIV-1 감염력을 중화할 수 있는 항체의 결합 부위이다. 그리고 gp120의 V1과 V2 영역은 HIV-1의 복제 능력과 숙주 범위에 영향을 미친다.

반면 gp41(TM) 당단백질은 소수성 아미노산을 갖고 있어 세포막에 단백질이 삽입되도록 하며 gp120을 바이러스 입자의 표면에 부착시키는 막투과성 단백질로서 바이러스와 세포 간의 융합과 거대 다핵세포 형성에 관여한다. gp41 당단백질은 막융합과 gp120와 비공유 결합적으로 반응하는 영역(ectodomain), 세포와 바이러스의 지질 이중막에 gp120-gp41 결합체를 고정시키는 소수성 막투과 영역(transmembrane domain), 그리고 기능이 밝혀지지 않은 세포질내 영역(intracytoplasmic domain)을 갖고 있다. 바이러스 균주 사이에서 gp41 당단백질의 ectodomain과 transmembrane domain은 매우 잘 보존되어 있다. gp41 당단백질은 소수성 아미노산을 갖고 있어 세포막에 단백질이 삽입되도록 하며 감염세포의 세포막과 바이러스의 막 간에 융합을 촉매하는 역할을 한다.

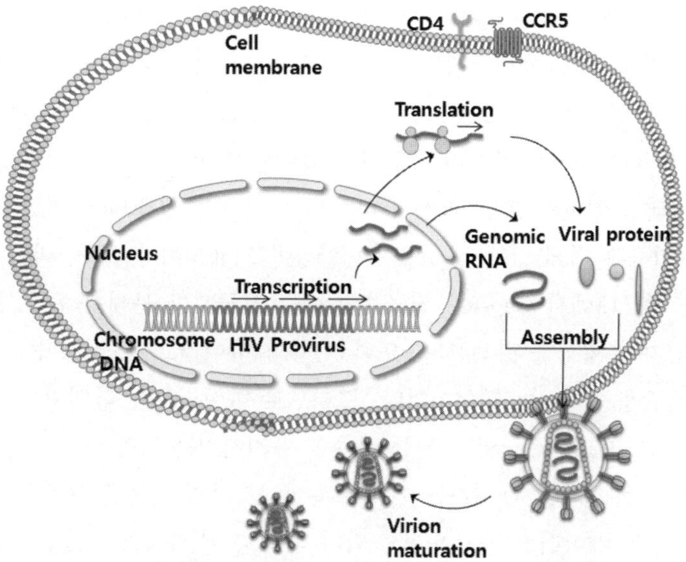

[그림 3-29] Assembly, release and maturation of HIV virion

HIV생활환의 마지막 단계는 바이러스 성분이 virion으로의 assembly와 budding 과정을 통해 세포로부터 virion의 방출, 그리고 감염력이 있는 바이러스 입자로의 성숙 과정이 포함된다.

1) assembly of virus components into virions

2) release from the cell via the process of budding

3) maturation into infectious virus particles.

바이러스 입자의 조립에 관련된 분자적 기작은 잘 알려져 있지 않다. 여러 가지 retrovirus

의 경우 두 가지 다른 형태 형성 과정이 전자 현미경에 의해 관찰된다. Type C oncoviruses(예를 들면, murine leukemia virus, Rous sarcoma virus)와 lentivirus(예를 들면, HIV)를 포함하는 C type의 형태 형성 과정을 나타내는 virus 경우, 세포막으로 개별적으로 이동된 전구체(Gag/Gag-Pol polyproteins)로부터 budding과 동시에 바이러스 입자가 세포막에서 조립된다. Type B와 D retroviruses(예를 들면, 각각의 경우, mouse mammary tumor virus와 Mason-Pfizer monkey virus)의 경우 미성숙된 capsid가 세포막으로 이동되기 전 세포질에서 미리 조립이 된다.

HIV-1 생활환의 마지막 단계로서 바이러스 입자를 만들기 위해 필요한 모든 바이러스 성분이 조립 과정이 일어나는 세포막으로 이동되어 바이러스 입자로 들어가게 된다. 이 과정이 바이러스의 조립과 budding이 동시에 일어나는 과정에 의해 이루어진다. 바이러스의 조립에 관련된 분자적 기작이 잘 알려져 있지 않지만 모든 바이러스 성분이 세포막에 집결된 후 Gag 전구체 간의 상호반응에 의해 바이러스 핵 구조가 형성되며 이때 Gag-Pol 전구체도 바이러스 핵 내로 들어가게 된다. Gag-Pol polyprotein이 바이러스 입자로 들어가는 기작은 잘 알려져 있지 않다. Gag-Pol 전구체는 Gag전구체 농도의 1/10정도로 합성이 되므로 Gag-Pol polyprotein을 바이러스 입자로 들어가게 하는 특별한 기작이 존재할 것으로 생각된다. 바이러스 입자의 조립 과정시 바이러스 입자가 형성되어 세포 밖으로 방출되기까지 Gag-Pol 전구체 내에 있는 protease의 활성이 억제되어야 한다. 바이러스 protease의 조기 활성화는 세포내에서 Gag-Pol 전구체와 Gag 전구체의 분해를 유발시켜 감염력이 있는 바이러스 입자의 형성을 방해한다. 또한 과량의 바이러스 protease는 감염세포의 형태를 변화시켜 세포를 죽게 유도할 수 있다. 그러므로 바이러스는 감염력이 있는 바이러스를 생산하기 위해 Gag-Pol과 Gag의 적절한 비율을 유지시키는 독특한 기작을 발전시켜 왔다. Gag-Pol이 바이러스 입자로 들어가는 기작에 관해 두 가지 가능한 모델을 생각해 볼 수 있다. 첫 모델의 경우 바이러스 입자가 방출되기 바로 전에 Gag와 Gag-Pol이 세포막에서 상호반응을 한다는 것이다. Gag-Pol polyprotein은 myristylation이 되고 Gag가 없이 발현되면 세포막으로 이동되나 바이러스 입자를 형성하지 못한다. Gag나 Gag-Pol만을 발현시키는 plasmids를 cotransfection시켜 연구한 실험 결과는 이 model을 지지하고 있다. cotransfection된 세포로부터 분리된 바이러스 입자는 Gag와 Gag-Pol을 포함하였다. Gag-Pol 자체만으로는 바이러스 입자를 형성할 수 없기 때문에 이 연구 결과는 free Gag와 Gag-Pol이 서로 세포내에서, 아마도 세포막에서, 결합될 수 있다는 것을 나타내고 있다. 두 번째 model은 감염 세포에서 Gag와 Gag-Pol이 mRNA로부터 전사 직후 상호반응을 한다는 것을 가정한다. 전구체 합성 후 Gag와 Gag-Pol polyproteins 간에 일종의 complex가 형성된 후 세포막으로 이동되는 경우이다. 이 model의 특징은 전사 후 즉시 Gag와

Gag-Pol이 상호반응을 함으로써 Gag-Pol 간의 dimerization이 억제되어 바이러스 입자의 방출 전에 전구체를 미리 분해시키는 viral protease의 활성화를 억제한다는 것이다. Gag-Pol polyprotein의 protease 내의 mutations이 세포로부터 바이러스 입자의 형성에 큰 영향을 미치는 것으로 나타난 최근의 연구 결과는 두 번째 model을 지지하는 것이다. 이러한 결과는 변이 Gag-Pol polyprotein으로 인해 불안정한 Gag/Gag-Pol complex가 형성되어 세포막으로 이동된 후 다른 정상적인 Gag/Gag-Pol complexes와 효율적으로 상호반응을 하지 못하거나 정상적인 Gag/Gag-Pol complexes 간의 상호반응을 방해하여 세포내로부터 바이러스 입자의 형성에 영향을 미치는 것으로 생각된다. 실제 전구체의 전사 직후 Gag와 Gag-Pol 간에 상호반응이 존재하는 것을 살펴보는 것이 필요하다.

감염력이 있는 바이러스는 동일한 두 분자의 genomic RNA와 역전사반응에서 역활을 하는 $tRNA^{lys}$을 핵내에 포함하고 있다. 이들 RNA가 바이러스 입자로 삽입되는 과정은 잘 알려져 있지 않다. Gag polyprotein이 바이러스 genomic RNA를 packaging하는 데 중요한 역할을 하는 것으로 믿어진다. HIV-1 genome의 5'LTR과 gag initiation codon 사이의 부위가 genomic RNA을 바이러스 입자로 packaging시키는 데 필요한 것으로 알려져 있다. 또한 Gag coding region RNA와 env RNA의 일부도 genomic RNA의 encapsidation에 관련이 있는 것으로 밝혀졌다. 그러나 두 분자의 genomic RNA를 하나의 바이러스에 packaging시키는 결정인자에 대한 정보는 미흡한 실정이다. HIV-1 RT가 $tRNA^{lys}$ primer와 선택적으로 반응한다는 결과는 tRNA의 packaging에 RT가 역활을 한다는 것을 암시한다. 최근의 연구는 Gag-Pol polyprotein이 tRNA를 선택적으로 바이러스 입자로 삽입시키는 데 중요한 역할을 한다는 가설을 제시하고 있다.

(1) assembly of virus components into virions

HIV-1 바이러스 입자를 만들기 위해 필요한 모든 바이러스 성분이 조립 과정이 일어나는 세포막으로 이동되어 바이러스 입자로 들어가게 된다. 이 과정이 바이러스의 조립과 budding이 동시에 일어나는 과정에 의해 이루어진다. 바이러스의 조립에 관련된 분자적 기작이 잘 알려져 있지 않지만 모든 바이러스 성분이 세포막에 집결된 후 Gag전구체 간의 상호반응에 의해 바이러스 핵 구조가 형성되며 이때 Gag-pol 전구체도 바이러스 핵내로 들어가게 된다. 이 외에도 두 분자의 바이러스 RNA와 시발체 $tRNA^{lys}$가 핵내로 들어가게 된다. 이러한 핵입자가 세포막에서 budding하면서 envelope 당단백질을 함유하고 있는 세포막의 인지질 이중막으로 쌓여 세포 밖으로 나오게 된다. 이때에 형성된 바이러스 핵입자는 미성숙된 상태로 분해가 되지 않은 전구체 단백질로 구성되어 있다. 감염된 세포로부터 미성숙된 바이러스 입자가 방출되자마자 바이러스의 protease의 활성화에 의해 전구체가 최종산물로 분해되어 형태적으로 성숙 과정을 겪게 되며 최종적으로 감염력이 있는 바이러스 입자가 형성된다. 이와 같이 바이러스 protease의 활성화는 바이러스 입자 내에만 한정이 되도록 잘 조절되고 있는데 이는 감염력이 있는 성숙된 바이러스 입자를 형성하는 데 매우 중요하다고 알려졌다. Protease의 활성이 조절이 되는 기작은 현재로는 잘 알려져 있지 않다. 이러한 과정을 거친 성숙된 바이러스 입자는 다음 단계의 세포에 감염할 수 있는 상태를 갖게 된다.

(2) release from the cell via the process of budding

바이러스 입자의 방출시 핵입자가 세포막에서 budding하면서 envelope 당단백질을 함유하고 있는 세포막의 인지질 이중막으로 쌓여 세포 밖으로 나오게 된다. 바이러스 입자로 envelope 당단백질이 삽입될 때 envelope 당단백질 영역과 Gag protein의 TM영역 간의 상호반응에 의해 이루어지는 것으로 생각된다. HIV-1 MA protein의 mutational analysis를 통한 연구결과는 envelope 당단백질과 Gag protein의 MA domain 간의 상호반응이 바이러스 조립 과정 중 envelope 당단백질을 선택적으로 삽입시키는 데 필요하다는 증거를 제공하고 있다. 이때에 형성된 바이러스 핵 입자는 미성숙된 상태로 분해가 되지 않은 전구체 단백질로 구성되어 있다. 전자현미경으로 초기의 완전히 조립된 바이러스 입자를 살펴보면 도넛 모양의 구조를 보이고 있다.

(3) maturation into infectious virus particles

감염된 세포로부터 미성숙된 바이러스 입자가 방출되자마자 바이러스의 protease의 활성화에 의해 전구체가 최종산물로 분해되어 형태적으로 성숙 과정을 겪게 되며 최종적으로 감염력이 있는 바이러스 입자가 형성된다. 이와 같이 바이러스 protease의 활성화는 바이러스 입자 내에만 한정이 되도록 잘 조절되고 있는데 이는 감염력이 있는 성숙된 바이러스 입자를 형성하는 데 매우 중요하다고 알려졌다. Virus의 입자의 형성 과정 중 HIV-1 protease의 활성화를 조절하는 기작은 확실히 알려져 있지 않지만 전자현미경에 의한 virus 입자 형성과정의 연구를 토대로 단백질 분해 과정이 조립된 입자가 세포 밖으로 방출된 후에 일어나는 것으로 생각된다.

분해 과정을 통해 전구체의 여러 영역이 분리되면서 바이러스 입자의 모양과 형태에 주요 변화가 일어나게 된다. 성숙된 바이러스 입자에서 전구체의 개개의 성분은 위치상 입자의 서로 다른 부분으로 분리된다. MA protein은 virus의 핵과 지질막 사이에 존재하며 지질막과 밀접히 연결된 outer capsid를 형성한다. CA protein은 옥수수 모양의 핵구조를 형성하게되며 virus의 유전자를 보호한다. p9(nucleocapsid protein)은 virus의 유전자를 직접 감싸고 있는 단백질로 알려져 있다. Gag-Pol 전구체는 virus 입자의 조립 과정에서 Gag 전구체와 상호반응을 통해 virus 입자 내로 들어가 Gag-Pol 전구체의 일부인 HIV-1 protease의 활성화에 의해 최종산물로 분해된다. 최종산물로는 구조단백질의 일부인 p17, p24와 기능단백질인 protease(p11), reverse transcriptase(p66/51)와 integrase(p31)가 생성된다. 따라서 pol 유전자는 virus의 복제에 필수적인 3가지 기능단백질을 제공한다. env 유전자의 발현은 전구체인 당단백질인 gp160 envelope glycoprotein으로 합성되며 cellular protease에 의해 분해되어 virus의 표면항원인 gp120(surface glycoprotein, SU)와 지질막 당단백질인 gp41(transmembrane glycoprotein, TM)를 생성한다. 이들 당단백질은 virus가 $CD4^{+}$ 세포에 감염할 때 수용체인 CD4에 결합하여 세포내로 들어가는 수단을 제공한다. 이러한 과정을 거친 성숙된 바이러스 입자는 다음 단계의 세포에 감염할 수 있는 상태를 갖게 된다.

II. 항염증 소재개발 및 효능평가

1. 피부염증 질환 치료제 개발을 위한 효능평가

1) 피부염증 질환 연구의 필요성 및 중요성

아토피 피부염의 유병률은 국내의 경우 약 18~20%의 발생빈도를 보이며, 선진국에서도 전 인구의 약 20~40%의 환자 발생이 보고된다. 선진국의 경우 치료비용이 연 약 1-2조 원에 이르며 국내는 약 1000억 원 이상의 규모로서, 아토피 피부염 예방 및 치료에 막대한 경제적 손실이 발생하고 있다. 아토피 피부염은 발병 후 지속적인 장기간 동안의 치료가 요구되므로 부작용이 없는 새로운 치료약제의 개발은 부가가치가 막대하다고 생각된다. 아토피 피부염은 T세포에 의해 매개되는 원인불명의 자가면역 질환으로 병인 및 기전을 규명하기 위하여 질환에 따라 조절되는 유전자들에 대한 연구가 집중적으로 연구되고 있다.

〈표 3-3〉 T-cells in inflammatory skin disease

Skin disease	T-cell sub type	Antigenic target	Cytokine profile
Psoriasis	Epidermal: $CD8^+$ Dermal : $CD4^+$	N.D. (autoantigens?)	T_H1
Atopic dermatitis	$CD4^+$	Extrinsic : allergens (for example, *D. pterynossinus*) Intrinsic : N.D. (autoantigens?)	Acute : T_H2 Chronic : T_H1
Allergic contact dermatitis(contact hypersensitivity)	$CD4^+$ and $CD8^+$	Haptens(small molecules that elicit a type IV hypersensitivity reaction)	T_H1〉T_H2
Vitillgo	$CD8^+$	Melanocyte autoantigens	N.D.
Cutaneous T-cell lymphoma	$CD8^+$	Antigen independent	T_H2

D. pterynossinus, Dermatophagoides pterynossinus: N.D., not determined T_{H+} T helper cell.

아토피 피부병의 치료로는 증세에 따라 다양한 기존의 치료 방법이 현재까지 사용되고 있으며 크게 국소요법, 전신투약요법, 자외선 등의 물리적 요법으로 대변된다. 그러나 치료에 있어서 사용되고 있는 국소 및 전신 약제의 장기 투여는 반대급부로 후유증 및 부작용을 동반해서 치료가 성공적일지라도 치료 중단 시 곧 병변이 재발되는 어려움이 있다. 또한 현재 선진국에서 개발되어 임상 시험 중인 여러 약재의 경우도 효과적이긴 하나 전신적 투여 시 의료비용의 부담이 크며, 장기간 사용 시 부수적으로 야기되는 전신면역 억제 현상으로 인해 또 다른 질환을 발생시킬 수 있는 단점이 있다. 심한 아토피 피부염 치료에 사용되는 면역억제제들은 전신 투여 시 T세포에 직접 작용하여 T세포의 활성에 필요한 전사인자의 억제를 통하여 치료 효과를 갖는 것은 이미 너무나 잘 알려진 사실이다.

효율적인 아토피 피부염 예방 및 치료를 위해서는 기존의 치료법과 상이한 특이적 치료법의 개발이 요구된다. 현재 당면한 아토피 피부염 치료법 개발에서는 필수적인 것은 아토피 피부염에서 일어난 complex of immunologic and inflammatory cascade에 대한 정확한 이해와 또한 국소 병변 부위에서 일어나는 면역반응에 대한 상호작용과 신호전달 체계를 체계적으로 이해하는 것이다. 따라서 아토피 피부염 연구에는 아토피 피부염 발생에 관여하는 여러 물리적 인자 및 환경적 인자에 대한 국소 및 전신에서 일어나는 인체 면역 체계의 포괄적 이해와 연구가 요구되며 이를 통해 아토피 피부염 및 타 피부 자가면역 질환의 예방, 진단 및 임상적 치료를 위해 중요한 단서를 제공하리라 생각된다. T세포, B 세포, 비만세포, 호산구, 호염구, 항원전달세포, 여러 cytokines 및 chemokines 들이 아토피 피부염의 발생에 관여한다는 면역학적 인자로서 보고되어 왔으나 아직까지 피부에서 이들이 각질형성 세포와 어떠한 신호 면역반응을 갖는지에 대해서는 추론적이다.

〈표 3-4〉 Normal adult blood-cell

Cell type	Cells/mm^3	%
Red blood cells	5.0×10^6	
Platelets	2.5×10^5	
Leukocytes	7.3×10^3	
Neutrophil		50 ~ 70
Lymphocyte		20 ~ 40
Monocyte		1 ~ 6
Eosinophile		1 ~ 3
Basophil		〈 1

염증 치료제의 개발은 T세포의 활성을 막는 면역억제제나 조직 파괴 또는 만성염증에 연루된 여러 사이토카인의 작용을 억제하는 물질에 목표를 두어 이루어져 왔다. 지금까지 염증 치료에 T세포의 활성화를 막는 생물학적 제제나 약물들이 사용되고 있으나 작용 특이성의 결여로 인한 많은 부작용의 발생으로 새로운 염증 관련 치료제의 개발이 필요한 실정이다.

〈표 3-5〉 Pro-inflammatory effects of IL-1, TNF-α, and IL-6

Effect	IL-1	TNF-α	IL-6
Endogenous pyrogen fever	+	+	+
Synthesis of acute-phase proteins by liver	+	+	+
Increased vasculr permeability	+	+	+
Increased adhesion molecules on vascular endothelium	+	+	-
Fibroblast proliferation	+	+	-
Platelet production	+	-	+
Chemokine induction (e.g., IL-8)	+	+	-
Induction of IL-6	+	+	-
T-cell activation	+	+	+
B-cell activation	+	+	+
Increased immunoglobulin synthesis	-	-	+

피부 관련 염증 질환에서 세포 표면에 발현되어 세포 사이에 결합을 유도하는 adhesion molecule들은 keratinocyte와 monocyte, lymphocyte 간의 결합에서 중요한 역할을 한다. 이러한 adhesion molecules은 Intracellular adhesion molecule-1(ICAM-1), vascular adhesion molecules-1(VCAM-1), E-selection 등이 있다. 이 중 ICAM-1는 keratinocyte, leucocytes, endothelial cells, fibroblasts 등 여러 세포에서 발견되고, 주로 염증 유발 인자인 TNF-α, IL-1, IL-6, IFN-γ, UV 등에 의해서 발현되는 것으로 알려져 있다. 이러한 염증 유발 인자에 의해 ICAM-1이 세포 표면에 발현되면 피부 조직의 표피(epidermis)로 lymphocyte나 monocyte 세포가 유입되도록 촉진한다.

이러한 adhesion에 관여하는 분자들이 피부조직으로 다양한 면역관련 세포를 유입시킴으로써 피부세포와 면역세포 간의 다양한 상호반응을 통하여 염증 관련 반응이 유도되어 궁극적으로 피부 관련 염증 질환이 발생하게 된다. 또한 피부 염증 관련 질환에서는 면역세포의 활성이 중요한 역할을 한다. 활성화된 면역세포 또는 면역세포가 생산하는 사이토카인(TNF-alpha, IL-1, IL-6, INF) 및 키모카인(MCP-1, IL-8, CCL17, CCL22, CCL9/10/11) 등이 비면역계 주변보조세포를 지속적으로 자극하여 세포의 과도한 활성화나 세포 사멸을 통한 조직의 파괴가 일어나는 등의 부작용을 유발시켜 염증을 일으킨다.

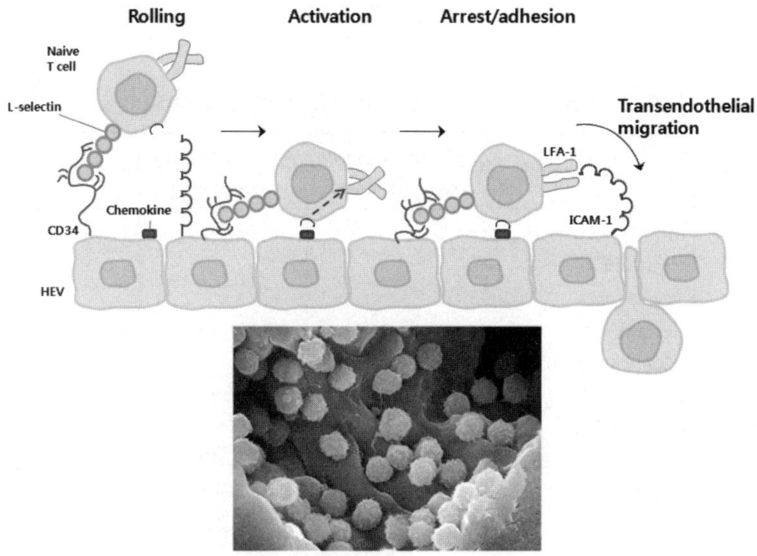

[그림 3-30] Adhesion molecules in monocyte/T cell infiltration

〈표 3-6〉 Chemokines and their receptors – Key mediators of inflammtion

chemokine receptors	chemokines bound by receptor
CXC SUBGROUP	
CXCL1	IL-8, GCP-2
CXCL2	IL-8, Gro-a, Gro-β, Gro-g, NAP-2, ENA-78
CXCR3	IP-10, Mig, I-TAC
CXCR4	SDF-1, PBSF
CXCR5	BCA-1
CC SUBGROUP	
CCR1	MIP-1, RANTES, MCP-2, MIP-5
CCR2	MCP-1, MCP-2, MCP-3
CCR3	Eotaxin, RANTES, MCP-2, MCP-3, MCP-4, Eotaxin-2, MIP-5
CCR4	TARC, RANTES
CCR5	MIP-1a, RANTES, MIP1β
CCR6	Exodus-1
CCR7	ELC
CCR8	1-309
CCR10	MCP-1, MCP-2, MCP-3, RANTES

아래 표는 특히 아토피 피부염과 관련된 키모카인과 그 수용체의 관계를 보여 준다.

〈표 3-7〉 AD-associated chemokines and their receptors

Chemokine ligand	cell of origin	Increased serum /plasma levels	Corresponding receptor(s)	Target cell(s)
CCL1/*1-309*	Keratinocytes, endothelial cells, mast cells	Yes	CCR8	T cells, LC precursors
CCL2/*MCP-1*	Keratinocytes, Leukocytes	Yes	CCR2	Monocytes, DC precursors
CCL3/*MIP-1a*	Leukocytes	Yes	CCR1, CCR5	Monocytes, T cells
CCL4/*MIP-1β*	Leukocytes	Yes	CCR5	Monocytes, T cells
CCL5/*RANTES*	Kertinocytes, Leukocytes	Yes	CCR1, CCR3, CCR5	Eosinophils, T cells Fibroblasts
CCL11/*eotaxin*	Keratinocytes, T cells	Yes*	CCR3	Eosinophils, T cells
CCL13/*MCP-4*	Keratinocytes, macrophages, T cells	-	CCR2, CCR3	Monocytes, DC precursors Eosinophils, T cells
CCL17/*TARC*	Keratinocytes, endothelial cells,	Yes*	CCR4	T cells
CCL18/*PARC*	Keratinocytes, DCs	Yes	Unknown	T cells
CCL20/*MIP-3a*	Keratinocytes	Yes	CCR6	T cells, monocytes, immaure DC, LCs
CCL22/*MDC*	Macrophages, DCs	Yes*	CCR4	T cells
CCL26/*eotaxin-3*	Keratinocytes, endothelial cells	Yes*	CCR3	Eosinophils, T cells
CCL27/*CTACK*	Keratinocytes	Yes*	CCR10	T cells
CX_3CL1/*fractalkine*	Endothelial cells	Yes*	CX3CR1	T cells, NK cells, Monocytes, DC

MCP, Monocyt chemoattractant protein; MIP, macrophage inflammatory protein; TARC, thymus and activation-regulated chemokine; PARC, plmonary and activation-regulated chemokine, MDC, macrophage-derived chemokine; CTACK, cutaneous T cell-attracting chemokine

* Serum of plasma levels directly correlated with disease activity

다양한 염증인자 중에 하나로 세포막 인지질(phospholipids)이 분해되어 염증반응에 관여하는 물질이 생성된다. 여기에는 thromboxane, prostaglandins, leukotrienes, and platelet activating factor(PAF) 등이 있는데 염증 반응 유도에 역할을 한다. 이들 염증매개 물질의 생성에 관여하는 효소로 cyclooxygenase와 lipoxygenase가 알려져 있다.

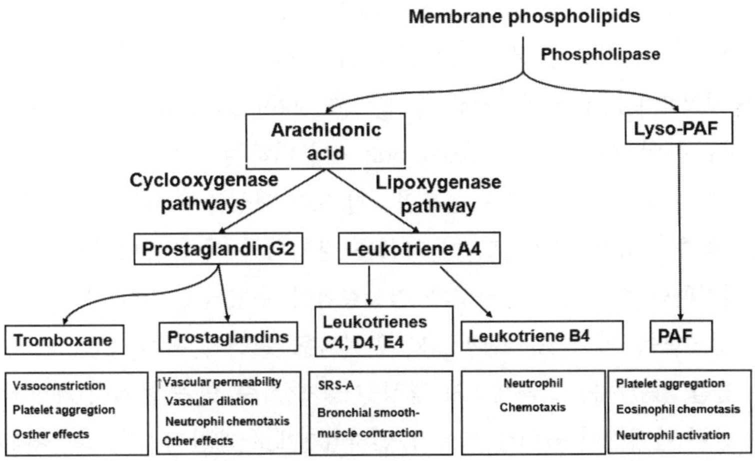

[그림 3-31]

따라서 이들 염증 인자의 생성에 중요한 cyclooxygenase와 lipoxygenase의 활성을 조절하는 물질이 염증 질환 치료제로 다양하게 개발되고 있다. 아래 그림은 cyclooxygenase의 활성을 저해하여 염증을 억제하는 원리를 보여 주고 있다.

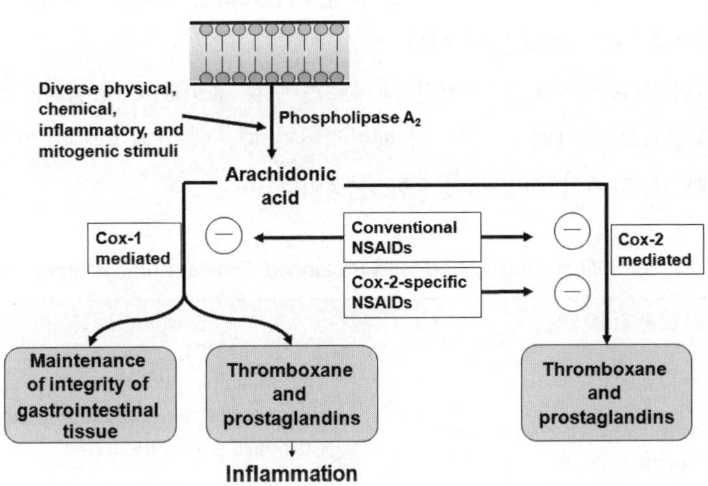

[그림 3-32] Inhibition of cyclooxygenase 1 and 2 by NASID

피부면역 질환 치료에 사용하기 위한 제제로 다양한 면역억제제가 개발되어 사용되고 있다. 국외에서 현재까지 개발되어 사용되고 있는 면역억제제의 현황은 다음과 같다.

① T세포의 활성화 신호 전달을 억제하여 작용하는 Cyclosporin A(Sandoz사)는 현재 면역억제제 시장 점유율이 95%에 가깝고 염증성 질환 이외에도 장기이식시 필요한 면역억제

에 지속적인 사용에 의해 그 사용 범위가 확대되고 있으며 알려지 중 자가면역 질환의 치료에도 이용되고 있어 시장이 점차 증대되고 있는 실정이다.

② 다른 면역억제제로 Tacrolimus로 불리는 FK-506(Fujisawa제약사)는 macrolide 구조를 갖는 항생물질로서 앞에서 언급한 cyclosporin A에 비하여 활성이 100배 정도 강하다. 이 약제의 작용기전은 autocrine T세포 성장인자인 IL-2 생성을 억제하여 T세포 자신의 증식을 저해한다. 염증 치료제 이외에도 이 약제를 장기이식 시나 류마티스성 질환을 포함한 광범위한 면역질환의 치료에 이용하고자 임상실험이 수행되고 있다.

③ T세포 활성화를 억제하는 원리로서 면역세포 표면의 활성 관련 단백질인 CD4나 CD3 등의 기능을 차단하는 면역세포의 활성을 억제할 수 있는 물질이 개발되고 있다. 여기에는 활성 관련 단백질에 특이한 항체가 면역억제제로 개발되었다. 그 외에도 IL-2 수용체, CD40, 4-1BB 등을 대상으로 한 유전공학적기법으로 개발되고 있는 면역억제제가 있다.

④ 국내에서는 면역억제제에 관한 연구가 진행되고 있지만 일부 기업에서만 이루어지고 있고 그 결과도 미미한 실정이다. 개발되거나 개발 중인 면역억제제의 현황은 다음과 같다. 종근당은 토양 미생물의 대사산물로부터 면역억제제의 활성을 가진 후보물질을 개발하였고 이와 아울러 cyclosporin A를 lead compound로 하여 활성이 우수한 약제 개발을 진행하여 제품화 하였다. LG화학도 면역세포 활성에 관여하는 CD40나 4-1BB에 대한 항체를 개발하여 면역억제제로 개발하는 중이다.

피부면역 질환 치료에 사용하기 위한 제제로는 주로 steroid계 소염제가 이용되고 있지만 다양한 부작용으로 인하여 그 사용이 제한적이기 때문에 효과적으로 염증 질환을 조절할 수 있는 새로운 약제의 개발이 필요한 실정이다.

〈표 3-8〉 Side Effects Associated With Prolonged Topical Corticosteroid Therapy

Local Side Effects	Systemic Side effects
Skin · Atrophy · Telangiectasia(thinning of epidermis) · Striae(stretch marks) · Dyspigmentation · Perioral dermatitis/acne · Hirsutism **Eye(with treatment at eye area)** · Glaucoma · Cataract	· Hypothalamic-pituitary-adrena axis suppression · Growth retardation/Failure to thrive · Cushing's syndrome

이와 같은 문제점으로 많은 제약회사들이 non-steroid계 소염제 개발에도 주력하고 있다. 최근에는 부작용이 없는 소재를 천연물에서 개발하는 노력이 진행되고 있다. 다음 그림은 다양한 소재에서 피부 염증을 조절할 수 있는 치료제를 개발하기 위한 전체적인 진행 과정을 보여 주고 있다.

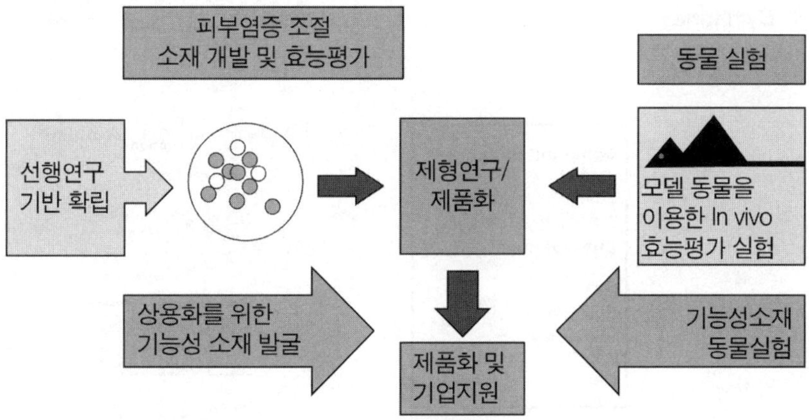

[그림 3-33] 피부 염증 조절 치료제의 개발과정

최근에는 피부 관련 염증 질환에서 중요한 역할을 하는 adhesion분자 및 다양한 사이토카인/키모카인의 발현을 조절할 수 있는 소재를 다양한 자원에서 개발하고 이를 이용하여 피부 관련 염증 질환 치료제를 개발하고 있다. 특히 염증인자 발현에 관여하는 다양한 전사인자의 활성을 억제할 수 있는 소재를 대상으로 치료제로 개발하기 위한 시도가 이루어지고 있다.

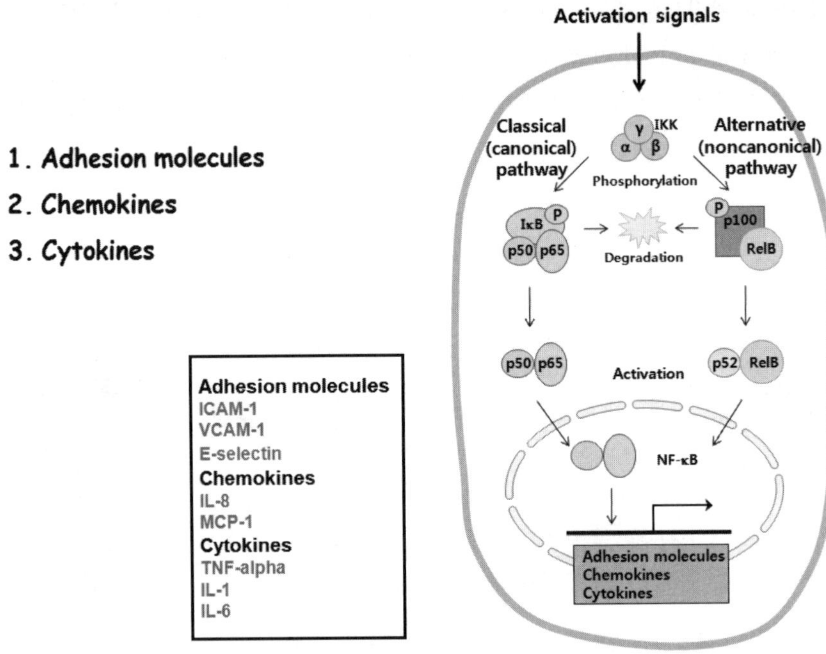

[그림 3-34] Signaling pathways involved in expression of inflammation related genes

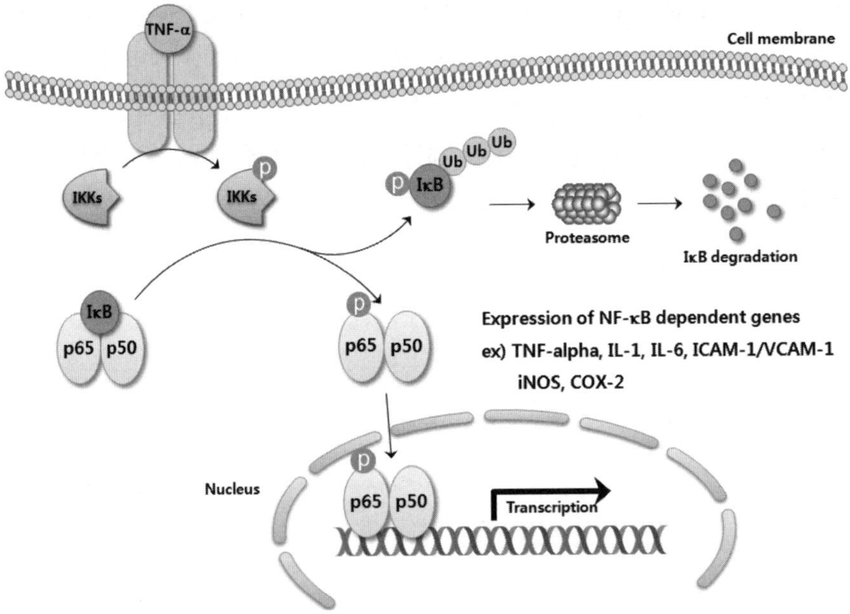

[그림 3-35] NF-kB pathway

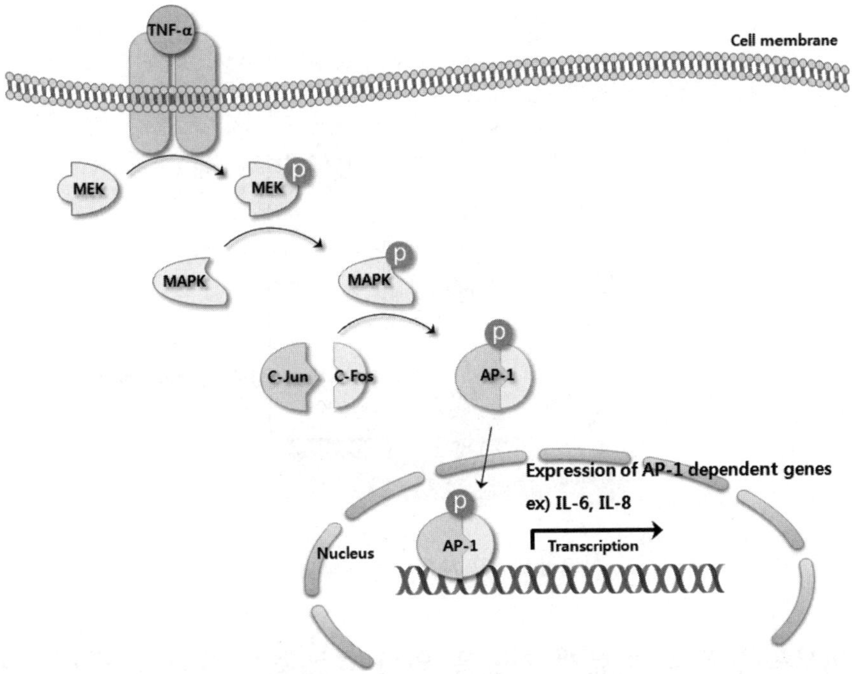

[그림 3-36] AP-1 pathway

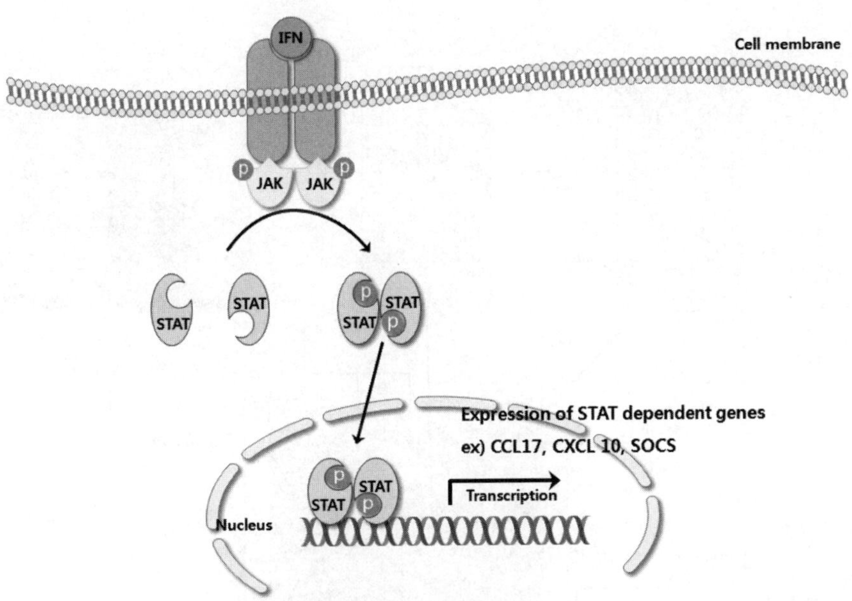

[그림 3-37] JAK/STAT pathway

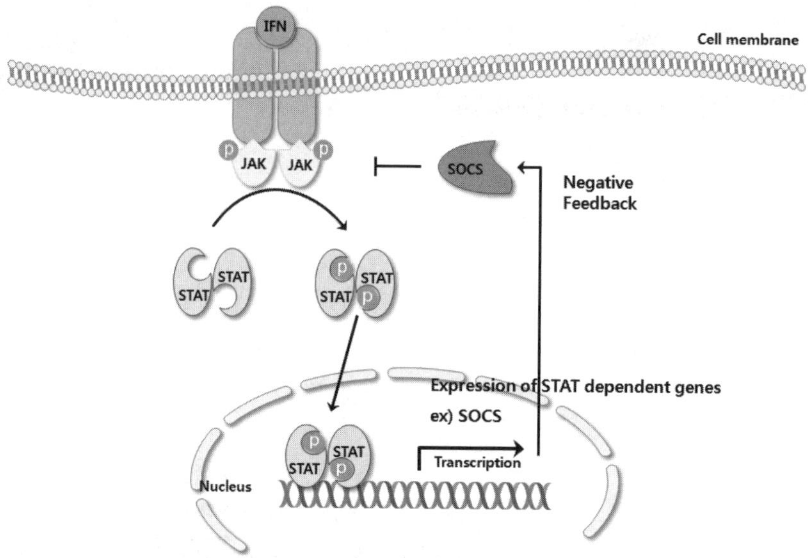

[그림 3-38] JAK/STAT pathway-2

2. 피부염증 질환 치료제 개발을 위한 효능평가 관련 실험 방법의 원리

1) 단백질 분석

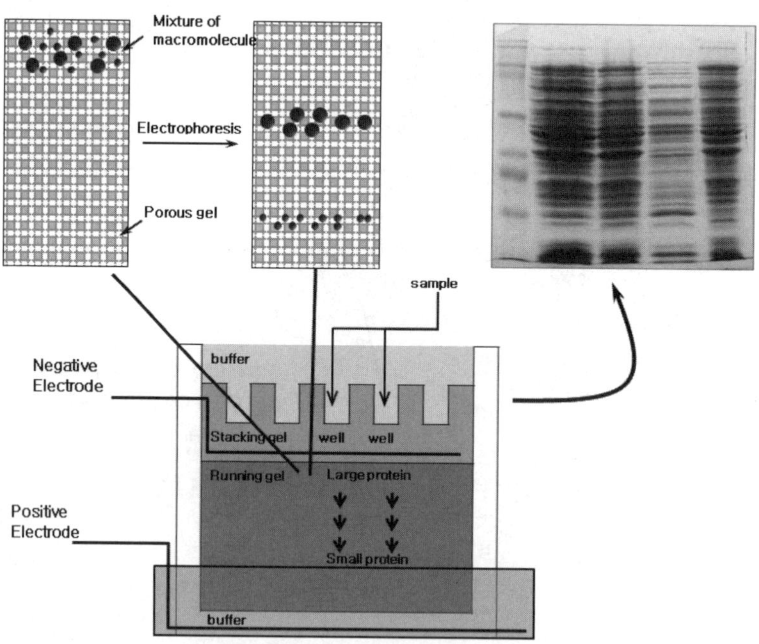

[그림 3-39] SDS-PAGE

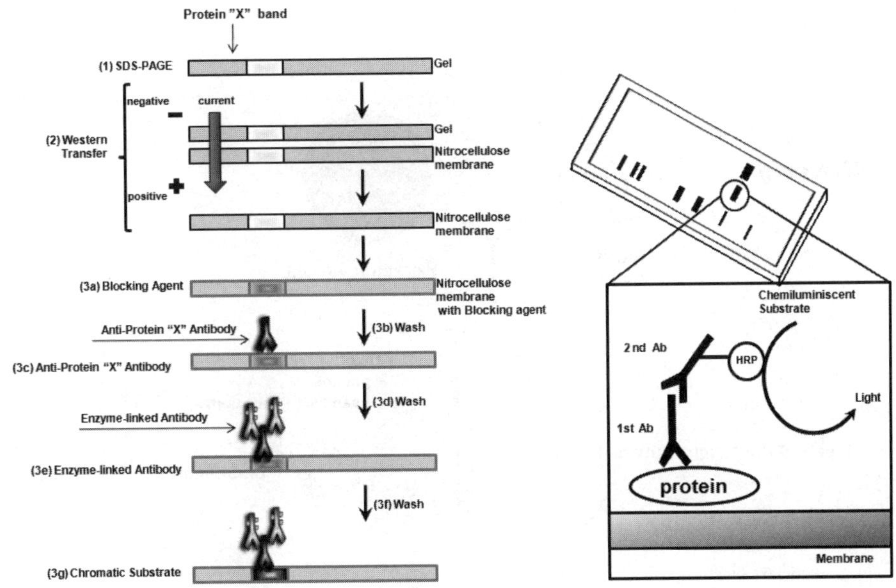

[그림 3-40] Western blot analysis

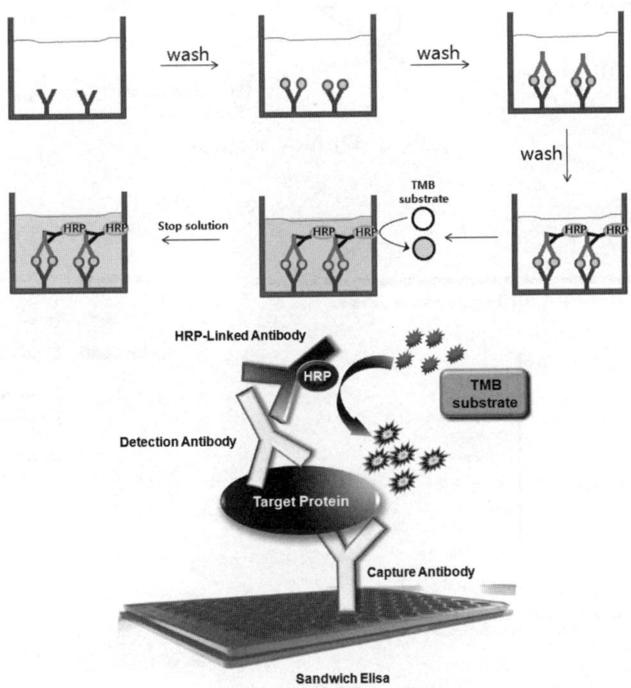

[그림 3-41] Protein Analysis

2) RNA 분석그림

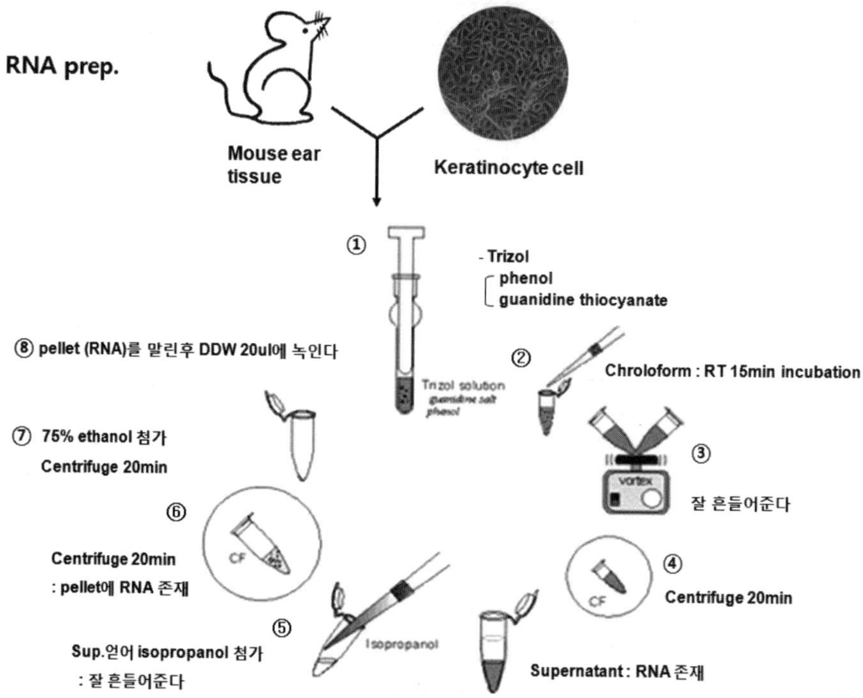

[그림 3-42] RNA analysis

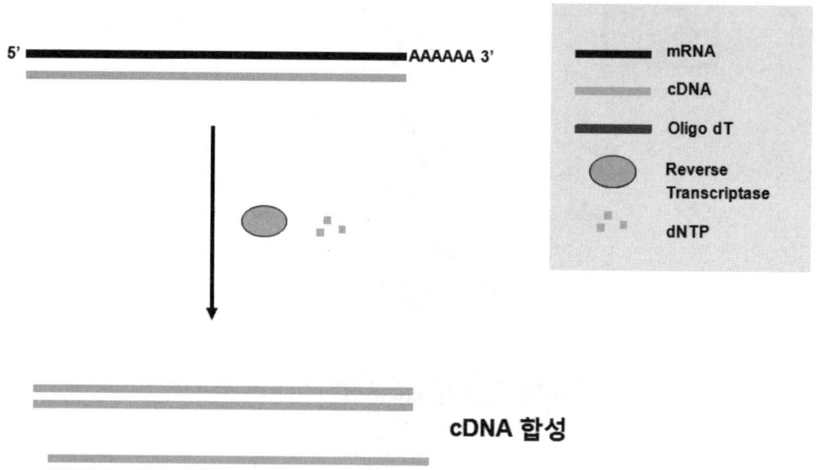

[그림 3-43] Reverse transcription

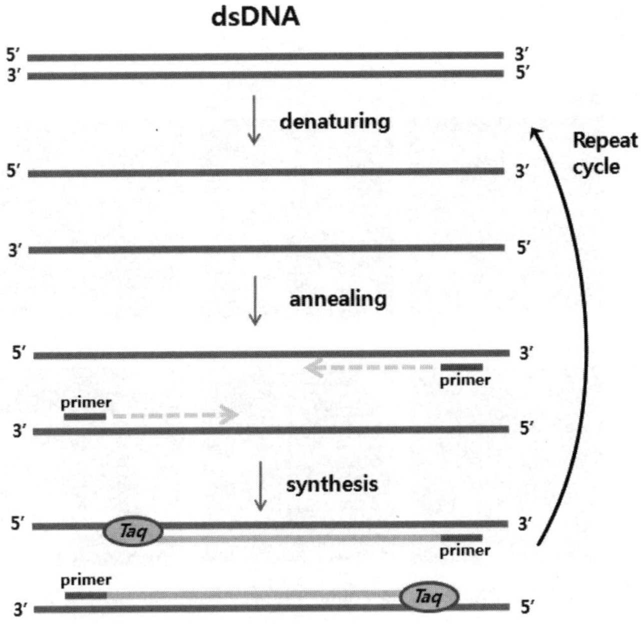

[그림 3-44] The basic polymerase chain reaction(PCR)

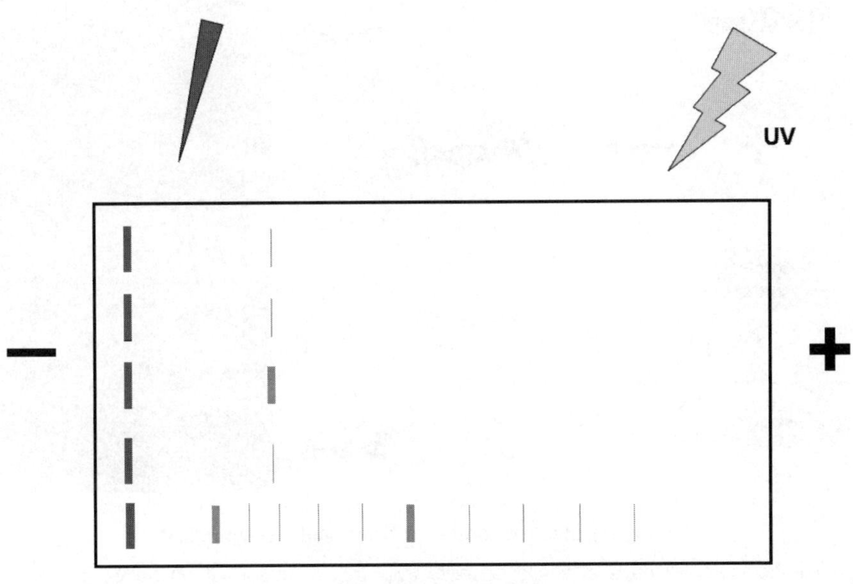

[그림 3-45] Agarose gel electrophoresis

3) 전사인자 활성화 분석

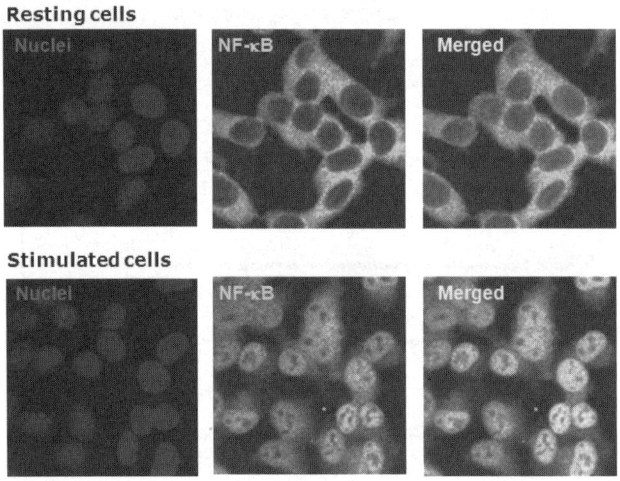

[그림 3-46] Nuclear localization of NF-kB in stimulated cells

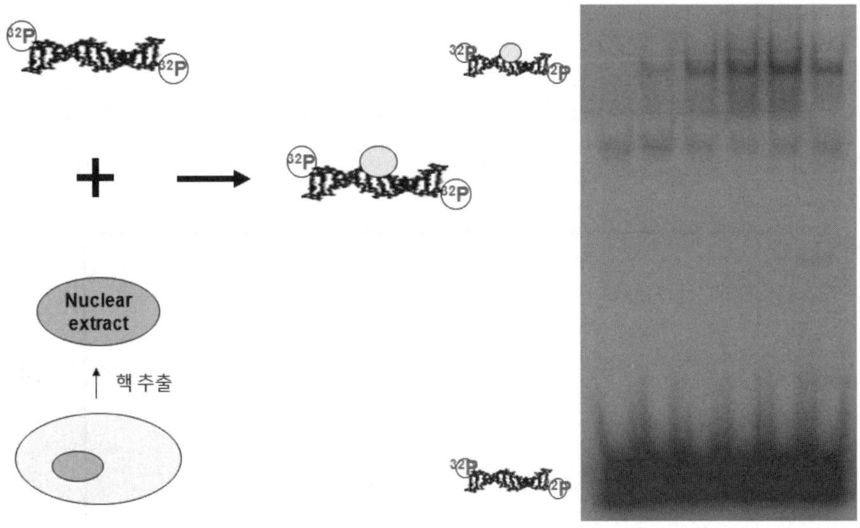

[그림 3-47] Electrophoretic mobility shift assay(EMSA)

DNA-protein complex will have a smaller mobility than that of free DNA on native gel

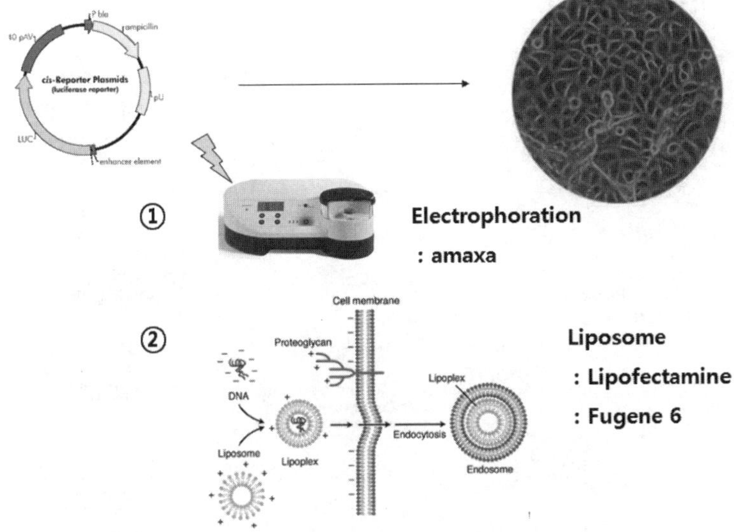

[그림 3-48] Transfection

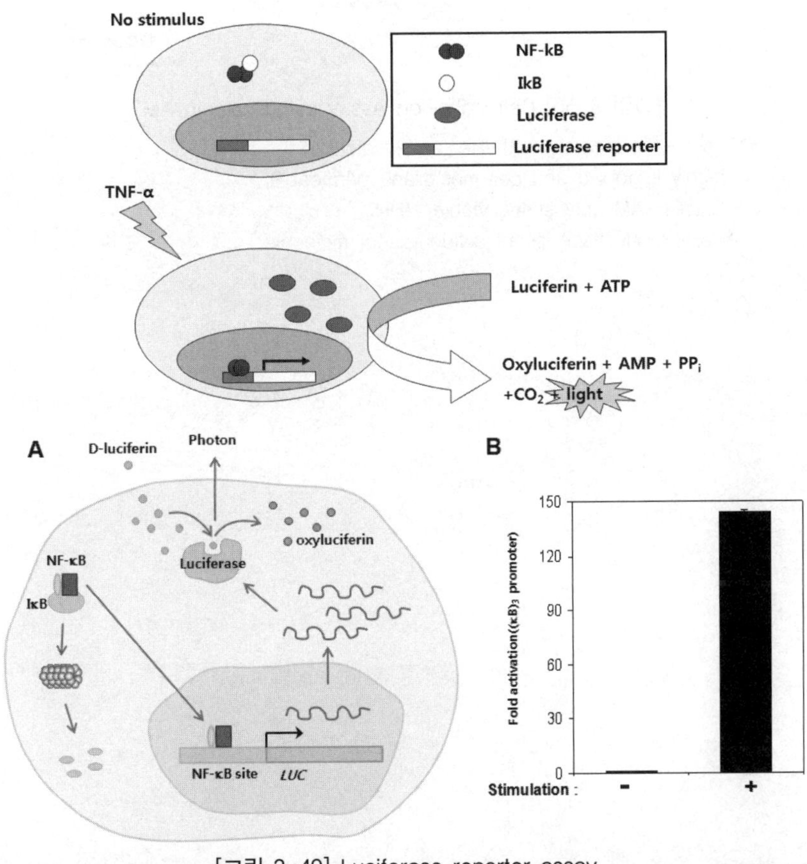

[그림 3-49] Luciferase reporter assay

4) 세포간 부착능 분석

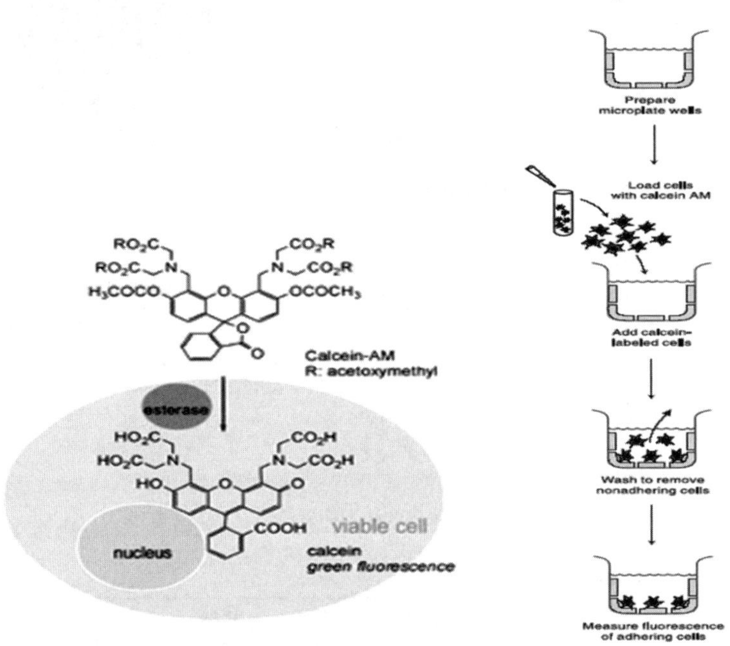

[그림 3-50] Cell Adhesion Assay using calcein AM

- Calcein-AM (acetoxymethyl ester of calcein)
  - highly lipophilic and cell membrane permeable.
  - Calcein-AM only stains viable cells
  - Calcein-AM itself is not a fluorescent molecule

III. 피부염증 질환 치료제 후보물질의 In Vitro 효능평가 관련 실험

Tat-SOD 융합단백질의 아토피 피부염에 대한 보호 효과

1. Tat-SOD 융합단백질의 피부면역 질환에 대한 단백질 치료제로의 가능성 탐색

1) TNF-α가 처리된 HaCaT 세포에서 MMP-9의 mRNA 발현

TNF-α에 의해 MMP-9이 발현되는 것으로 알려져 있다. 따라서 HaCaT 세포에서 TNF-α에 의한 MMP-9의 mRNA의 발현을 확인하였다. HaCaT 세포에 TNF-α를 3시간부터 시간별로 처리하였다. 그 결과 TNF-α에 의해 발현된 MMP-9의 mRNA는 3시간부터 발현하기 시작하여 12시간에서 최대량이 발현되고 24시간까지 그 발현량이 지속되었다([그림 3-51]). 따라서 TNF-α에 의해 유도된 MMP-9의 mRNA의 발현은 빠른 시간에 생성된다는 것을 확인 할 수 있었다.

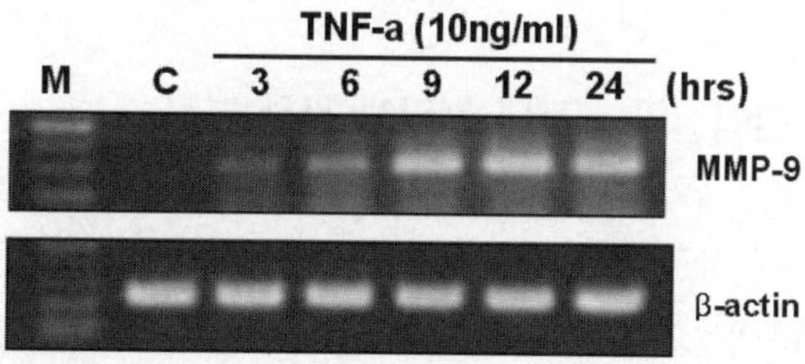

[그림 3-51] TNF-α에 의해 유도된 MMP-9의 mRNA 발현

TNF-α에 의해 유도된 MMP-9의 mRNA 발현을 확인하기 위하여 TNF-α를 3시간부터 시간별로 최대 24시간까지 10ng/ml로 처리하였다. Trizol을 이용하여 total RNA를 얻은 후 reverse transcriptase를 이용하여 reverse transcription을 수행하였다. 얻은 cDNA를 이용하여 PCR을 수행하였다.

2) TNF-α가 처리된 HaCaT 세포에서 MMP-9의 단백질 발현 및 activity 확인

TNF-α에 의해 유도된 MMP-9 단백질의 발현을 확인하였다. [그림 3-51]의 MMP-9의 mRNA의 발현 양상 실험결과로 MMP-9의 단백질 발현은 3시간 이후부터 관찰하였다. 따라서 HaCaT 세포에 TNF-α를 3시간부터 시간별로 처리하였고 그 결과 TNF-α에 의해 발현된 MMP-9 단백질은 6시간부터 발현이 되기 시작하였고 시간이 증가함에 따라서 36시간까지 계속적으로 그 발현양이 증가하는 것을 확인하였다([그림 3-52-A]). 또한 이렇게 생성된 MMP-9 단백질의 활성의 확인하기 위해 Zymograpy를 수행하였다. 그 결과 단백질 발현과 유사하게 6시간부터 activity가 관찰되어 36시간까지 계속적으로 activity가 증가하는 것을 확인하였다([그림 3-52-B]).

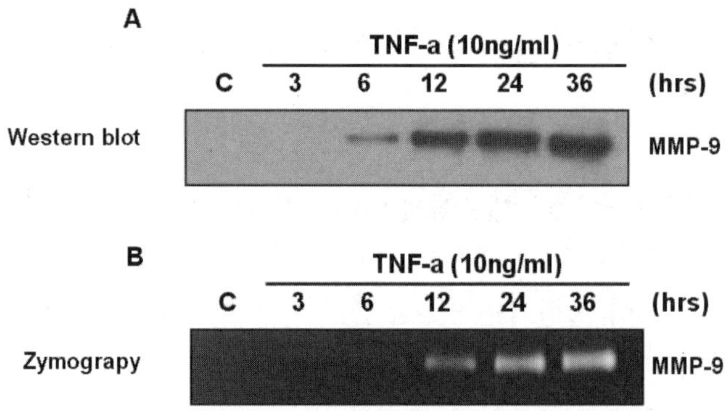

[그림 3-52] TNF-α에 의해 유도된 MMP-9의 단백질 발현 및 activity 확인

TNF-α에 의해 유도된 MMP-9의 단백질 발현 및 activity 알아보기 위하여 HaCaT 세포에 TNF-α를 3시간부터 시간별로 최대 36시간까지 10ng/ml 처리하였다. MMP-9을 detection 하기 위하여 anti-MMP-9 antibody와 horseradish peroxidase- conjugated goat anti-rabbit secondary antibody를 사용하여 western blot을 수행하였고(A), MMP-9의 activity를 확인하기 위하여 0.2% gelatin을 포함하는 10% SDS-polyacrylamide gel을 사용하여 zymograpy를 수행하였다(B).

3) Tat-SOD 융합단백질의 세포내 전달에 관한 분석

정제된 융합 단백질이 세포내로 효율적으로 도입되어야 TNF-α에 의해 유도된 MMP-9 발현에 어떠한 효과를 나타내는지 알 수 있기 때문에 Tat-SOD의 transduction 효율성을 확인하였다. 우선 시간에 따른 transduction의 효율을 측정하였는데 2uM의 Tat-SOD를 세포에 처리하여 각각의 시간에 따른 transduction 효율을 측정하였다([그림 3-53-A]). 결과에서 보듯이 SOD는 세포내로 이동하지 못한 반면 Tat-SOD의 경우 15분부터 세포내로 이동하는 것을 확인하였다. 다음은 농도에 따른 transduction 효율을 측정하기 위한 실험 결과로서 HaCaT 세포에 0.25～2uM의 SOD 또는 Tat-SOD를 1시간 처리하여 transduction 효율을 알아보았다([그림 3-53-B])에서 보듯이 SOD는 세포내로 trnasduction되지 않은 반면 Tat-SOD의 경우는 농도 의존적으로 세포내로 이동한 것을 확인하였다. 또한 이렇게 세포내로 이동된 Tat-SOD의 stability를 확인한 결과 [그림 3-53-C]에서 보듯이 24시간까지 안정성을 유지하였다.

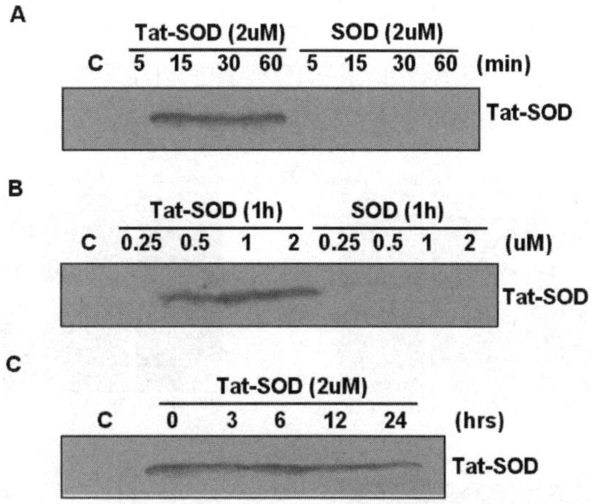

[그림 3-53] Kinetic of transduction of Tat-SOD

Tat-SOD 융합단백질의 HaCaT 세포내로 이동에 관한 효율성 및 안전성을 확인하기 위하여 western blot 을 통해 확인하였다(A). SOD 또는 Tat-SOD 2uM을 5~60분 처리하였고(B), 0.25~2uM의 Tat-SOD와 SOD를 1시간 동안 처리하였다(C). Tat-SOD를 0~24시간 처리하여 stability를 확인하였다. Tat-SOD을 detection하기 위하여 anti-His antibody와 horseradish peroxidase-conjugated goat anti-rabbit secondary antibody를 사용하여 western blot을 수행하였다.

4) TNF-α에 의해 유도되는 ROS 생성에 있어서 Tat-SOD의 억제 효과 분석

TNF-α는 TNF-α receptor 와 반응하여 ROS가 생성되어 여러 신호전달 과정에 있어서 ROS가 관여하는 것으로 알려져 있다. 우리는 이러한 ROS가 HaCaT 세포에서 TNF-α에 의하여 유도되는 MMP-9 발현의 증가에 연관되어 있을 것이라 생각하였다. 때문에 우선 TNF-α 처리에 의해 ROS의 형성을 HaCaT 세포에서 알아보았다. [그림 3-54-A]에서 보듯이 TNF-α를 처리한 후 ROS 생성을 시간별로 확인하였을 때 5분부터 ROS가 생성되기 시작하여 30분에서 ROS 생성이 최대로 생성되었다가 그 이후부터는 점차 감소하는 것으로 확인되었다. [그림 3-54-B]는 NAC, DPI, Vitamin C 등의 여러 anti-oxidant 가 TNF-α에 의한 ROS 생성을 억제시키는 것을 확인하였다. [그림 3-54-C]는 Tat-SOD를 1시간 전 처리한 것에서는 Tat-SOD 농도 의존적으로 TNF-α에 의해 생성되는 ROS 생성이 효율적으로 감소됨을 확인할 수 있었으며, 세포 침투성이 없는 SOD는 TNF-α에 의해 생성되는 ROS 생성을 감소시키지 못했다. [그림 3-54-A, B, C]는 confocal microscopy를 통하여 ROS 형성을 관찰하였고, [그림 3-54-D] 는 ROS 생성을 정량적으로 분석하기 위해여 NBT assay를 수행하였다. NBT(Nitroblue tetrazolium)은 ROS의 형성 과정에서 생성되는 superoxide anion와 반응하여 nitro TB-formazan으로 환원되어 푸른색을 발색하게 되는데 이것을 microplate reader를 이용하여 650nm에서 확인하였다. [그림 3-54-D] 결과에서 보듯이 TNF-α를 처리한 것에서는 ROS의 형성이 증가하였으며 Tat-SOD를 전 처리한 것에서는 ROS의 형성이 감소하는 것을 확인하였다. 이러한 결과를 통하여 TNF-α에 의한 ROS 형성을 확인하였고, 세포 침투성 Tat-SOD 융합 단백질에 의해 억제시킬 수 있음을 확인하였다.

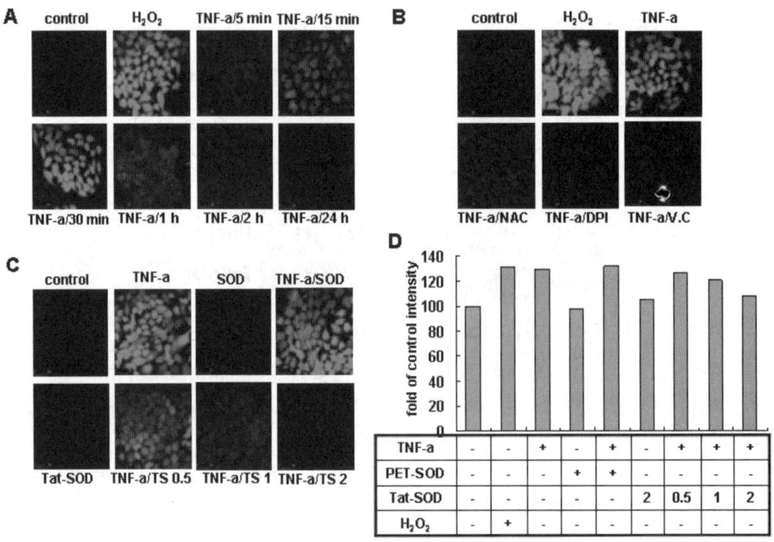

[그림 3-54] TNF-α에 의해 유도된 ROS 생성에 있어서 Tat-SOD의 억제 효과

TNF-α에 의해 유도된 ROS 생성에 있어서 Tat-SOD의 억제 효과를 확인하기 위하여 ROS 생성을 confocal microscope(A, B, C)와 NBT assay(D)를 수행하였다. TNF-α는 10ng/ml로 5min에서 24시간(A) 또는 30min(B, C, D) 동안 처리되었고 20mM NAC, 10uM DPI, 10uM vatamin C, 2uM SOD, 0.5~2uM Tat-SOD를 1시간 전 처리하였다.

5) TNF-α에 의해 유도되는 NF-kB activation에 있어서 Tat-SOD의 억제 효과 분석

TNF-a에 의한 NF-kB의 활성과 이에 따른 Tat-SOD의 억제 효과를 확인하기 위하여 EMSA를 수행하였다. Tat-SOD 또는 SOD를 1시간 전 처리한 후 TNF-α를 30min 처리하여 HaCaT 세포 nuclear extract를 이용하여 NF-kB DNA binding activity를 EMSA를 통해 확인한 결과 SOD는 TNF-α에 의한 NF-kB activation을 억제 시키지 못한 반면 Tat-SOD의 경우에는 농도 의존적으로 TNF-α에 의해 유도되는 NF-kB activation이 억제됨을 확인하였다([그림 3-55]). 이러한 결과를 통하여 세포 침투성 Tat-SOD가 TNF-α에 의해 유도되는 NF-kB activation을 효율적으로 억제시키는 것을 알 수 있었다.

TNF-a	-	+	-	+	-	+	+	+
PET-SOD	-	-	+	+	-	-	-	-
Tat-SOD	-	-	-	-	2	0.5	1	2

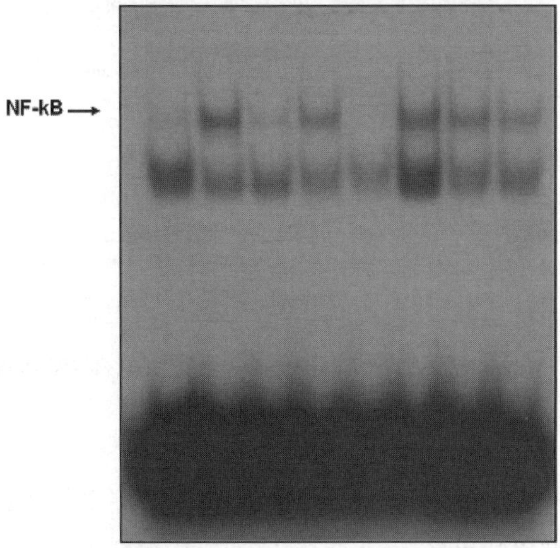

[그림 3-55] TNF-α에 의해 유도된 NF-kB activation에 있어서 Tat-SOD의 억제 효과

TNF-α에 의해 유도된 NF-kB activation을 알아보기 위하여 HaCaT 세포에 TNF-a 10ng/ml로 30 min 처리되었고 2uM SOD 또는 0.5~2uM Tat-SOD를 1시간 전 처리하였다. HaCaT 세포의 nuclear extract 10ug를 사용하여 NF-kB DNA binding activity를 측정하기 위하여 EMSA를 이용하였다.

6) TNF-α에 의해 유도되는 MMP-9의 mRNA 발현에 있어서 Tat-SOD의 억제 효과 분석

TNF-α에 의한 MMP-9 발현이 증가되는 것을 확인하였고, Tat-SOD를 전 처리할 경우 TNF-α에 의해 생성되는 ROS의 감소와 NF-kB 활성의 억제를 확인하였다. 이러한 효과를 갖는 Tat-SOD가 TNF-α에 의해 유도되는 MMP-9의 mRNA 발현에 있어서 어떠한 효과를 보이는지를 확인하기 위하여 Tat-SOD를 1시간 전 처리한 후 RT-PCR를 수행한 결과 SOD에 의해서는 TNF-α에 의해 유도되는 MMP-9 발현을 억제시키지 못한 반면 Tat-SOD의 경우 농도 의존적으로 TNF-α에 의해 유도되는 MMP-9 발현을 억제 키는 것을 확인하였다([그림 3-56]). 이를 통하여 TNF-α에 의해 유도되는 MMP-9 mRNA 발현을 세포 침투성 Tat-SOD가 효율적으로 억제시키는 것을 알 수 있었다.

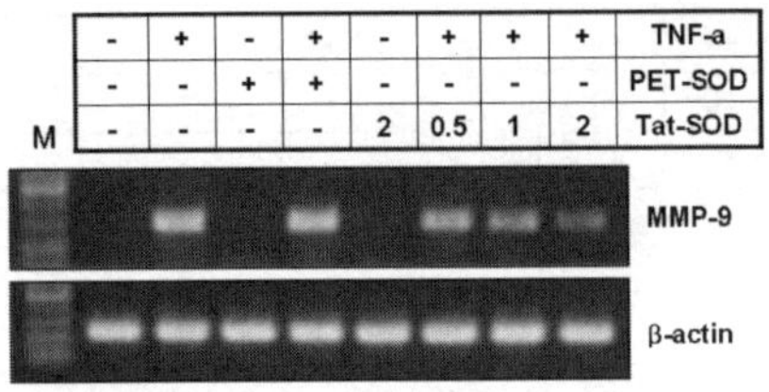

[그림 3-56] TNF-α에 의해 유도된 MMP-9의 mRNA 발현에 있어서 Tat-SOD의 억제 효과

TNF-α에 의해 유도된 MMP-9의 mRNA 발현에 있어서 Tat-SOD의 억제 효과를 확인하기 위하여 10ng/ml의 TNF-α를 12시간 처리하였고 2uM SOD 또는 0.5~2uM Tat-SOD를 1시간 전 처리하였다. Trizol을 이용하여 total RNA를 얻은 후 reverse transcriptase를 이용하여 reverse transcription을 수행하였다. 얻은 cDNA를 이용하여 PCR을 수행하였다.

7) TNF-α에 의해 유도되는 MMP-9의 단백질 발현 및 activity에 있어서 Tat-SOD의 억제 효과 분석

TNF-α에 의해 유도되는 MMP-9의 mRNA 발현을 Tat-SOD가 효율적으로 억제시키는 것을 확인하였는데 MMP-9 단백질의 발현과 activity에는 어떠한 영향을 미치는지를 확인하기 위하여 western blot과 zymograpy를 수행하였다. 실험 결과 [그림 3-57]에서 보듯이 [그림 3-56]의 결과와 유의성 있게 TNF-α에 의해 유도되는 MMP-9의 발현 및 activity를 Tat-SOD에 의하여 매우 효과적으로 억제시키는 것을 확인하였다. 이러한 결과를 토대로 Tat-SOD는 TNF-α에 의해 유도되는 MMP-9 발현 및 activity를 억제하는 것은 ROS 및 NF-kB signaling pathway의 조절에 의한 것임을 결과를 통해 확인할 수 있었다.

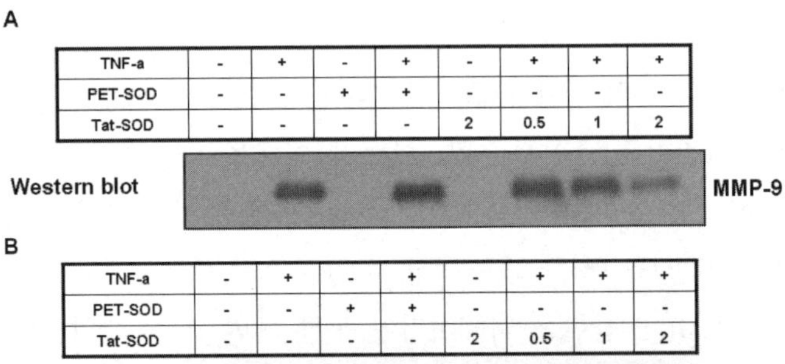

[그림 3-57] TNF-α에 의해 유도된 MMP-9의 mRNA 발현에 있어서 Tat-SOD의 억제 효과

TNF-α에 의해 유도된 MMP-9의 단백질 발현 및 activity에 있어서 Tat-SOD의 효과를 알아보기 위하여 HaCaT 세포에 TNF-α를 24시간 동안 10ng/ml 처리하였고 2uM SOD 또는 0.5~2uM Tat-SOD를 1시간 전 처리하였다. MMP-9을 detection하기 위하여 anti-MMP-9 antibody와 horseradish peroxidase-conjugated goat anti-rabbit secondary antibody를 사용하여 western blot을 수행하였고(A), MMP-9의 activity를 확인하기 위하여 0.2% gelatin을 포함하는 10% SDS-polyacrylamide gel을 사용하여 zymograpy를 수행하였다(B).

2. 피부세포에서 염증인자의 발현에 미치는 Tat-SOD 융합단백질의 영향 분석

1) TPA에 의해 유도된 ROS 생성에 있어서 Tat-SOD의 억제 효과

TNF-α, interferon-γ와 같은 cytokine, UV radiation, TPA을 skin에 노출시켰을 때 ROS가 생성되며, 생성된 ROS는 여러 신호전달 과정에 관여하는 것으로 알려져 있다. 우리는 HaCaT 세포에서 TPA에 의하여 유도되는 TNF-α와 IL-6의 발현 증가에 있어서 ROS가 연관되어 있을 것이라 생각하였다. 때문에 우선 세포 침투성 항산화 단백질인 Tat-SOD가 TPA에 의해 유도된 ROS 생성에 있어서 억제 효과가 있는지를 확인하였다. [그림 3-58]에서 보듯이 Tat-SOD를 1시간 전 처리한 것에서는 Tat-SOD 농도 의존적으로 TPA에 의해 생성되는 ROS 생성이 효율적으로 감소됨을 확인할 수 있었으며, 세포 침투성이 없는 SOD는 TPA에 의해 생성되는 ROS 생성을 감소시키지 못했다. 이러한 결과를 통하여 TPA에 의한 ROS 형성을 확인하였고, 세포 침투성 Tat-SOD 융합 단백질에 의해 억제되는 것을 확인하였다.

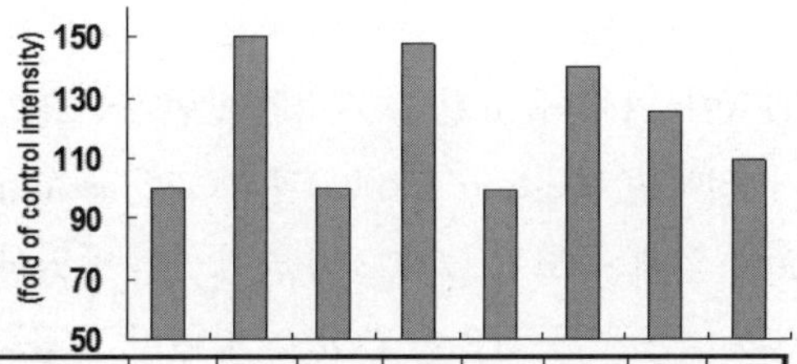

TPA	−	+	−	+	−	+	+	+
SOD	−	−	+	+	−	−	−	−
Tat-SOD	−	−	−	−	2	0.5	1	2

[그림 3-58] TPA에 의해 유도된 ROS 생성에 있어서 Tat-SOD의 억제 효과

TPA에 의해 유도된 ROS 생성에 있어서 Tat-SOD의 억제 효과를 확인하기 위하여 ROS 생성을 형광 probe DCF-DA를 이용하여 확인하였다. HaCaT 세포에 TPA를 1uM로 30min 동안 처리되었고 2uM SOD 또는 0.5~2uM Tat-SOD를 1시간 전 처리한 후 세포를 회수하여 형광 intensity를 측정하였다.

2) TPA에 의해 유도된 TNF-α와 IL-6 발현에 있어서 Tat-SOD의 억제 효과

TPA에 의해 유도된 TNF-α와 IL-6 발현에 있어서 Tat-SOD의 억제 효과를 확인하기 위하여 ELISA assay를 수행하였다. [그림 3-59]에서 보듯이 TPA에 의해 유도된 TNF-α(A)와 IL-6(B) 발현 증가에 있어서 Tat-SOD를 1시간 전 처리한 것에서는 Tat-SOD 농도 의존적으로 TPA에 의해 생성된 TNF-α(A) 와 IL-6(B) 생성이 효율적으로 감소됨을 확인할 수 있었으며, 세포 침투성이 없는 SOD는 TPA에 의해 생성되는 TNF-α와 IL-6 생성을 감소시키지 못했다.

이러한 결과를 통하여 TPA에 의한 TNF-α와 IL-6 생성을 확인하였고, 세포 침투성 Tat-SOD 융합 단백질에 의해 억제되는 것을 확인하였다.

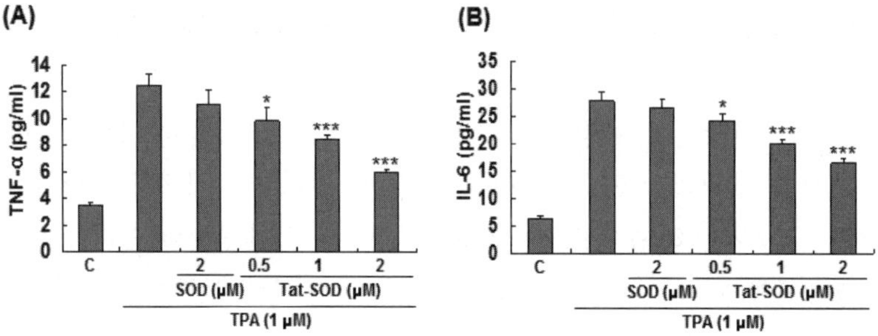

[그림 3-59] TPA에 의해 유도된 TNF-α와 IL-6 발현에 있어서 Tat-SOD의 억제 효과

TPA에 의해 유도된 TNF-α와 IL-6 발현에 있어서 Tat-SOD의 억제 효과를 확인하기 위하여 ELISA assay를 수행하였다. HaCaT 세포에 TPA를 1uM로 12시간 동안 처리되었고 2uM SOD 또는 0.5~2uM Tat-SOD를 1시간 전 처리한 media를 이용하여 TNF-α(A)와 IL-6(B)의 발현을 확인하였다.

3) TPA에 의해 유도된 COX-2의 발현과 PGE2 생성에 있어서 Tat-SOD의 억제 효과

HaCaT 세포에서 TPA에 의해 유도된 COX-2의 발현과 PGE2 생성에 있어서 Tat-SOD의 억제 효과를 확인하기 위하여 western blot(A)과 PGE2 assay(B)를 수행하였다. [그림 3-60-A]에서 보듯이 TPA에 의해 유도된 COX-2 의 발현 증가에 있어서 Tat-SOD를 1시간 전 처리한 것에서는 Tat-SOD 농도 의존적으로 COX-2 발현이 효율적으로 감소됨을 확인할 수 있었으며, 세포 침투성이 없는 SOD는 TPA에 의해 증가된 COX-2 발현을 감소시키지 못했다. 또한 [그림 3-60-B]의 결과 TPA에 의해 증가된 PGE2 생성이 Tat-SOD를 1시간 전 처리한 것에서는 Tat-SOD 농도 의존적으로 PGE2 생성이 효율적으로 감소됨을 확인할 수 있었으며, 세포 침투성이 없는 SOD는 TPA에 의해 증가된 PGE2 생성을 감소시키지 못했다. 이러한 결과를 통하여 TPA에 의한 COX-2 발현 증가와 PGE2 생성이 세포 침투성 Tat-SOD 융합 단백질에 의해 억제되는 것을 확인하였다.

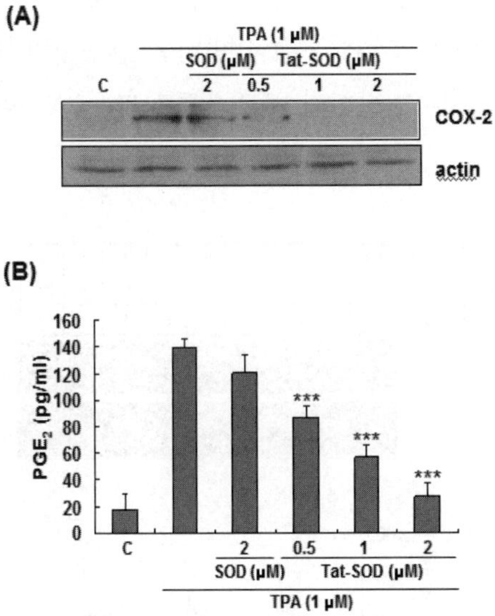

[그림 3-60] TPA에 의해 유도된 COX-2의 발현과 PGE2 생성에 있어서 Tat-SOD의 억제 효과

TPA에 의해 유도된 TNF-α와 IL-6 발현에 있어서 Tat-SOD의 억제 효과를 확인하기 위하여 western blot과 ELISA을 수행하였다. HaCaT 세포에 TPA를 1uM로 12시간 동안 처리되었고 2uM SOD 또는 0.5~2uM Tat-SOD를 1시간 전 처리하였다. COX-2을 detection하기 위하여 anti-COX2 antibody와 horseradish peroxidase- conjugated goat anti-rabbit secondary antibody를 사용하여 western blot을 수행하였고(A), PGE2 level을 확인하기 위하여 HaCaT 세포에 TPA를 1uM로 12시간 동안 처리되었고 2uM SOD 또는 0.5~2uM Tat-SOD를 1시간 전 처리 한 media를 이용하여 PGE2 assay를 수행하였다(B).

4) TNF-α/ IFN-γ 에 의해 유도된 CCL-17 발현에 있어서 Tat-SOD의 억제 효과

아토피성 피부염(Apopic dermatitics) lesions에서 피부 세포에 의해 chemokine인 CCL-17이 발현되는 것으로 알려져 있으며, 이렇게 생성된 CCL-17이 T_H2 T세포 표면에 발현된 CCR4 와 반응하여 T_H2 T세포를 염증 부위로 이동하도록 하여 피부염증 진행에 관여한다. 따라서 CCL17의 발현은 T_H2 T세포를 선택적으로 아토피 염증 부위로 유인함으로써 skin inflammation의 진전에 있어서 주요하게 관여하는 것으로 알려져 있다. 또한 TNF-α, IFN-γ, IL-6 등과 같은 cytokine들은 이들의 receptor와 반응하여 ROS가 생성되어 여러 신호전달 과정에 있어서 ROS가 관여하는 것으로 알려져 있다. 우리는 TNF-α/ IFN-γ에 의하여 ROS 가 생성되고 이로 인해 CCL17 발현이 유도될 것이라 생각하였다. 때문에 우리는 HaCaT 세포에서 TNF-α / IFN-γ 의하여 유도되는 CCL-17 발현에 있어서 세포 침투성 단백질인 Tat-SOD에 의하여 제어되는지를 확인해 보았다. [그림 3-61]에서 보듯이 TNF-α/IFN-γ에 의해 유도된 CCL-17 mRNA와 CCL17 protein의 발현 증가에 있어서 Tat-SOD를 1시간 전 처리한 것에서는 Tat-SOD 농도 의존적으로 CCL-17이 발현이 효율적으로 감소됨을 확인할 수 있었으며, 세포 침투성이 없는 SOD는 TNF-α/IFN-γ에 의해 증가된 CCL-17발현을 감소시키지 못했다. 이러한 결과를 통하여 TNF-α/IFN-γ에 의한 CCL-17 발현이 세포 침투성 Tat-SOD 융합 단백질에 의해 억제시킬 수 있음을 확인하였다.

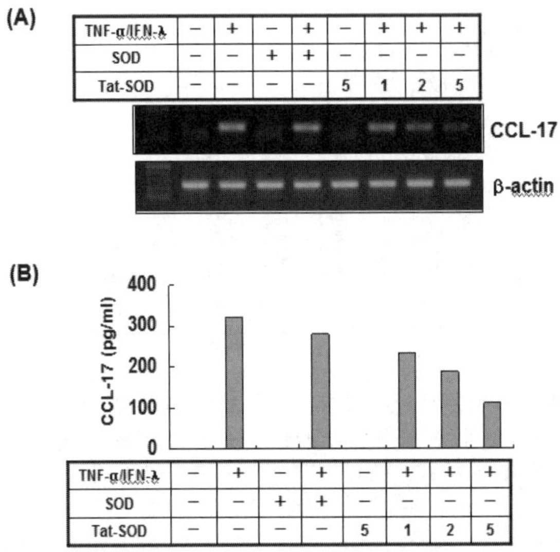

[그림 3-61] TNF-α/ IFN-γ에 의해 유도된 CCL-17 발현에 있어서 Tat-SOD의 억제 효과

CCL-17의 발현에 따른 Tat-SOD의 효능을 확인하기 위하여 RT-PCR과 ELISA을 수행하였다(A). RT-PCR을 수행하기 위하여 HaCaT 세포에 TNF-α/IFN-γ를 1uM로 6시간 동안 처리되었고 2uM SOD 또는 0.5~2uM Tat-SOD를 1시간 전 처리한 후 mRNA를 얻어 reverse transcriptase를 이용하여 cDNA를 얻어 PCR을 수행하였다(B). 단백질 수준에서 ELISA 방법을 이용하여 Tat-SOD의 효능을 확인하였다. HaCaT 세포에 TNF-α/IFN-γ를 1uM로 12시간 동안 처리되었고 2uM SOD 또는 0.5~2uM Tat-SOD를 1시간 전 처리하여 얻어진 media를 이용하였다.

3. 피부세포에서 집진드기 추출물로 유도된 염증인자의 chemokine 발현에 대한 Tat-SOD의 억제 효과

1) HaCaT 세포에서 DPE에 의한 pro-inflammatory chemokine gene 발현에 Tat-SOD의 억제 효과

In vivo 실험을 통하여 NC/Nga에서 DPE에 의한 atopic dermatitis에 있어서 Tat-SOD의 억제 효능을 확인하였는데 인간 피부 세포인 HaCaT 세포에서도 DPE에 의한 면역 반응을 Tat-SOD에 의해 억제하는지를 확인하기 위하여 여러 염증 관련 인자 중 AD와 관련이 있는 CCL-17, CCL-28, CCL-27, CCL-22 등의 chemokine의 발현 조절을 확인하여 보았다. Chemokine은

small chemotactic peptide로 leukocyte를 recruit하고 activation시키는 능력을 가지고 있어 자가면역 질환이나, 염증반응, allergy 반응에서 중요한 역할을 하는 것으로 알려져 있다. 특히 아토피성 피부의 염증이 일어난 부위로 leukocyte infiltration에 CCL-3, CCL-4, CCL-5, CCL-11, CCL-17, CCL-27 등이 중요한 역할을 하는 것으로 알려져 있다. 특히 여러 chemokine 중에서 TARC/CCL-17, MDC/CCL-22 그리고 그 receptor인 CCR-4 AD 진전에 있어서 중요하게 관여하는 것으로 알려져 있다. Dermal epithelial cell과 keratinocyte에서 분비되는 CCL-17은 Th2 type cytokine을 recruit하는 데 관여하는 것으로 알려져 있고 실제로 아토피 환자의 혈청 내의 CCL-17과 CCL-22 농도가 상당히 높으며 clinical score를 말해주는 SCORAD와 일치하는 것을 통해 이 두 가지 chemokine이 질병의 경중을 말해주는 marker로서 사용되기도 한다. 이러한 이유로 human keratinocytes HaCaT에서 DPE에 의해 유도되는 여러 chemokines(CCL-17, CCL-28, CCL-27, CCL-22) 발현에 있어서 Tat-SOD의 효능을 확인하였다. [그림 3-62]의 결과에서 보듯이 DPE에 의해 CCL-17, CCL-28, CCL-27 그리고 CCL-22 등의 발현이 증가하였고 Tat-SOD에 의해 유의하게 감소됨을 확인하였다. 이러한 결과를 통하여 아토피성 피부의 염증에 관련된 chemokine의 발현에 있어서 Tat-SOD의 억제 효능이 있음을 확인할 수 있었다.

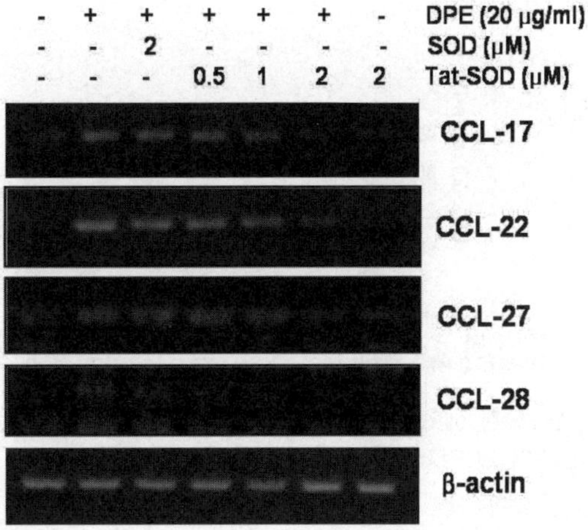

[그림 3-62] HaCaT 세포에서 DPE에 의해 유도된 chemokines 발현에 있어서 Tat-SOD의 억제 효능

DPE에 의해 유도된 pro-inflammatory chemokines gene 발현에 있어서 Tat-SOD의 억제 효과를 알아보기 위하여 HaCaT 세포에 2μM SOD 또는 0.5~2μM Tat-SOD를 처리한 후 DPE(20μg/ml)를 6시간 동안 처리하였다. Trizol을 이용하여 total RNA를 얻은 후 reverse transcriptase를 이용하여 reverse transcription을 수행하였다. 얻은 cDNA를 이용하여 PCR을 수행하였다.

2) HaCaT 세포에서 DPE에 의한 CCL-17과 CCL-22 생성에 있어서 Tat-SOD의 억제 효과

앞서 실험 결과를 통하여 HaCaT 세포에 DPE에 의한 여러 chemokine 발현이 유도되었고 Tat-SOD에 의해 억제되는 것을 확인하였는데 이러한 결과가 단백질 수준에서는 어떠한 효과를 나타내는지를 확인하였다. [그림 3-63]에서 보듯이 DPE에 의해 CCL-17과 CCl-22 의 생성이 증가하였고 Tat-SOD에 의하여 현저히 감소됨을 확인하였다. 이러한 결과를 통하여 HaCaT 세포에서 DPE에 의한 여러 AD에 관련된 chemokines 유전자 및 단백질의 생성이 Tat-SOD에 의하여 조절될 수 있음을 알 수 있었다.

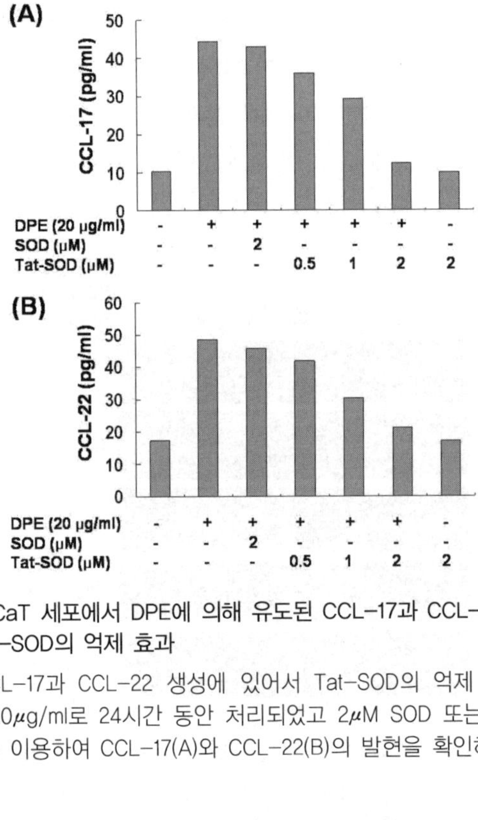

[그림 3-63] HaCaT 세포에서 DPE에 의해 유도된 CCL-17과 CCL-22 생성에 있어서 Tat-SOD의 억제 효과

DPE에 의해 유도된 CCL-17과 CCL-22 생성에 있어서 Tat-SOD의 억제 효과를 알아보기 위하여 HaCaT 세포에 DPE를 20μg/ml로 24시간 동안 처리되었고 2μM SOD 또는 0.5~2μM Tat-SOD를 1시간 전 처리한 media를 이용하여 CCL-17(A)와 CCL-22(B)의 발현을 확인하였다.

3) HaCaT 세포에서 DPE에 의한 MAPK activation에 있어서 Tat-SOD의 억제 효과 분석

MAPK activation 은 여러 염증에 관련된 cytokines 이나 chemokines 의 발현 조절에 매우 중요하게 관여하는 것으로 잘 알려져 있다. 그 때문에 DPE에 의한 MAPK activation에 있어서 Tat-SOD의 효과를 확인하였다. DPE에 의한 MAPK의 활성과 이에 따른 Tat-SOD 효능을 확인하기 위하여 western blot을 수행하였다. 실험 결과 [그림 3-64]에서 보듯이 DPE에 의해 MAPK activation을 확인할 수 있었으며, MAPK activation이 Tat-SOD 농도 의존적으로 억제됨을 확인할 수 있었다. 이러한 결과를 통하여 DPE에 의한 MAPK activation이 Tat-SOD에 의해 조절됨을 알 수 있었다.

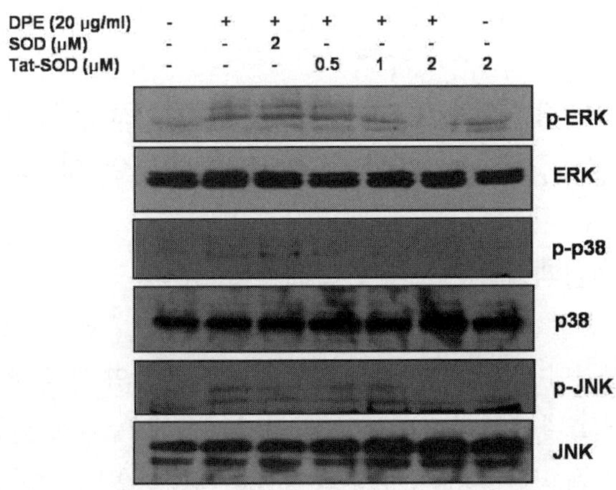

[그림 3-64] DPE에 의해 유도된 MAPK activation에 있어서 Tat-SOD 억제 효과

DPE에 의해 유도된 MAPK activation에 있어서 Tat-SOD의 효능을 알아보기 위하여 HaCaT 세포에 DPE를 20μg/ml로 1시간 동안 처리되었고 2μM SOD 또는 0.5~2μM Tat-SOD를 1시간 전 처리하였다. ERK, p-ERK, p38, p-p38, JNK, p-JNK을 detection하기 위하여 각각의 primary antibody와 horseradish peroxidase-conjugated goat anti-rabbit secondary antibody를 사용하여 western blot을 하였다.

4) HaCaT 세포에서 DPE에 의한 NF-κB activation에 있어서 Tat-SOD의 억제 효과 분석

NF-κB, AP-1, STAT 등과 같은 전사인자의 activation 은 여러 염증에 관련된 cytokines이나 chemokines의 발현 조절에 매우 중요하게 관여하는 것으로 잘 알려져 있다. 특히 AD의 진전에 있어서 NF-κB activation이 매우 중요하게 관여한다. 때문에 DPE에 의한 NF-κB activation에 있어서 Tat-SOD의 효과를 확인하기 위하여 western blot을 수행하였다. 실험 결과 [그림 3-65]에서 보듯이 DPE에 의해 NF-κB activation을 확인할 수 있었으며, NF-κB p65의

phosphorylation이 Tat-SOD 농도 의존적으로 억제됨을 확인할 수 있었다. 이러한 결과를 통하여 DPE에 의한 NF-κB activation이 Tat-SOD에 의해 조절됨을 알 수 있었다.

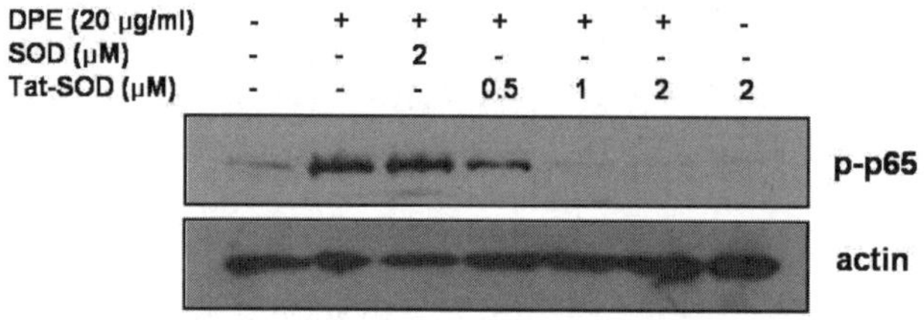

[그림 3-65] DPE에 의해 유도된 NF-κB activation에 있어서 Tat-SOD의 억제 효과

DPE에 의해 유도된 NF-κB activation에 있어서 Tat-SOD의 효능을 알아보기 위하여 HaCaT 세포에 DPE를 20μg/ml로 1시간 동안 처리되었고 2μM SOD 또는 0.5~2μM Tat-SOD를 1시간 전 처리하였다. p-p65, beta-actin을 detection하기 위하여 각각의 primary Ab와 horseradish peroxidase-conjugated secondary antibody를 사용하여 western blot을 하였다.

4. 피부세포에서 TNF-α/IFN-γ로 유도된 염증인자인 CCL-17 발현 및 신호전달 경로에 대한 Tat-SOD의 억제 효과

1) Tat-SOD 융합단백질의 세포내 전달에 관한 분석

정제된 융합 단백질이 세포내로 효율적으로 도입되어야 TNF-α/IFN-γ에 의해 유도된 CCL-17 발현에 어떠한 효과를 나타내는지 알 수 있기 때문에 Tat-SOD의 trnasduction 효율성을 확인하였다. 우선 시간에 따른 transduction의 효율을 측정하였는데 5μM의 Tat-SOD를 세포에 처리하여 각각의 시간에 따른 transduction 효율을 측정하였다. 결과에서 보듯이 SOD는 세포내로 이동하지 못한 반면 Tat-SOD의 경우 15분부터 세포내로 이동하는 것을 확인하였다. 다음은 농도에 따른 transduction 효율을 측정하기 위한 실험 결과로서 HaCaT 세포에 0.5~5μM의 SOD 또는 Tat-SOD를 1시간 처리하여 transduction 효율을 알아보았다. SOD는 세포내로 trnasduction되지 않은 반면 Tat-SOD의 경우는 농도 의존적으로 세포내로 이동한 것을 확인하였다([그림 3-66-A & B]). 또한 이렇게 세포내로 이동된 Tat-SOD의 stability를 확인한 결과 24시간까지 안정성을 유지하였다([그림 3-66-C]).

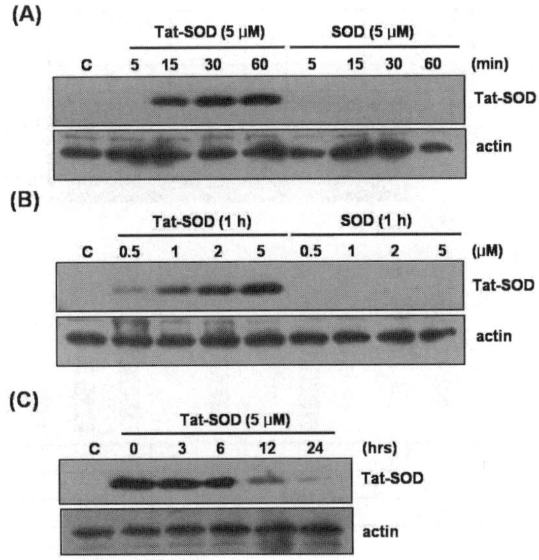

[그림 3-66] Kinetic of transduction of Tat-SOD

Tat-SOD 융합단백질의 HaCaT 세포내로 이동에 관한 효율성 및 안전성을 확인하기 위하여 western blot을 통해 확인하였다(A). SOD 또는 Tat-SOD 5μM을 5~60min 처리하였고(B), 0.5μM~5μM의 Tat-SOD와 SOD를 1시간 동안 처리하였다(C). Tat-SOD를 0~24시간 처리하여 stability를 확인하였다. Tat-SOD을 detection하기 위하여 anti-His antibody와 horseradish peroxidase- conjugated goat anti-rabbit secondary antibody를 사용하여 western blot을 수행하였다.

2) TNF-α/IFN-γ에 의해 유도된 CCL-17 발현에 있어서 Tat-SOD의 억제 효과

아토피성 피부염(Apopic dermatitics) lesions에서 피부 세포에 의해 CCL-17이 발현되는 것으로 알려져 있으며, 이렇게 생성된 CCL-17이 CCR4 와 반응하여 skin inflammation 의 진전에 있어서 주요하게 관여하는 것으로 알려져 있다. 또한 TNF-α, IFN-γ, IL-6 등과 같은 cytokine들은 이들의 receptor와 반응하여 ROS가 생성되어 여러 신호전달 과정에 있어서 ROS가 관여하는 것으로 알려져 있다. 우리는 TNF-α/IFN-γ에 의하여 ROS가 생성되고 이로 인해 CCL-17 발현이 유도될 것이라 생각하였다. 그 때문에 우리는 HaCaT 세포에서 TNF-α/IFN-γ에 의하여 유도되는 CCL-17 발현에 있어서 세포 침투성 단백질인 Tat-SOD에 의하여 제어되는지를 확인해 보았다. [그림 3-67]에서 보듯이 TNF-α/IFN-γ에 의해 유도된 CCL-17 mRNA와 CCL-17 protein의 발현 증가에 있어서 Tat-SOD를 1시간 전 처리한 것에서는 Tat-SOD 농도 의존적으로 CCL-17이 발현이 효율적으로 감소됨을 확인할 수 있었으며, 세포 침투성이 없는 SOD는 TNF-α/IFN-γ에 의해 증가된 CCL-17발현을 감소시키지 못했다. 이러한 결과를 통하여 TNF-α/IFN-γ에 의한 CCL-17 발현이 세포 침투성 Tat-SOD 융합 단백질에 의해 억제됨을 확인하였다.

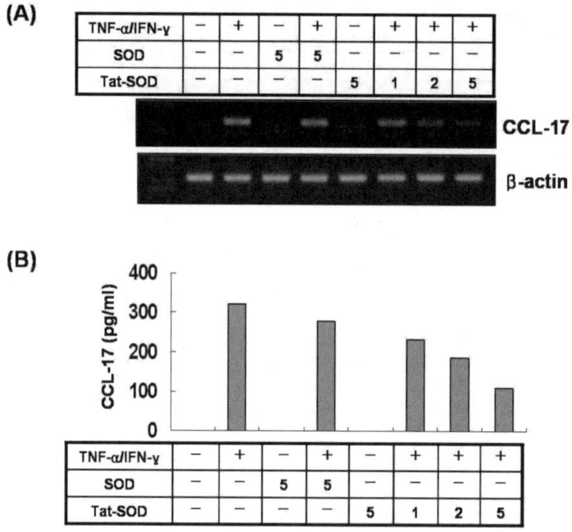

[그림 3-67] TNF-α/IFN-γ에 의해 유도된 CCL-17 발현에 있어서 Tat-SOD의 억제 효과

CCL-17의 발현에 따른 Tat-SOD의 효능을 확인하기 위하여 RT-PCR 과 ELISA을 수행하였다.(A) RT-PCR을 수행하기 위하여 HaCaT 세포에 TNF-α(10ng/ml)/IFN-γ(100U/ml)를 6시간 동안 처리하였고 5μM SOD 또는 1~5μM Tat-SOD를 1시간 전 처리한 후 mRNA를 얻어 reverse transcriptase를 이용하여 cDNA를 얻어 PCR을 수행하였다.(B) 단백질 수준에서 ELISA 방법을 이용하여 Tat-SOD의 효능을 확인하였다. HaCaT 세포에 TNF-α(10ng/ml)/IFN-γ(100U/ml)를 24시간 동안 처리되었고 5μM SOD 또는 1~5μM Tat-SOD를 1시간 전 처리하여 얻어진 media를 이용하였다.

3) TNF-α/IFN-γ에 의해 유도된 ROS 생성에 있어서 Tat-SOD의 억제 효과

TNF-α, interferon-γ와 같은 cytokine, UV radiation, TPA을 skin에 노출시켰을 때 ROS가 생성되며, 생성된 ROS는 여러 신호전달 과정에 관여하는 것으로 알려져 있다. 우리는 HaCaT 세포에서 TNF-α/IFN-γ에 의하여 유도되는 CCL-17의 발현 증가에 있어서 ROS가 연관되어 있을 것이라 생각하였다. 때문에 우선 세포 침투성 항산화 단백질인 Tat-SOD가 TNF-α/IFN-γ에 의해 유도된 ROS 생성에 있어서 억제 효과가 있는지를 확인하였다. [그림 3-68]에서 보듯이 Tat-SOD를 1시간 전 처리한 것에서는 Tat-SOD 농도 의존적으로 TNF-α/IFN-γ에 의한 ROS 생성이 효율적으로 감소됨을 확인할 수 있었으며, 세포 침투성이 없는 SOD는 TNF-α/IFN-γ에 의해 생성되는 ROS 생성을 감소시키지 못했다. 이러한 결과를 통하여 TNF-α/IFN-γ에 의한 ROS 형성을 확인하였고, 세포 침투성 Tat-SOD 융합 단백질에 의해 억제되는 것을 확인하였다.

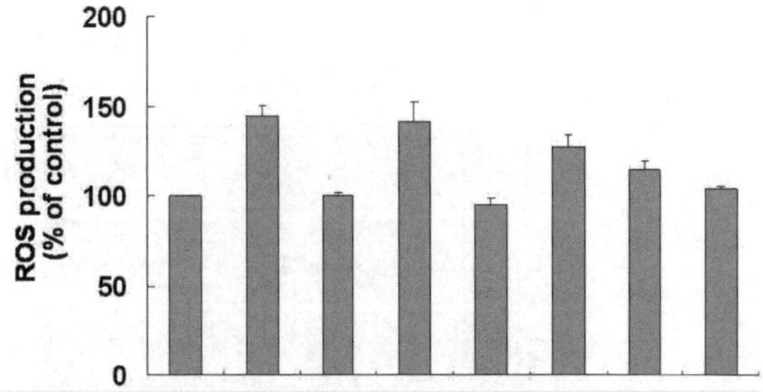

TNF-α/IFN-γ	−	+	−	+	−	+	+	+
SOD	−	−	5	5	−	−	−	−
Tat-SOD	−	−	−	−	5	1	2	5

[그림 3-68] TNF-α/IFN-γ에 의해 유도된 ROS 생성에 있어서 Tat-SOD의 억제 효과

TNF-α/IFN-γ에 의해 유도된 ROS 생성에 있어서 Tat-SOD의 억제 효과를 확인하기 위하여 ROS 생성을 형광 probe DCF-DA를 이용하여 확인하였다. HaCaT 세포에 TNF-α(10ng/ml)/IFN-γ(100U/ml)를 30분 동안 처리되었고 2μM SOD 또는 1~5μM Tat-SOD를 1시간 전 처리 한 후 세포를 회수하여 형광 intensity를 측정하였다.

4) HaCaT 세포에서 TNF-α /IFN-γ 에 의한 MAPK activation에 있어서 Tat-SOD의 억제 효과 분석

MAPK activation 은 여러 염증에 관련된 cytokines이나 chemokines 의 발현 조절에 매우 중요하게 관여하는 것으로 잘 알려져 있다. 특히 최근 연구에 의하면 CCL-17 gene의 경우 MAPK inhibitor에 의해 발현이 조절받는 것으로 알려져 있다. 우리는 이전 실험을 통하여 Tat-SOD가 MAPK activation을 조절한다는 것을 알고 있었기 때문에, HaCaT 세포에서도 TNF-α/IFN-γ에 의한 MAPK activation에 있어서 Tat-SOD의 억제 효과가 있는지 확인하여 보았다. TNF-α /IFN-γ에 의한 MAPK의 활성과 이에 따른 Tat-SOD 효능을 확인하기 위하여 western blot을 수행하였다. 실험 결과 [그림 3-69]에서 보듯이 TNF-α/IFN-γ에 의해 MAPK activation을 확인할 수 있었으며, 활성화된 MAPK가 Tat-SOD 농도 의존적으로 현저히 억제됨을 확인할 수 있었다. 이러한 결과를 통하여 TNF-α/IFN-γ에 의한 MAPK activation이 Tat-SOD에 의해 조절됨을 알 수 있었다.

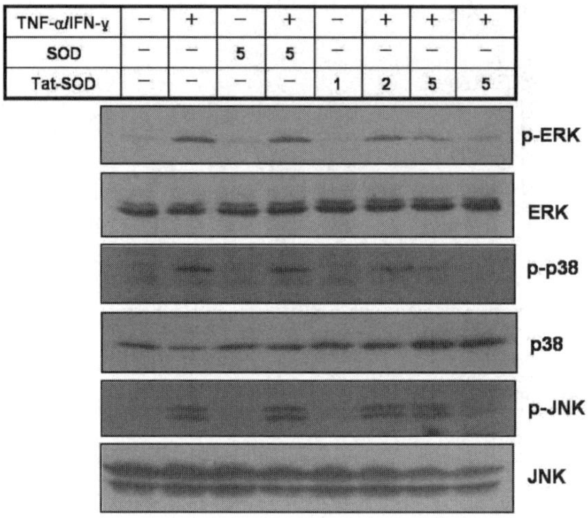

[그림 3-69] TNF-α/IFN-γ에 의해 유도된 MAPK activation에 있어서 Tat-SOD의 억제 효과

TNF-α/IFN-γ에 의해 유도된 MAPK activation에 있어서 Tat-SOD의 효능을 알아보기 위하여 HaCaT 세포에 TNF-α(10ng/ml)/IFN-γ(100U/ml)를 30분 동안 처리하였고 5μM SOD 또는 1~5μM Tat-SOD를 1시간 전 처리하였다. ERK, p-ERK, p38, p-p38, JNK, p-JNK을 detection하기 위하여 각각의 primary antibody와 horseradish peroxidase-conjugated goat anti-rabbit secondary antibody를 사용하여 western blot을 하였다.

5) HaCaT 세포에서 TNF-α/IFN-γ에 의한 NF-κB activation에 있어서 Tat-SOD의 억제 효과 분석

NF-κB activation은 여러 염증에 관련된 cytokines이나 chemokines의 발현 조절에 매우 중요하게 관여하는 것으로 잘 알려져 있다. 특히 CCL-17 gene의 경우 STAT, NF-κB and AP-1 등의 전자인자의 결합 부위가 존재하며, 이들에 의해 유전자의 발현조절이 되는 것으로 알려져 있다. 우리는 여러 전사 인자 중에서 NF-κB가 TNF-α/IFN-γ에 의한 활성화에 있어서 Tat-SOD의 효능을 확인하여 보았다. 실험 결과 [그림 3-70]에서 보듯이 TNF-α/IFN-γ에 의해 NF-κB p65 nuclear localization([그림 3-70-A])과 NF-κB p65 phosphorylation([그림 3-70-B])이 Tat-SOD 농도 의존적으로 억제됨을 확인할 수 있었다. 이러한 결과를 통하여 TNF-α/IFN-γ에 의한 NF-κB activation이 Tat-SOD에 의해 조절됨을 알 수 있었다.

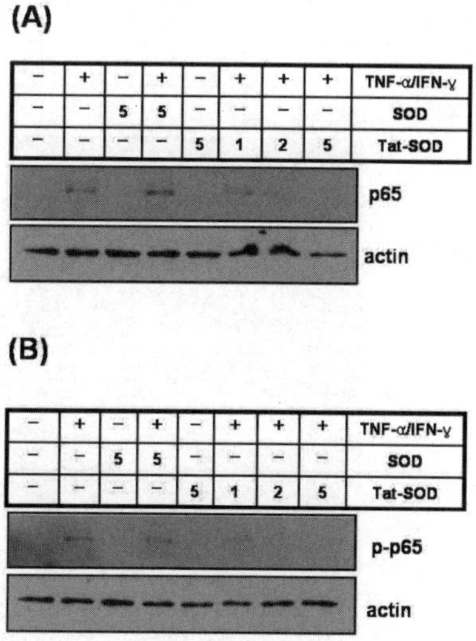

[그림 3-70] TNF-α/IFN-γ에 의해 유도된 NF-κB activation에 있어서 Tat-SOD의 억제 효과

TNF-α/IFN-γ에 의해 유도된 NF-κB activation에 있어서 Tat-SOD의 효능을 알아보기 위하여 HaCaT 세포에 TNF-α(10ng/ml)/IFN-γ(100U/ml)를 30분 동안 처리하였고 5μM SOD 또는 1~5μM Tat-SOD를 1시간 전 처리하였다. HaCaT 세포의 nuclear extract 10μg(A) 또는 cellular extract 50μg(B)를 사용하여 NF-κB p65 nuclear translocation과 NF-κB p65 phosphorylation을 측정하기 위하여 western blot을 수행하였다. p-p65, p-65 and actin을 detection하기 위하여 각각의 primary antibody와 horseradish peroxidase-conjugated secondary antibody를 사용하여 western blot을 하였다.

6) HaCaT 세포에서 TNF-α/IFN-γ에 의한 NF-κB DNA binding activity 증가에 있어서 Tat-SOD의 억제 효과 분석

TNF-α/IFN-γ에 의한 NF-κB의 활성과 이에 따른 Tat-SOD의 억제 효과를 확인하였고 활성화된 NF-κB의 DNA binding activity에 있어서 Tat-SOD의 효능을 확인하기 위하여 EMSA를 수행하였다. Tat-SOD 또는 SOD를 1시간 전 처리한 후 TNF-α/IFN-γ를 30분 처리하여 HaCaT 세포 nuclear extract를 이용하여 NF-κB DNA binding activity를 EMSA를 통해 확인한 결과 SOD는 TNF-α/IFN-γ에 의한 NF-κB DNA binding activity를 억제시키지 못한 반면 Tat-SOD의 경우에는 농도 의존적으로 TNF-α/IFN-γ에 의해 유도되는 NF-κB DNA binding activity가 억제됨을 확인하였다([그림 3-71]). 이러한 결과를 통하여 세포 침투성 Tat-SOD가 TNF-α/IFN-γ에 의해 유도되는 NF-κB DNA binding activity 증가를 효율적으로 억제시키는 것을 알 수 있었다.

TNF-α/IFN-γ	−	+	−	+	−	+	+	+
SOD	−	−	5	5	−	−	−	−
Tat-SOD	−	−	−	−	5	1	2	5

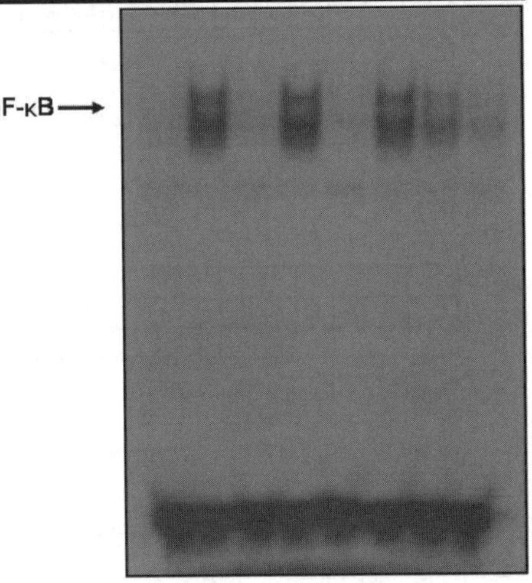

[그림 3-71] TNF-α/IFN-γ에 의해 유도된 NF-κB DNA binding activity 증가에 있어서 Tat-SOD의 억제 효과

TNF-α/IFN-γ에 의해 유도된 NF-κB DNA binding activity 증가에 있어서 Tat-SOD의 효과를 알아보기 위하여 HaCaT 세포에 TNF-α 10ng/ml로 30분 처리되었고 5μM SOD 또는 1~5μM Tat-SOD를 1시간 전 처리하였다. HaCaT 세포의 nuclear extract 10μg를 사용하여 NF-κB DNA binding activity를 측정하기 위하여 EMSA를 이용하였다.

IV. 피부염증 질환 치료제 후보물질의 In Vivo 효능평가 관련 실험

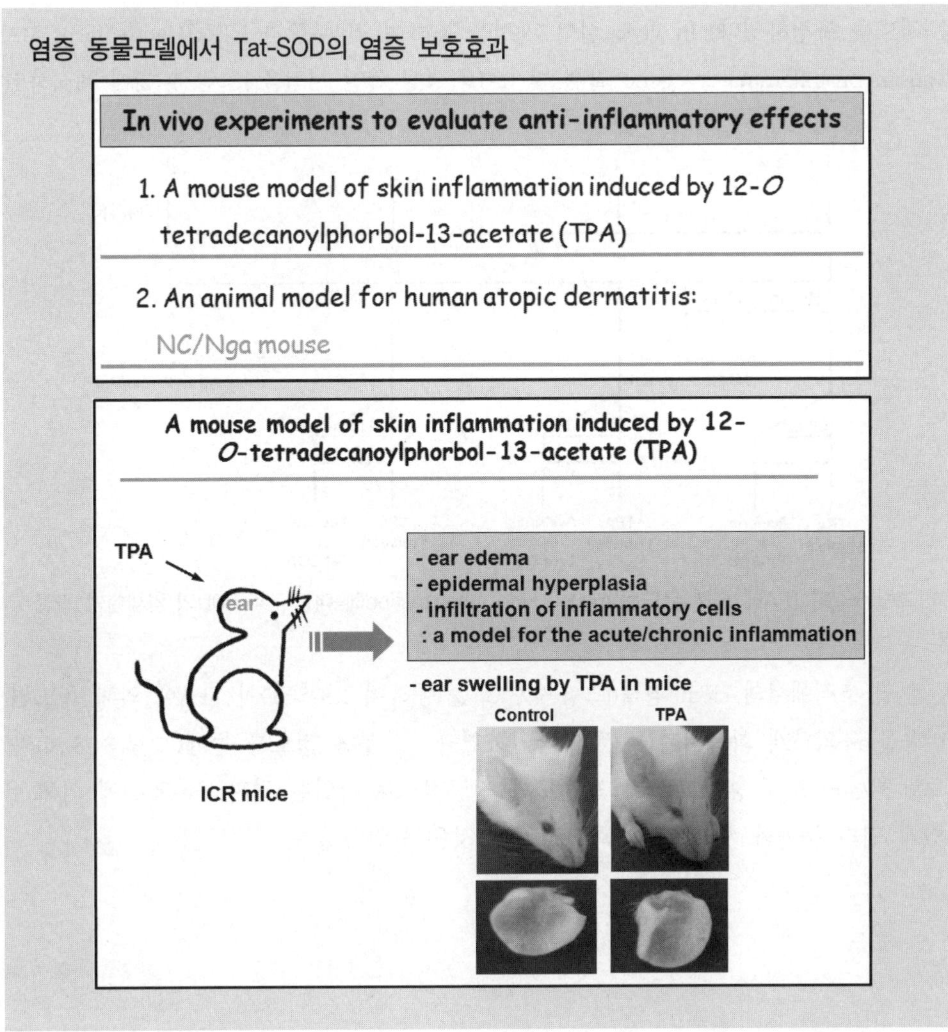

1. TPA에 의해 유도된 생쥐 귀 부종에 있어서 Tat-SOD 억제 효능평가

TPA를 처리하여 귀 부종이 유발된 ICR 생쥐의 귀 조직에 Tat-SOD를 5~10uM 도포하여 귀 부종 정도를 측정하였다. in vivo 실험 과정을 통하여 귀 부종과 NF-kB activation, MAPK activation, proinflammatory gene 발현 및 IL-1β 생성 확인 시점을 [그림 3-72]에 제시하였다.

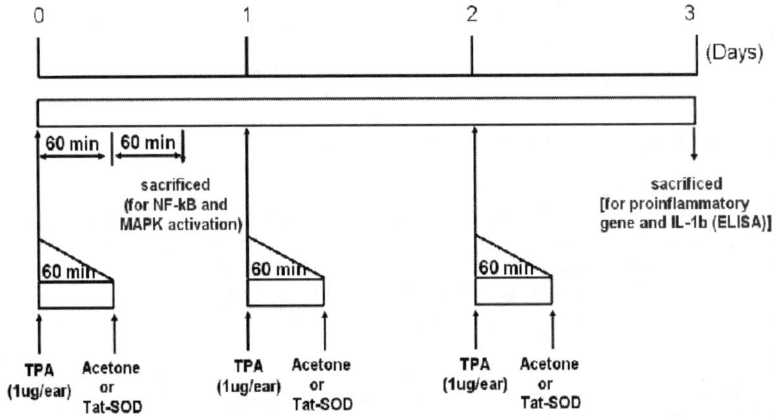

[그림 3-72] TPA에 의해 유도된 mouse skin inflammation에 대한 Tat-SOD의 억제실험 과정

우선 귀 조직에서의 H&E 염색([그림 3-73-C])을 통하여 Tat-SOD가 TPA에 의해 유도된 면역 반응을 유의하게 회복시키는 것을 확인하였고, 귀 부종 정도를 두께([그림 3-73-A])와 무게([그림 3-73-B])를 측정함으로써 그 정도를 정량적으로 확인한 결과 Tat-SOD에 의해 유의성 있게 귀의 두께와 무게 모두 회복시키는 것을 확인하였다.

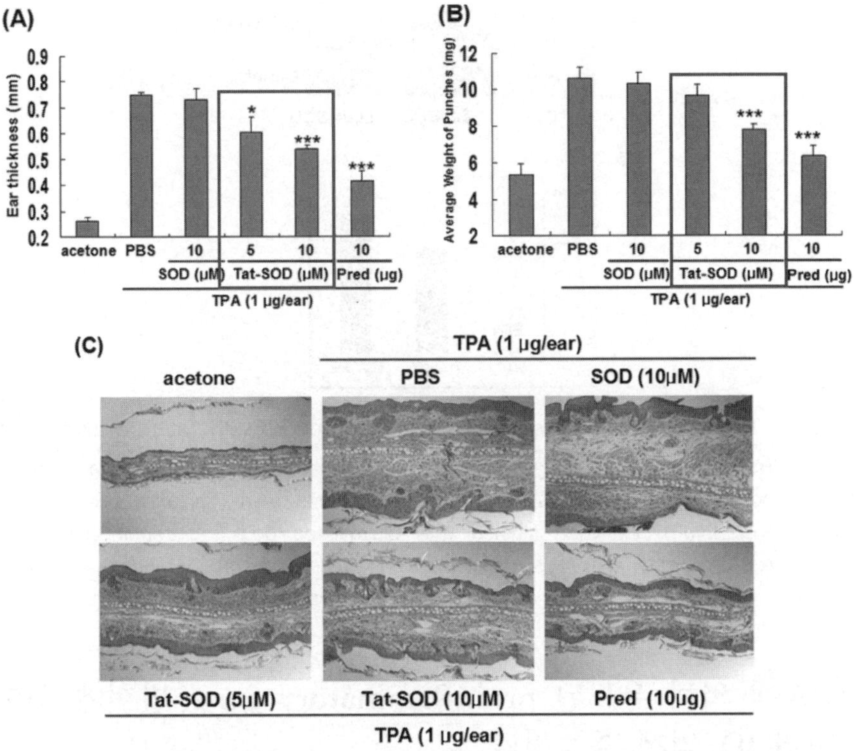

[그림 3-73] TPA에 의해 유도된 생쥐 귀 부종에 Tat-SOD 처리로 인한 억제 효과

TPA에 의해 유도된 생쥐 귀 부종에 Tat-SOD의 억제 효과를 알아보기 위하여 생쥐 귀에 TPA(1ug/20ul)를 처리한 후 2uM SOD 또는 5~10uM의 Tat-SOD를 1시간 후 처리하였다. 3일 동안 같은 방법으로 매일 처리 후 귀 조직을 H&E 염색을 통하여 조직학적인 특징을 확인하였으며(C), 귀의 두께(A)와 무게(B)를 측정함으로써 귀 부종을 정량화하였다.

마우스 피부에도 Tat-SOD가 효과적으로 투과가 일어나는지 알아보기 위해서 면역조직 염색을 이용하여 확인하였다. [그림 3-74]는 마우스 피부 조직을 염색한 결과로 3μM Tat-SOD를 1시간 피부에 발라주고 염색하였을 경우 Tat-SOD가 피부 조직 안으로 투과된 모습을 잘 보여 주고 있다. 투과된 Tat-SOD는 피부 조직의 상피세포 및 진피세포까지 Tat-SOD투과가 일어나고 있음을 확인하였다.

A

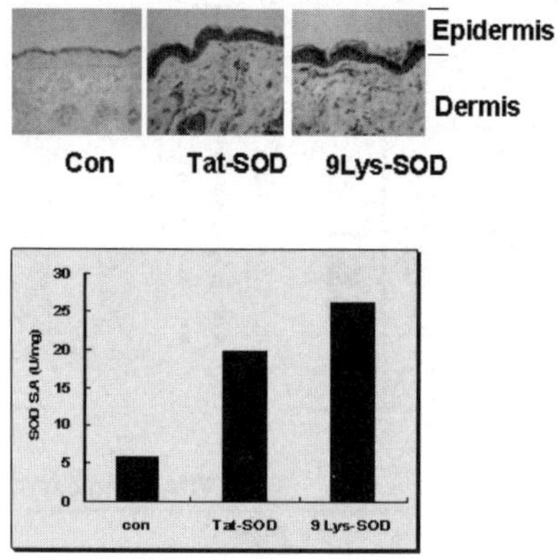

[그림 3-74] Histochemical analysis of animal skin transduced with Tat-SOD fusion protein

Fifty ug of Tat-SOD fusion proteins were topically applied onto the shaved area of mouse dorsal skin for 60 min. Frozen sections of skin tissues were immunostained with rabbit anti-histidine IgG(1:400) and then stained with biotinylated goat anti-rabbit IgG(1:200). The sections were visualized with 3,3'-diaminobenzidine and observed under an Axioscope microscope(A). SOD activities of the applied area were measured(B).

2. TPA에 의해 유도된 proinflammatory gene 발현에 있어서 Tat-SOD 억제 효능평가

TPA에 의해 면역 반응이 일어난 생쥐 귀 조직에서 IL-1β, COX-2, iNOS, TNF-α 등과 같은 proinflammatory gene이 발현되는 것으로 알려져 있다. 따라서 TPA에 의해 유도된 귀 부종에서 이러한 proinflammatory gene 발현에 Tat-SOD의 효과를 확인하기 위하여 생쥐의 귀 조직에서 RNA를 얻은 후 이를 이용하여 RT-PCR를 수행하여 각각의 mRNA의 변화를 확인하였다([그림 3-75]). 실험 결과 TPA에 의해 증가된 IL-1β, COX-2, iNOS, TNF-α 등과 같은 proinflammatory gene 발현이 SOD에 ·의해서는 크게 영향을 받지 않은 반면, Tat-SOD 농도 의존적으로 매우 효과적으로 억제되는 것을 확인하였다. 이러한 결과를 통하여 TPA에 의해 유도된 proinflammatory gene 발현에 있어서 Tat-SOD가 효과적으로 억제시키는 것을 알 수 있었다.

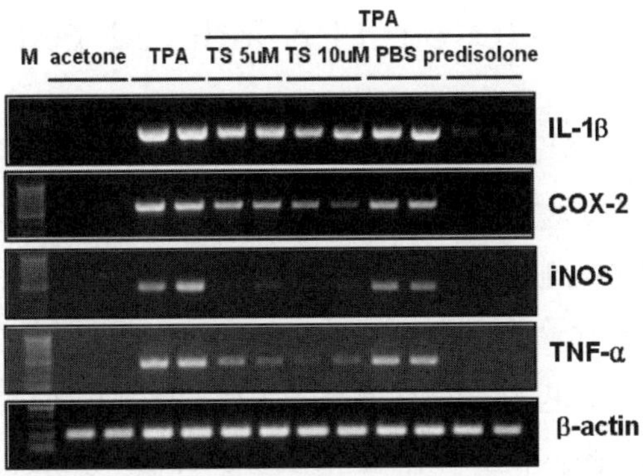

[그림 3-75] TPA에 의해 유도된 proinflammatory gene 발현에 Tat-SOD 처리로 인한 억제 효과

TPA에 의해 유도된 proinflammatory gene 발현에 있어서 Tat-SOD의 억제 효과를 알아보기 위하여 생쥐 귀에 TPA(1ug/20ul)를 처리한 후 2uM SOD 또는 5~10uM의 Tat-SOD를 1시간 후 처리하였다. 3일 동안 같은 방법으로 매일 처리 후 귀 조직에서 total RNA를 얻은 후 reverse transcriptase를 이용하여 reverse transcription을 수행하였다. 얻은 cDNA를 이용하여 PCR을 수행하였다.

3. TPA에 의해 유도된 IL-1β 생성에 있어서 Tat-SOD 억제 효능평가

TPA에 의해 여러 proinflammatory gene 발현이 Tat-SOD에 의하여 효율적으로 억제됨을 확인하였다. 따라서 단백질 수준에서도 Tat-SOD가 억제 효과를 보이는지를 확인하기 위하여 IL-1β 생성에 어떠한 효과를 나타내는지를 Sandwich ELISA를 통하여 확인하였다. [그림 3-76]에서 보듯이 TPA에 의해 증가된 IL-1β 생성이 Tat-SOD 농도 의존적으로 현저히 감소되었다. 이러한 결과를 통하여 TPA에 의해 유도된 면역반응을 Tat-SOD를 이용하여 억제시킬 수 있음이 확인되었다.

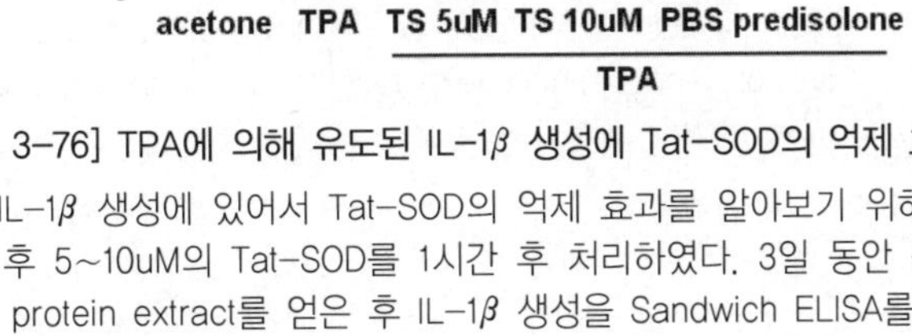

[그림 3-76] TPA에 의해 유도된 IL-1β 생성에 Tat-SOD의 억제 효과

TPA에 의해 유도된 IL-1β 생성에 있어서 Tat-SOD의 억제 효과를 알아보기 위하여 생쥐 귀에 TPA (1ug/20ul)를 처리한 후 5~10uM의 Tat-SOD를 1시간 후 처리하였다. 3일 동안 같은 방법으로 매일 처리 후 귀 조직에서 protein extract를 얻은 후 IL-1β 생성을 Sandwich ELISA를 이용하여 확인하였다. capture Ab는 rat anti-mouse IL-1β를 사용하였고 detector Ab는 goat anti-mouse IL-1β를 사용하였다.

4. Effects of Tat-SOD on TPA-induced generation of ROS in mice ears

TPA에 의해 많은 양의 ROS가 생성되고, 이러한 ROS에 의해 피부 염증질환이 일어난다는 것이 알려져 있다. 따라서 TPA에 의해 유도된 ROS의 생성에 있어 Tat-SOD의 효과를 알아보았다. TPA를 1시간 처리 후 Tat-SOD를 처리하고 조직샘플을 균질화한 후 DCF-DA 시료를 사용하여 ROS level을 측정하였다. [그림 3-77]에서 보는 것처럼 TPA에 의해 ROS가 생성되고 Tat-SOD를 도포해 줌으로써 ROS의 생성이 효과적으로 감소됨을 확인하였고 control SOD의 경우 미미한 효과만을 보임을 알 수 있다.

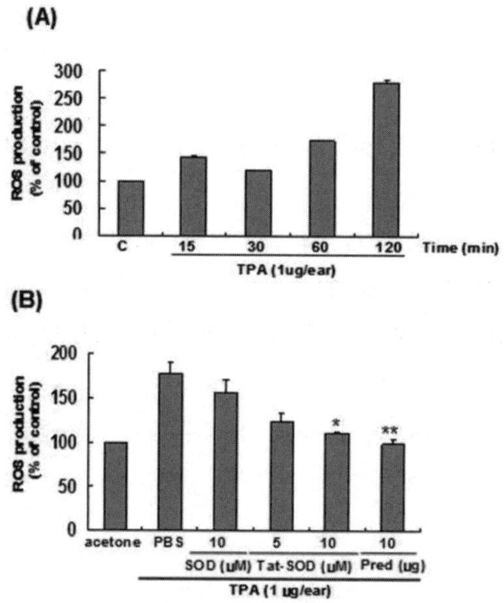

[그림 3-77] Inhibition of TPA-induced ROS generation by Tat-SOD in mice ear

Ear of ICR mice(five mice in each group) was treated with TPA(1g/ear).(A) TPA was topically applied to mice ears for 0.25, 0.5, 1, 2h.(B) PBS or SOD fusion protein was topically applied to mice ears 1h after TPA treatment. The mice were sacrificed 1h after the last SOD treatment. The homogenate of ear biopsies was prepared and ROS levels of the homogenate were measured after staining with a fluorescent dye, DCF-DA by an ELISA plate reader. The data shown are representative of 3independent experiments(five mice in each group). *P<0.05, **P<0.01compared with mice treated with TPA alone.

5. Effects of Tat-SOD on TPA-induced production of pro-inflammatory cytokines in mice ears

TPA에 의해 유도된 피부염증에 있어 TNF-α, IL-1와 IL-6와 같은 pro-inflammatory cytokine이 관여하는 것으로 보고되고 있기 때문에 다음으로 TPA가 처리된 mice ear에서 pro-inflammatory cytokine 생성에 있어서 Tat-SOD의 효과를 실험하였다. 이것은 ear biopsies를 가지고 ELISA를 통해 확인하였다. TPA만 처리한 경우 TNF-, IL-1와 IL-6 protein level이 증가되는 결과를 보였다. TPA처리 후 Tat-SOD를 도포했을 경우 TNF-, IL-1와 IL-6 protein이 현저하게 감소함을 알 수 있었고 반면 control SOD는 이러한 cytokine들의 level에 미약한 효과를 보이는 것을 알 수 있다([그림 3-78-A & B & C]). 또한ear biopsies를 가지고 RT-PCR 방법으로 TPA가 처리된 생쥐 귀에서pro-inflammatory gene expression에 있어서의 Tat-SOD의 효과를 분석해 보았다. Tat-SOD의 후처리는 농도 의존적으로 TPA에 의한 이러한 cytokines의 mRNA 발현을 효과적으로 억제하였다([그림 3-78-D]). 이러한 결과를 통해 TPA가 처리된 생쥐 귀에서 pro-inflammatory cytokine의 생성에 있어 Tat-SOD의 억제효과는 이러한 목표유전자의 transcriptional down-regulation을 통해 매개된다는 것을 알 수 있다.

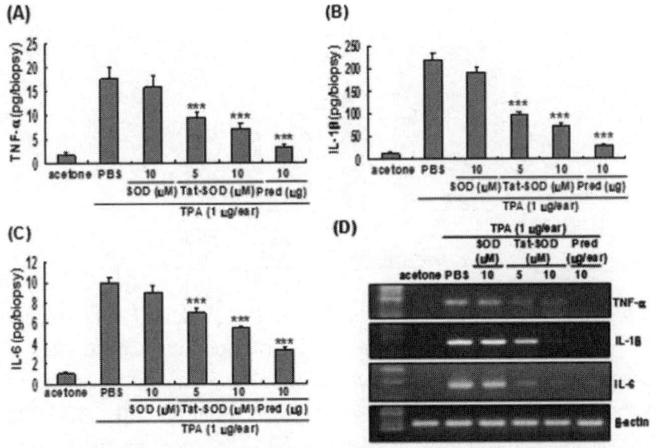

[그림 3-78] Inhibitory effect of Tat-SOD on TPA-induced production of pro-inflammatory cytokines in mice ears

Ear of ICR mice(five mice in each group) was treated with TPA(1g/ear) once a day for 3 days. Tat-SOD was topically applied to mice ears 1h after TPA treatment during 3 days. The mice were sacrificed 24h after the last SOD treatment. Five ear samples were homogenized in a sample buffer. Supernatant fractions of homogenates from ear biopsies were examined for cytokine production using ELISA duplication assays(A-C). Values are means SEM from five ear samples. Total RNA was extracted from ear biopsies. TNF-, IL-1, IL-6 and -actin mRNA were analyzed by RT-PCR using specific primers(D). The data shown are representative of 3 independent experiments(five mice in each group). ***P<0.001 comparedwith mice treated with TPA alone.

6. Effects of Tat-SOD on TPA-induced cyclooxygenase-2 expression and prostaglandin E2 production in mice ears

피부염증에 있어서 COX-2의 활성화와 PGE2 생성에 대해서는 폭넓게 연구되고 있다. 본 실험에서는 Tat-SOD가 COX-2의 발현과 PGE2 생성을 억제할 수 있는지 확인하고자 TPA를 처리한 생쥐 귀에 Tat-SOD를 도포한 후 ear biopsies를 가지고 COX-2 발현과 PGE2 생성을 분석해 보았다. [그림 3-79-A & B]에서 보이는 바와 같이 TPA 처리 후 Tat-SOD를 같은 부위에 도포하였을때 COX-2의 mRNA와 단백질 발현이 억제됨을 RT-PCR과 Western blot analysis를 통하여 확인 할 수 있었다. 또한 TPA만을 처리한 경우 PGE2가 생성됨을 확인하였고, TPA에 의해 유도되는 PGE2 생성을 Tat-SOD가 효과적으로 억제하는 것을 확인할 수 있었다([그림 3-79-C]).

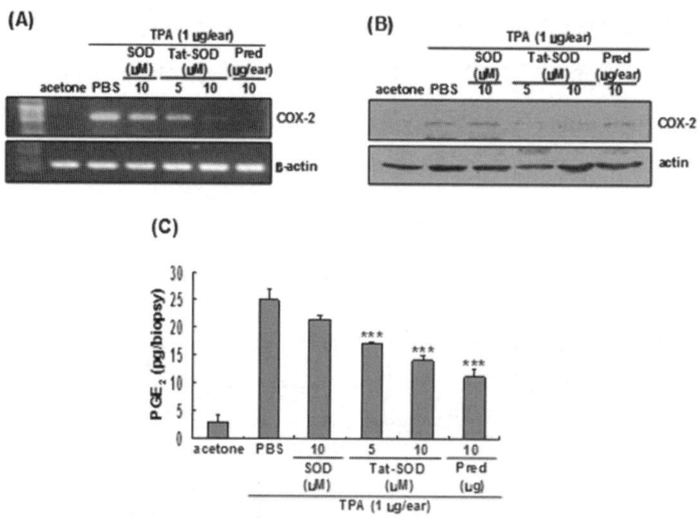

[그림 3-79] Inhibitory effect of Tat-SOD on TPA-induced cyclooxygenase-2 expression and prostaglandin E2 production in mice ear

Mice were stimulated with TPA and treated with Tat-SOD. Five ear biopsies were homogenized as described in the Material and methods section(A). Total RNA was extracted. COX-2 mRNA was analyzed by RT-PCR using specific primers(B). Mice ear extracts were prepared and analyzed for COX-2 protein expression. The data shown are representative of 3 independent experiments(five mice in each group(C)). The production of PGE2 in the supernatant was also evaluated by PGE2 ELISA duplication assays. Data are mean SEM from five ear samples. *P<0.05 and ***P<0.001 compared with mice treated with TPA alone.

7. Effects of SOD on TPA-induced activation of NF-kB in mice ears

TPA는 mice ear에서 다양한 pro-inflammatory genes의 발현을 조절하는 것으로 알려진 redox-sensitive transcription factor인 NF-kB의 활성을 유도하는 것으로 보고되었다. 따라서 본 실험에서는 TPA에 의한 NF-B의 활성과 이에 따른 Tat-SOD의 억제 효과를 확인하기 위하여 ear biopsies로부터 분리한 nuclear extract를 가지고 EMSA를 수행하였다. 먼저, 시간별로 TPA 처리 한 결과 30분부터 TPA에 의한 NF-kB의 활성이 증가됨을 확인하였다([그림 3-80-A]). 이러한 결과를 토대로 TPA 1시간 처리 후 Tat-SOD를 도포한 조직에서 분리한 nuclear extract를 이용하여 NF-kB DNA binding activity를 EMSA를 통해 확인한 결과 Tat-SOD를 처리한 경우 TPA에 의해 유도되는 NF-kB activation이 농도 의존적으로 억제됨을 확인할 수 있었다([그림 3-80-B]). 또한 TPA에 의한 IBα phosphorylation이 Tat-SOD에 의해 효과적으로 억제됨을 알 수 있고 이에 따라 TPA에 의한 IBα degradation 또한 Tat-SOD에 의해 회복됨을 확인할 수 있었다([그림 3- 80-C]). 이러한 결과를 통하여 세포 침투성 Tat-SOD가 TPA에 의해 유도되는 NF-kB activation을 효과적으로 억제시킬 수 있음을 알 수 있었다.

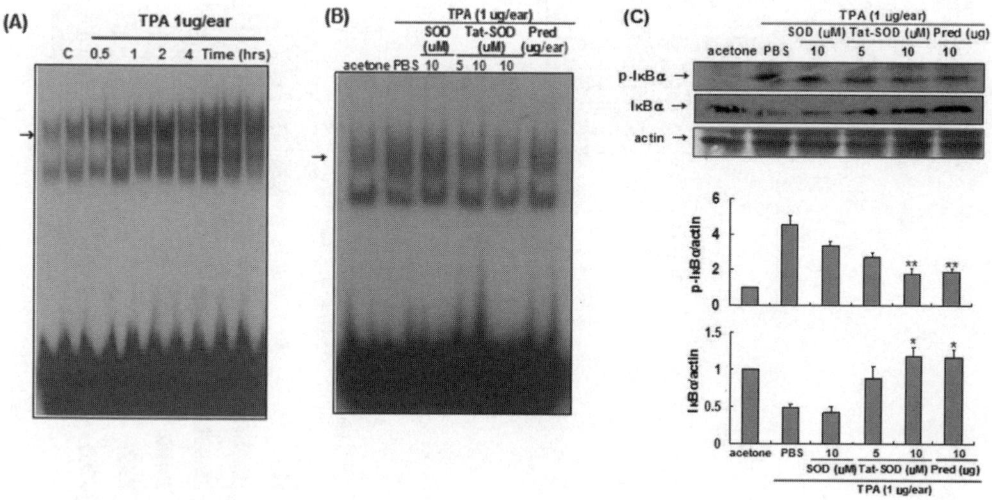

[그림 3-80] Effect of Tat-SOD on TPA-induced activation of NF-kB in mouse ear

Ear of ICR mice(five mice in each group) was treated with TPA(1g/ear(A)). TPA was topically applied to mice ears 0.5, 1, 2, 4h(B). PBS or SODfusion protein was topically applied to mice ears 1 h after TPA treatment. The mice were sacrificed 1 h after the last SOD treatment. DNA-binding activity of NF-kB in the nuclear extracts of the mouse ear biopsies was measured by EMSA. Phosphorylation and degradation of IB were analyzed by Western blot analysis(C). The data shown are representative of 3 independent experiments(five mice in each group). *P<0.05 **P<0.01 and ***P<0.001 compared with mice treated with TPA alone.

8. Inhibition of TPA-induced MAP kinase activation by Tat-SOD in mice ear

Mitogen-activated protein kinase(MAPK) signaling cascades는 TPA 처리에 따른 NF-B의 활성에 관련되어 있는 것으로 보인다. 따라서 앞선 결과에 이어 TPA에 의한 MAPK인 ERK, p38, JNK protein kinase의 활성과 이에 따른 Tat-SOD의 억제 효과를 확인하고자 하였다. TPA가 처리된 생쥐 귀에 Tat-SOD를 도포한 후 ear biopsies에서 얻어낸 cellular extracts를 가지고 MAP kinase 활성을 분석하기 위해 western blot을 수행하였다([그림 3-81-A]). 먼저 시간별로 TPA를 처리한 결과 15분부터 TPA에 의한 MAPK의 활성이 증가됨을 확인하였다. 이러한 결과를 토대로 TPA 1시간 처리 후 Tat-SOD를 1시간 처리한 결과 TPA에 의해 유도되는 MAPK activation이 Tat-SOD에 의해 억제됨을 확인하였다([그림 3-81-B]). 이것으로 보아 세포 침투성을 가지는 Tat-SOD가 TPA에 의해 유도되는 ERK, p38과 같은 MAPK의 phosphorylation을 효과적으로 억제시키는 것을 알 수 있었다.

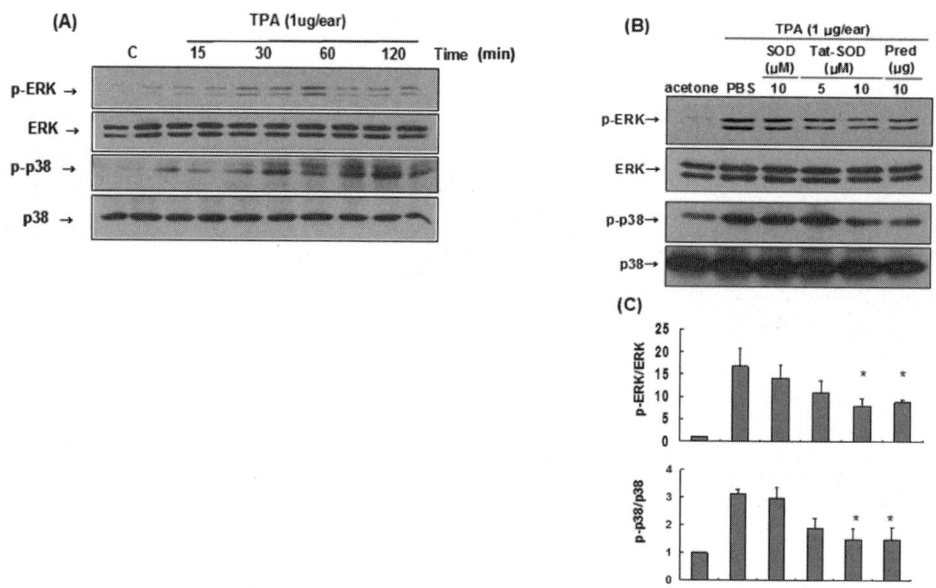

[그림 3-81] Inhibition of TPA-induced MAP kinase activation by Tat-SOD in mice ear

Ear of ICR mice(five mice in each group) was treated with TPA(1g/ear(A)). TPA was topically applied to mice ears for 0.25, 0.5, 1, 2h(B). PBS or SOD fusion protein wastopically applied to mice ears 1 h after TPA treatment. The mice were sacrificed 1 h after the last SOD treatment. Cellular extracts from ear biopsies were prepared and analyzed for MAP kinase protein activation. The data shown are representative of 3 independent experiments(five mice in each group). The level of proteins detected by Western blot was quantified by densitometer(C). *P<0.05 compared with mice treated with TPA alone.

참고문헌

1. Morrow, C. D., J. Park, and J. W. Wakefield. 1994. Viral gene products and replication of the human immunodeficiency type 1 virus. *Am. J. Physiol.* 266: C1135-C1156.
2. Song, H. Y., Lee, J. A., Ju, S. M., Yoo, K. Y., Won, M. H., Kwon, H. J., Eum, W. S., Jang, S. H., Choi, S. Y., Park, J. 2008. Topical transduction of superoxide dismutase mediated by HIV-1 Tat protein transduction domain ameliorates 12-O-tetradecanoylphorbol-13-acetate (TPA)-induced inflammation in mice. *Biochemical Pharmacology* 75: 1348-1357.
3. R. A. Goldsby, T. J. Kindt, B. A. Osborne, J. Kuby. 2003. *Immunology.* W. H. Freeman and Company.
4. N. J. Dimmock, A. J. Easton, K. N. Leppard. 2007. *Introduction to modern virology.* Blackwell Publishing
5. A. J. Cann. 1993. *Principles of Molecular Virology.* Academic Press Limited.
6. Song, H. Y., Ju, S. M., Goh, A. R., Kwon, D. J., Choi, S. Y., and Park, J. 2011. Suppression of TNF-alpha-induced MMP-9 expression by a cell-permeable superoxide dismutase in keratinocytes. Submitted to BMB Reports.

제4장

대량소재 탐색기술: DNA 및 단백질 칩 기술

최의열

암을 포함하여 많은 질환의 경우 조기진단이 가능하면 완치율과 생존율을 매우 높일 수 있는데도 조기진단이 어려운 것은 우선 질환을 진단할 수 있는 특이적인 인자나 지표를 아직까지 찾지 못했다는 것이다. 또한 이미 발견한 표지인자조차도 암이나 질병에 대하여 특이적이지 않고 다른 질환을 앓고 있을 때에도 증가하는 경우가 있다. 또 하나의 문제점으로는 예상했던 것보다 이들 특이단백질이나 인자를 이용한 조기진단방법의 정확도가 떨어진다는 것이다. 따라서 현재까지의 연구결과를 종합하여 보면 특정한 암이나 질환을 정확하게 탐지할 수 있는 **만능의 유일한 인자**를 찾아내는 것이 쉽지 않다는 것이다.

따라서 유일하고 특이적인 biomarker를 추적하는 대신, 새로운 발상의 전환으로써, 다수의 표지물질의 양적인 변화를 통계학적인 방법론을 사용하여 패턴화하고 이를 진단에 사용하자는 것이다. 이 방법론을 적용하고 있는 대표적인 시스템이 바로 DNA칩(chip)이다. 즉, 질병의 진행 정도에 따라 하나의 **특정항원의 질적인 변화보다는 많은 수의 표지인자의 양적인 변화가 수반**될 것으로 예상하고 이 변화를 측정하여 질병의 유무나 진척사항을 알아내자는 것이다. 이를 위해서는 다양한 표지물질을 동시에 빠르게 진단할 수 있는 시스템이 개발되어야 하는데, 칩 시스템이 가장 좋은 선택이다.

임상 실험실에서 사용되는 대표적인 효소면역진단방법은 1960년대와 1970년대에 개발이 완료된 Enzyme Linked ImmunoSorbent Assay법(ELISA)이며, 대부분의 방법이 Sandwich와 Competition 방법을 사용하고 있다(Harlow & Lane, 1988). Sandwich 방법에서의 문제는 hapten과 같은 적은 분자량의 분석에 사용할 수가 없으며, Competition 방법의 경우에는 감도가 낮은 것이 문제이다. 또한 전통적인 방법의 분석 방법은 소요시간이 길고 노동 집약적이어서 결과에 대한 분석이 복잡하고, 고도로 숙련된 기술이 요구되며 여러 단계의 실험 과정이 필요하다. 이 외에도 장비의 소형화가 어려우며, 여러 단계별 측정 과정의 자동화가 어렵고, 실험실이 아닌 장소에서는 사용할 수가 없다. 따라서 미래의 진단 방식은 기존의 방법보다 빠르고 감도가 좋으면서 탈중앙화된, 즉 소형화된 기구를 사용해야 한다는 것이다. 이러한 대체 분석 방법이 아직까지 정형화되어 병원에서 사용하고 있지는 않지만 **면역칩이나 면역센서 타입이 기존의 제품을 대체**할 것으로 예상된다.

또한, 현재 사용되고 있는 진단키트들은 한 번에 하나의 표지인자를 분석하도록 고안되어 있다. 반면, 면역진단칩은 단백질칩의 장점으로 수십 내지 수백 가지 종류의 항체나 항원을 칩에 심고 이를 진단이나 연구에 활용하자는 것이다. 고집적의 단백질칩으로 수백 또는 수천 개의 표지인자의 변화를 읽고, 이 변화의 정도를 생물정보학(bioinformatics)으로 분석하여, 최종적으로 정확하게 질병의 진단을 내릴 수 있게 되면 우리의 의료행위도 치료에서 예방으로 바뀌게 되며 총체적인 의료비의 절감에도 크게 기여할 것이다. 바이오칩은 생물에서 유래된 효소, 단백질, 항체, DNA, 미생물, 동식물 세포 및 기관, 그리고 신경세포

등과 같은 생체 유기물과 반도체 같은 무기물을 조합하여 기존의 반도체칩 형태로 만든 혼성 소자(hybrid device)이며, 사용 용도나 응용 분야에 따라 정의가 달라질 수 있다. 기본적으로 생체 분자의 고유한 기능을 이용하고 생체의 기능을 모방한 인위적인 소자이며 보건의료, 환경, 정밀화학, 식품 및 생물공정, 정보/전자 등 다양한 분야로의 응용이 가능하다.

〈표 4-1〉 바이오칩의 산업 응용 분야

분야	내용
보건의료	혈액검사, 유전자 분석, 기능적 Genomics, 자가진단(혈액, HIV 등), 임상용 진단시약, 동물센서, 의료기기, 뇌 연구 등
환경	BOD 센서, 수질 및 해양 오염 감시, 오염물질 검출 및 분석, 중금속/독성 폐기물 검출, 위험물/생화학 무기 검출 등
정밀화학	생리활성 의약원료 개발, 화장품 제조 및 시험, 농약 제조 및 분석, 화합화학, HTS 시스템 등
식품 및 생물공정	식품/안정성 검사, 동식물 질병진단, 육류/농산물 품질관리, 생물공정 계측 및 제어, 생물 생산 시스템
정보/전자	가전 응용, 개인 식별/보안 시스템, 가상현실 시스템, 후각 인터페이스, 정검침, 인공 신경망 등

자료: Bioelectronics, 한국전자통신연구원, 2001

바이오칩은 〈표 4-1〉에서 보는 바와 같이 21세기 인간 Genome 해석, 유전자 치료기술에 연구 기반을 제공하고, 신약 탐색과 관련된 제약 산업의 확대와 함께 바이오칩 기술을 이용한 대량검색 분야 및 바이오센서를 포함한 질병 진단기술 분야 등에 걸쳐 새로운 기술의 발전에 크게 기여할 것이다. 이중 단백질칩 및 뉴런칩에 대한 연구는 아직 태동기의 시장으로 주변 환경 조건에 따른 생체 분자의 비활성화 등 해결해야 할 기술적 과제가 남아 있고, 분자생물학, 뇌과학, 생물공학, 전자공학 등 보다 총체적이고 다양한 기술의 접목에 의한 기초 연구가 절실히 요구되고 있는 상황이다.

한편, 미국 내 실리콘 밸리의 연구 추세가 바이오산업으로 전환하고 있으며, 업체들은 자사의 고유한 기술력을 앞세워 경쟁을 하고 있다. 이처럼 생명공학에 관련된 산업에 있어서는 모방이 불가능하여 다른 방법으로 접근을 해야 하고, 자신만의 고유한 기술력이 있어야만 미래 첨단기술 산업의 경쟁에서 생존할 수 있다. 따라서 국내 관련 업계들은 그간 정보통신 분야에서 입지를 다진 국내 기술력을 바탕으로 바이오칩 분야에서 세계적인 기술을 개발할 수 있는 가능성을 내포하고 있다고 할 수 있다. 현재 국내에서는 정보기술 인프라를 기반으로 관련기술을 축적하고 있고, 이러한 노력은 벤처기업을 중심으로 DNA칩 확보를 위한 노력이 활발히 진행되고 있다. 이미 세계적인 전자업체들이 반도체 기술에서 축적된 노하우를 바탕으로 동 분야에 뛰어들면서 경쟁이 치열해지고 있으며, 후발 주자인 한국은 기초 분야보다는 응용 분야, 특히 한국인 특이 유전자 확보 및 이를 이용한 바이오칩 개발에 노력을 기울일 필요가 있다. 이와 같이 타 기술로의 파급을 통한 응용 분야의 확대와 이로 인한 경제적 파급효과를 고려해 볼 때, 바이오칩 분야는 정부의 지속적인 지원과 전략적 육성이 필요한 분야로 판단된다.

I. 바이오칩의 정의 및 분류

바이오칩(Biochip)이란 유리, 실리콘, 또는 나일론 등의 재질로 된 작은 기판 위에 생물학적 활성을 가지고 있는 분자(예를 들어, 뉴클레오타이드, 단백질, 세포, 폴리사카라이드, 등)를 공유결합 또는 비 공유결합 형태로 부착시킨 모든 재료를 일컫는다. 바이오칩은 생물분자들을 기판 위에서 구현하는 방식에 따라 마이크로어레이칩(Microarray chip)과 마이크로플루이딕스칩(Microfluidics chip) 또는 랩온어칩(Lab-on-a-chip, LOC)으로 크게 둘로 나눌 수 있다.

마이크로어레이칩은 수천 혹은 수만 개 이상의 DNA나 단백질 같은 생물분자를 spot 크기가 200㎛ 이하로 일정 간격을 이루어 배열시켜 부착해서 만든다. 생물분자가 부착된 칩에 분석 대상물질을 처리하여 그 결합 양식을 분석할 수 있는 바이오칩으로, 부착하는 생물 분자에 따라, DNA칩, 단백질칩, 세포칩, 글리코칩(glycochip) 등으로 분류된다.

랩온어칩은 MEMS(Micro-Electro-Mechanical Systems)를 이용하여 칩 위에 미세유체 채널(Microfluidic channels)을 만들어, 생물 및 화학 시료를 가지고 시료의 분리 및 정제, 혼합, 반응, 세척, 검출 등 다양한 작업을 하나의 칩 위에 할 수 있게 만든 것이다. 그 결과 칩 하나가 하나의 실험실 형태가 되게 한다는 의미에서 랩온어칩이라 부른다. 현재 DNA를 생물시료로 이를 이용하여, DNA 증폭을 한다든지, 발현된 단백질을 분석한다든지, 돌연변이를 일으키는 것을 진단한다든지 하는 기술들에 대해 연구가 되고 있다.

1. 바이오칩의 종류

1) DNA칩

유전자 암호 해독기술(DNA sequencing)이 점차 발달함에 따라 새로운 유전자 정보들이 급속도로 늘어나고 있다. 그러나 기존의 유전공학 방법들이 한 연구자가 동시에 많은 수의 유전자를 가지고 실험을 하는 데 한계가 있기 때문에 post genome 시대에는 새로운 기술의 개발이 절실히 요구되고 있다. 이와 같은 요구에 따라, 1990년도 중반에 개발된 방법 중의 하나가 바로 DNA칩을 이용한 유전자 검색 방법이다. DNA칩은 기존의 분자 생물학적 지식에 현대에 엄청난 발전을 한 기계, 전기 및 전자 공학의 기술을 접목해서 만들어졌다. 기계 자동화와 전자 제어기술 등을 이용하여 수십만 개에 이르는 DNA를 아주 작은 공간에 집어넣을 수 있게 되었다.

기존의 분자 생물학적인 방법 중에서 DNA칩에서 주로 하는 것은 Southern blot, Northern blot, 돌연변이 검색 그리고 DNA seqencing 등이 있다. 기존의 방법들과 DNA칩 상에서 이루어진 작업과의 가장 큰 차이는, 많은 수의 유전자들을 가지고 빠른 시간 안에 이루어진다는 것이다.

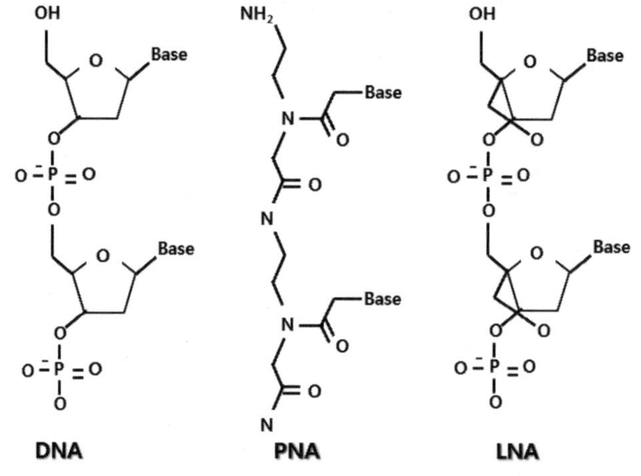

[그림 4-1] DNA, PNA, LNA의 구조

DNA칩은 고정하는 DNA의 크기에 따라 cDNA chip과 oligonucleotide chip으로 나뉜다. cDNA chip은 최소한 500bp(base pair) 이상의 유전자(full-length open leading frame 또는 EST, Experessed Sequence Tag)가 붙어 있으며, oligonucleotide chip의 경우는 약 15~25개의 염기들로 이루어진 oligonucleotide가 부탁되어 있다. 최근 DNA칩에는 DNA뿐만 아니

라, nucleic acid analogue 물질을 사용하여 개발하려는 연구가 활발히 진행되고 있다. 사용하는 물질에 따라 DNA칩은 분류되기도 한다. 현재 사용되고 있는 nucleic acid analogue로는 PNA(peptide nucleic acid)와 LNA(Locked nucleic acid)가 있다. PNA를 사용하여 칩을 만들 경우는 PNA chip, LNA를 사용하여 칩을 만들 경우에는 LNAchip이라고 한다.

2) 단백질칩(Protein chip)

(1) 단백질 기능 연구의 필요성 대두

2000년 6월 미국과 영국이 주도적으로 인간 유전자 정보를 공개하였다. DNA칩의 개발이 기존의 방법으로는 8~10만 개로 추정되는 인간 유전자들을 쉽고 빠르게 검색할 수 없다는 필요성이 대두되어 시작되었다. 따라서 게놈 정보를 효율적으로 사용하기 위하여, 분자생물학, 기계 자동화와 전자 제어기술 등을 이용하여 적게는 수천 개부터 많게는 수십만 개의 DNA를 아주 작은 공간에 집적하는 기술을 개발하였다. 이 칩을 사용하여 질환의 진단이나 기초연구에 사용하자는 것이다. 2001년 초 발표된 게놈 연구 결과에서 기대에 전혀 다르게 인간 유전자의 수가 3만여 개로 밝혀졌다. 이는 하나의 유전자가 몇 가지의 기능을 수행하며 따라서 단백질 기능연구의 중요성이 크게 부각되었다.

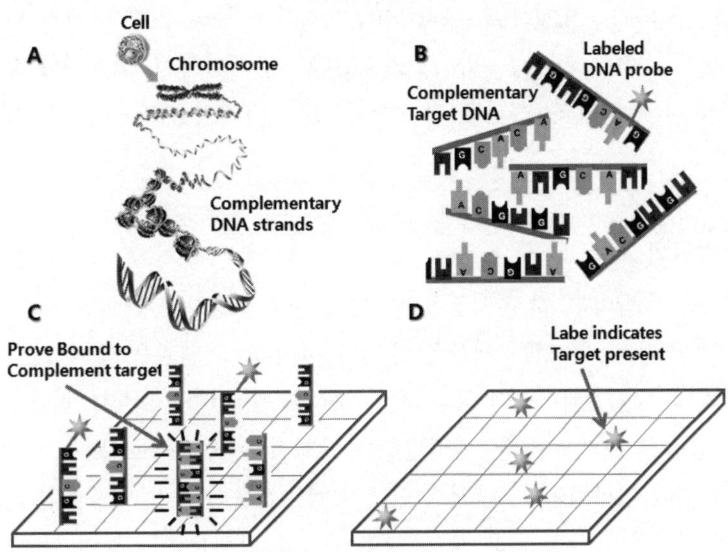

[그림 4-2] DNA칩의 원리

(2) 단백질체학(Proteomics)과 단백질칩

인간게놈사업 후에 선진국들이 단백질의 기능을 알아보는 proteomics에 역량을 집중하고 있다. 우리나라에서는 기능성 유전체학에 보다 많은 관심을 가지고 연구를 수행하고 있지만 단백질체학에도 관심을 가지고 연구수행을 준비하고 있다. 단백질체학에서 얻어진 연구결과는 단백질칩에 사용하여 연구나 진단에 응용할 수 있다. 단백질칩은 개발단계가 비교적 초기에 해당하고, 기술 격차도 별로 없어 연구를 집중하면 국제적인 경쟁력을 빠른 시간 내에 확보할 수 있을 것으로 예상한다.

(3) 진단용 단백질칩

거시적인 안목에서 보면 생명활동은 단백질이 활동을 함으로써 영위되는 것이기 때문에 대부분의 질병은 단백질 수준에서 유래되고 있다. 따라서 DNA나 mRNA를 분석하기보다 단백질을 탐지하는 것이 보다 진단에 정확하다. 많은 단백질은 post-translational modification을 거치기 때문에 mRNA의 분석보다는 단백질의 분석이 진단에 정확하게 사용될 수 있다. 미래의 진단방법으로서 DNA칩이 가지는 잠재력은 막대하다. 하지만 향후 몇 년 내에 병원에서 보편적으로 사용될 가능성은 크지 않은 것 같다. 가장 큰 문제점은, 유전병 진단을 제외하고는, 대부분의 일상적인 진단을 위하여 mRNA를 진단하고자 하는 조직이나 세포에서 분리하여야 하는데 이를 위하여 간이나 근육조직을 떼어 낼 정상인은 거의 없기 때문이다. 또한 mRNA를 분리하고, 표지하고, 부착하고, 세척하는 등의 실험 단계가 너무 많고 복잡하기 때문에 통상 진단에 2~3주 정도가 소요된다. 이에 반하여, 혈액이나 오줌 속에 있는 표지자를 전처리나 후처리 없이 바로 탐지할 수 있는 단백질칩 기술은 임상에서 먼저 상용화될 진단기술로 사료된다.

(4) 단백질칩의 특성

유리, 막, PVC, 금박막 등에 단백질을 부착하고, 이 고정화된 단백질과 결합하는 단백질을 탐색하는 데 사용될 수 있는 새로운 개념의 칩이다. 단백질을 탐지하는 데 이용될 수 있기 때문에 혈액, 오줌, 뇌척수액 등을 즉시 분석할 수 있다. 따라서 진단용으로 바로 이용될 수 있는 장점을 가지고 있다. 단백질칩은 단백질-단백질 상호작용을 탐지하고 분석하도록 고안되어 있는 칩타입이다. 단백질-단백질 상호작용의 가장 대표적인 예가 항원-항체 반응이므로, 단백질칩의 가장 넓은 응용 영역은 바로 항체를 이용하여 항원을 탐지하거나 항원을 이용하여 항체를 분석하는 분야이다.

(5) 면역진단칩의 원리

암질환 탐지에 대한 기존의 방법론은 간암, 위암, 폐암 등 각각의 암질환에서만 발견되는 유일한 표지자(biomarker)가 있고 이를 암 진단에 적용하자는 것이다. 몇 가지 암에서 특이적으로 탐지되는 항원을 발견하고 병원에서 사용되고 있다(예, 전립선암-PSA, 방광암-BTA, 간암-AFP 등). 하지만 아직도 많은 종류의 암에서 특이적인 표지자를 찾지 못하고 있다. 이런 점을 해결하기 위한, 미래의 진단방식은 특이한 표지자의 존재 유무로 암을 진단하기보다는 다수의 표지물질의 양적인 변화를 통계학적인 방법론을 사용하여 패턴화하고 이를 암 진단에 사용하는 것이 될 것이다. 즉, 암의 진행 정도에 따라 특정항원의 질적인 변화보다는 양적인 변화가 수반될 것으로 예상된다. 이를 위해서는 다양한 표지물질을 동시에 빠르게 진단할 수 있는 시스템이 개발되어야 하는데, 칩시스템이 가장 좋은 선택이다. 진단용 키트는 한 종류의 표지자만 이용하고 있다. 연구되고 있는 표지자들과 간암과의 상관도를 알아보면 AFP 50~60%, p53 돌연변이 20%, p185ECD 33% 등 표지자와 간암과의 연관성이 진단용으로 사용하기에는 부적합한 경우가 많다. 면역진단칩은 이들 각각의 표지자의 빈도와 양적인 변화를 종합하여 암환자와 정상인의 탐지 패턴을 분석하여 암을 진단하자는 것이다. 이 방법론을 채택하면 정확도가 아주 높아질 것으로 예상되며, 조기진단이 가능하다. 개발 초기에는 기존의 알려진 몇 가지 표지자를 중심으로, 추후로 계속하여 지속적으로 표지물질을 추가하면 정확도를 보다 높일 수 있을 것이다.

(6) 고전적인 단백질칩

기존의 면역진단 기술과 방법은 그 기본원리는 60년대와 70년대에 개발된 후 조금씩 개선되어 오고 있다. 면역진단용 RIA, ELISA, 응집반응, 간편용 진단키트 등은 오래전에 기술이 완성되어 새로운 개념의 진단기술의 도입이 필요한 시기가 되었다. Genomics 결과를 이용하는 DNA칩과 Proteomics 결과를 이용할 수 있는 Protein Chip이 이용 분야로 대두되었다. 이들 기술은 많은 수의 새로운 표지자를 발굴하여 진단에 이용하고, 기술적으로 반도체기술에서 빌려온 칩제작 기술도 응용할 수 있을 것이다.

(7) 단백질칩과 의료시장

대부분의 사람들은 정기검진을 통하여 본인이 미처 알지 못했던 새로운 병을 찾아낼 수 있을 것이라고는 생각하지 않는다. 이는 병원에서 사용하고 있는 생화학적 또는 면역화학적 진단법 중에서 질병을 조기에 진단할 수 있는 것이 별로 많지 않기 때문이다. 예를 들어 사망원인의 대부분을 차지하고 있는 심혈관계 질환이나 암을 진단하는 방법이 정확도에 있어서 별로 좋은 성적을 보여 주고 있지 않고 더구나 극히 제한적이다. 유방암과 폐암은 물리적인 방법인 X-ray를 사용하고, 위암은 내시경으로 진단하고 있다. 이 외에 간암은 alpha-Feto Protein(AFP)과 DCP(PIVKA II), 전립선암은 Prostate Sepcific Antigen(PSA), 방광암은 Bladder Tumor Antigen(BTA)의 존재 유무를 면역학적인 방법으로 진단할 수 있다. 물론 이들 암도 조기진단이 어렵고 정확도는 50~70% 정도이다.

이 몇 가지 암을 제외하고는 알려진 표지인자는 많지만 정확도가 높지 못해 조기진단이 아주 어렵다. 미국에서 암환자의 5년 생존율이 50% 이하이고 우리는 이보다 조금 낮다고 알려져 있다. 만약 우리가 대부분의 질병을 진단을 통하여 미리 알 수 있다면 질병에 대한 우리의 태도가 아주 많이 변화할 것이라고 생각된다. 거의 대부분의 사람들이 정기적으로 검진을 실시할 것이다. 또한 질병에 대한 두려움이 줄어들 것으로 예상한다. 21세기에서는 질병을 발견하고 나서 치료하는 데 병원이나 의사의 역할을 둘 것이 아니라 미리 예방, 진단하여 질병이 생기지 않도록 하는 것이 보다 중요하다. 의료시스템 자체가 이런 방향으로 발전해야 하고 이것이 가능하다면 사회적인 비용을 획기적으로 줄일 수 있을 것으로 생각된다.

단백질은 생명현상을 표현하는 최종 매개체로 유전자가 가진 정보보다 많은 양의 정보를 표현할 수 있다. 대부분의 질병이 유전자 수준이 아닌 단백질 수준에서 유발되기 때문에 인간 유전자의 구조가 빠른 속도로 밝혀지면서 단백질의 기능분석을 위하여 단백질 관련 기술에 대해 점차 대규모화, 고효율화가 요구되고 있다. 단백질-단백질 상호작용, 기능연구 등 proteomics와 관련한 연구에 마이크로어레이칩인 단백질칩이 핵심을 차지하고 있다. 단백질칩은 특정 단백질과 반응할 수 있는 수십에서 수백 종류 이상의 서로 다른 단백질이나 리간드 등을 고체(금속, 유리, 플라스틱 등) 표면에 마이크로어레이화 시킨 후, 이들과 특이적으로 상호작용하는 생체분자들의 존재, 기능 및 역할들을 다양한 분석 방법을 이용하여 대량으로 신속하게 분석하는 장치를 의미한다. 넓은 의미에서 단백질칩은 시료 전처리 부분과 신호처리기기까지 포함한다.

단백질칩에 고정되는 생물분자로는 항체, peptide 등 다양한 단백질이 사용되며, 사용되는 칩에 따라 구분하기도 한다. 개발 초기에는 DNA칩에 주로 사용한 plate-glass slide 타입으로 개발을 하였다. 그러나, plate-glass slide 타입의 경우, evaporation 문제로 다용도로 사용하기 힘들며, cross-contamination 문제가 있다. 이러한 문제를 극복하기 위해 3D gel pad 타입의 chip 타입이나, microwell 타입의 chip이 개발되었다.

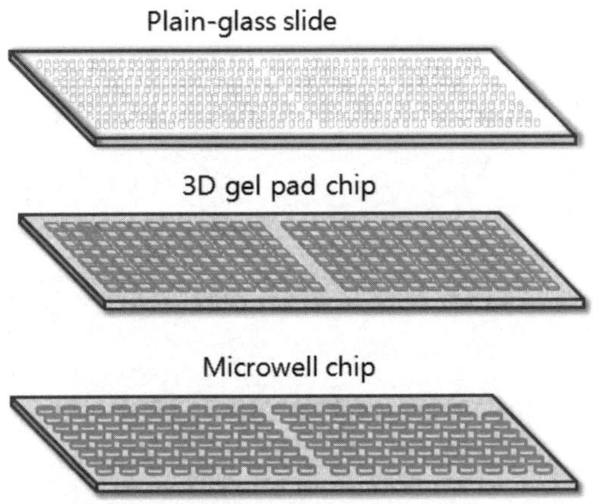

[그림 4-3] 단백질칩의 종류

〈표 4-2〉 DNA칩과 단백질칩의 비교

	DNA칩	단백질칩
구조	일정, 안정	단백질마다 다름
기능상태	denature되어도 무관	3차 구조 중요
저장	건조상태 무관	습도유지 필수
활성예측	sequence에 따라 결정	예측 힘듦(sequence, homology, 3차구조 등 인자 많음)
증폭	PCR 기술 정립	정립된 기술 없음
작용점	일반적으로 한 유전자 당 한 군데	일반적으로 다수

단백질칩은 마이크로어레이칩이라는 관점에서는 DNA칩과 비슷하지만, 단백질이 가지는 물리화학적 특성 때문에 DNA칩과는 여러 다른 특성들을 가지고 있다. 단백질의 경우, 조건에 따라 변성(denaturation), 불활성(inactivation), 혹은 분해(degradation) 등이 야기될 수 있어, 이러한 문제점들을 극복하기 위한 연구가 개발되고 있다.

3) 랩온어칩(LOC)

기존의 DNA assay나 immunoassay 기술로는 포스트 게놈시대의 엄청난 양으로 쏟아져 나오는 유전 정보나 단백질 정보에 대처할 수 없어 보다 혁신적인 방법이 개발되어야 한다는 요구가 증대되고 있다. 이러한 요구를 충족시키기 위해서 개발된 것이 랩온어칩이다. 기존의 생물 및 생명공학 기술이 고가의 macro scale의 장비들을 요구하였다면, 랩온어칩은 이들이 수행했던 것들을 대체할 장비로, MEMS기술을 이용하여 만들어진 미소 규모의 장비라 할 수 있다.

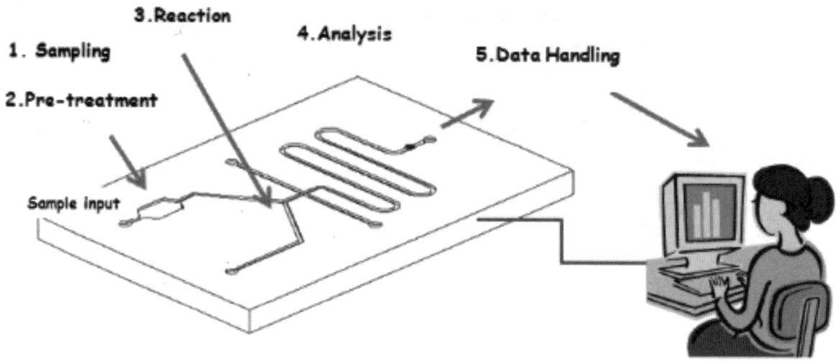

[그림 4-4] 랩온어칩의 구조

1979년 스탠포드 대학에서 평면 실리콘 웨이터 위에 초소형 GC(GasChromatography)를 제작한 것에서 기인한 랩온어칩은 하나의 칩 상에서 시료의 전처리, 반응, 분리, 검출 등의 일련의 과정을 수행 가능토록 한다. 이로 인해 분석에 필요한 시료와 시약의 소모량을 최소화할 수 있으며, 분석의 자동화가 용이하고, 시간과 비용을 현저히 줄일 수 있는 장점을 가지고 있다. 랩온어칩은 여러 가지 장점을 가지고 있지만, 실용화되어 널리 보급되기 위해서는 채널 내의 극미량, 정밀 유체 흐름제어, 다른 장비와의 연결 문제, 고감도 검출방법 개발 등의 해결해야 할 문제들이 많이 있다.

II. 바이오칩의 응용 분야

바이오칩은 향후, 보건의료, 농업, 식품, 환경, 화학 산업 등의 다양한 산업에서 필수적으로 사용될 수 있을 것으로 평가되고 있다. 바이오칩의 분류별로 응용되는 분야는 세분화할 경우 차이는 있지만, 크게 분류할 경우, 적용되는 분야가 유사하다. 아래 표는 바이오칩들의 적용 분야별 개발 정도를 나타내고 있다.

〈표 4-3〉 바이오칩 적용 분야별 개발 현황

적용분야	DNA칩	단백질칩	랩온어칩
진단	실험실 내 사용	적용가능하나 미개발	적용가능하나 미개발
Pharmacokinetics	실험실 내 사용	적용가능하나 미개발	적용가능하나 미개발
신약 동시 대량검색	적용가능 하나 미개발	적용가능하나 미개발	조기개발 단계
분자 발현 정도 정성 분석	연구 및 신약 개발에 활발히 사용	조기개발 단계	적용가능하나 미개발
독극물 검색	조기개발 단계	적용가능하나 미개발	적용가능하나 미개발

자료: 한국생물산업협회

1. DNA칩의 응용 분야

cDNA칩이나 ologonucleotide칩은 유전자 발현을 검색하는 데 아주 유용하다. 많은 수의 유전자들을 한 번에 검색한다는 데에 그 의미가 있다. oligonucleotide칩은 돌연변이 검색에도 사용될 수 있다. 두 가지의 DNA칩들은 돌연변이 검색, 병의 진단 또는 유전자 발현 청사진을 만드는 데 많은 기여를 할 것이다. 〈표 4-4〉는 이들 DNA칩의 사용 가능한 분야들을 간략히 요약한 것이다.

〈표 4-4〉 DNA칩의 응용분야

cDNA칩	Oligonucleotide칩
인체 유전자 기능분석 연구	암 관련 유전자 돌연변이 검색진단
산업용 유전자 재조합 동식물 및 미생물 연구	유전병 관련 유전자 돌연변이 검색 및 진단
실험용 동식물 모델 연구	약제 내성 검색 진단
암 및 질병관련 유전자 진단	DNA 염기서열 분석
유전자 치료	유전자 변이 가계도 작성
임상병리	장기이식가능 조직 검사
동식물 검역	병원성 미생물 동정
환경변화에 따른 생태학 연구	법의학(용의자 확인, 친자 확인 등)
식품 안정성 검사	DNA 고고학
신약 개발	

DNA칩을 이용하여 유전자 기능과 변화를 알아내는 것은 생물학 발전뿐만 아니라 인류의 건강 증진 및 삶의 질을 향상시키는 기여를 한다. DNA칩은 유전자의 기능 및 많은 질병의 원인을 밝히는 데 사용되며, 질병 관련 미생물들의 빠르고 정확한 검색방법을 제공하여, 의사가 적절한 판단과 치료를 하는데 역할을 할 수 있을 것이다.

의료 분야뿐만 아니라, 동식물 및 식품 검역, 환경오염 측정 등에도 쓰일 것이다. 모든 사람들은 각자 조금씩 다른 DNA 구조를 가지고 있는데, 이를 분석할 수 있는 DNA칩이 개발되면, 사람의 ID, 친자확인, 장기이식 가능한 조직의 검사 등에도 DNA칩은 널리 사용될 것이다.

2. 단백질칩의 응용 분야

단백질칩은 단백질의 발현 및 기능연구, 단백질의 상호작용 연구 등 단백질체학(proteomics) 연구 분야와, 신약후보물질 발굴, lead generation, 신약 효능검색 등 신약개발 분야, 그리고, 질병의 진단 및 biomarker 발굴 등의 진단 분야와 같이 생명공학, 보건의료, 제약산업에서 광범위하게 이동될 수 있다.

1) 단백질체학(Proteomics) 연구 분야

Proteomics라 함은 단백질의 기능을 연구하는 분야로, 세포 또는 조직 등을 구성하는 proteome을 대상으로 해서 대량으로, 그리고 단백질의 상대적인 양을 훼손하지 않고 분석한다. 단일 단백질 또는 단백질 복합체의 동정 및 정량분석, 조건 변화에 따른 단백질의 발현양상 변화, 단백질 기능 및 상호작용, 특성 규명, 그리고 단백질과 질병 간의 연결고리 규명 등에 관한 것을 주요 연구영역으로 하고 있다. 단백질칩은 단백질 상호작용을 분석하는 데 가장 적합한 방법 중의 하나로 proteomics 연구에 여러 관점에서 유용하게 사용될 것이다.

2) 진단 및 바이오센서 분야

단백질칩은 암, AIDS, 그리고 인체 질병의 조기진단이나 질병의 원인 규명에 효율적으로 활용될 전망이다. 질병의 특이 단백질(biomarker)의 존재 여부를 분석하여, 질병을 조기에 진단할 수 있게 한다. 일반적으로 이러한 질병 특이 단백질의 농도는 매우 낮기 때문에 분석의 민감도를 뛰어난 고도의 기술이 요구되는데, 단백질칩이 이러한 요구를 충족시킬 수 있을 것으로 평가되고 있다. 암이나, 기타 질병의 진행 정도를 조기에 진단하려면 여러 종류의 특이 단백질과 반응하는 생체분자를 칩 표면에 마이크로어레이(microarray) 형태로 단백질칩을 제작하고 분석함으로써, 단백질칩을 이용하려는 연구개발이 진행되고 있다. 임상 진단분야 이외의 식품 및 환경 monitoring 분야에도 그 응용 가능성은 크다. 식품에 특정 병원성 세균감염 여부나 toxin에 노출 여부 등을 파악하는데, 이들과 관련이 있는 단백질을 마이크로어레이한 단백질칩이 효과적으로 활용될 수 있다.

3) 신약기술 개발 분야

새로운 의약품이나 생리활성 물질의 성공적인 개발은 수많은 library 중에서 특정 생체분자와 특이적으로 작용하는 후보물질을 대량으로 신속하게 탐색할 수 있는 HTS(High Throughput Screening) 시스템의 구축에 달려 있다. 특정 단백질이나 리간드를 마이크로어레이 한 단백질칩을 제작하고, 이와 특이적으로 반응하는 생체분자를 library로부터 일차적으로 선별하게 되면 새로운 의약품이나 생리활성 물질의 개발을 효율적으로 도출할 수 있게 된다. 이러한 관점에서 이 분야에서 단백질칩 활용은 중요성을 가지며, 고속으로 대량의 library에서 저렴하게 유효물질을 검색할 수 있다는 장점을 가지고 있다.

3. 랩온어칩의 응용 분야

랩온어칩의 경우, DNA칩이나 단백질칩과 같이 생물학, 화학 같은 과학분야뿐만 아니라, 의약, 제약, 식품, 화장품, 환경, 식품산업 등 다양한 산업에서 활용될 것이다. 특히, 신약 물질 스크리닝, 신약물질 타겟 발굴, 약리 약효 및 독성실험과 관련한 신약개발에 활용성이 클 것으로 기대되고 있다. 건강 및 질병 진단, 독성물질 감지, 병원균 및 toxin 오염 여부 판정 등 진단용으로서의 응용 분야도 연구개발이 많이 이루어지고 있는 분야이다. 랩온어칩의 경

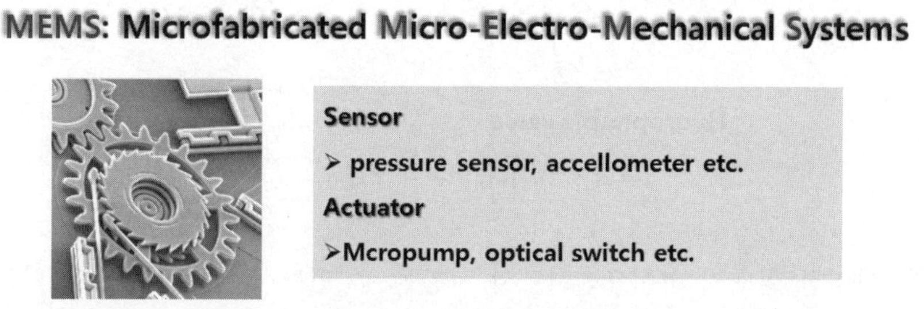

[그림 4-5] 랩온어칩의 보기

우, 칩 하나에서 분리, 검출이 이루어지기 때문에 진단 및 환경/식품 모니터링용 센서 등으로 활용성이 크며, 휴대가 쉽고, 현장에서 시료를 분석할 수 있는 장점을 가지고 있다.

1) 신약 개발 분야

랩온어칩에서는 미량의 유체를 손쉽게 다룰 수 있어서, 시료의 전처리, 반응, 미반응물의 제거, 시간에 따른 약리 효과의 측정, 약물이나 효소의 농도에 따른 효과 측정 등이 소량의 시료로 가능하다. 따라서, 랩온어칩은 기존의 생물학적 방법으로 수행할 수 없었던 다량의 신약 탐색을 고속으로 수행할 수 있어, 신약 개발에 적극 활용될 것으로 전망된다.

또한, 랩온어칩은 신약의 성능테스트에 이용되어 많은 시간과 비용을 절감할 수 있다. 이는 하나의 약이 공인받기 위해서 현재 소요되는 시간을 획기적으로 줄일 수 있어, 많은 비용이 소요되는 임상 실험의 과정도 대폭 줄일 수 있다.

2) 진단 및 바이오센서 분야

랩온어칩은 암, AIDS 등의 질병 진단, 유전자의 돌연변이 검색 등을 수행할 수 있어, 의료 진단 분야에서 획기적인 변화를 일으킬 것으로 예상되고 있다. 진단 정보를 얻기 위해서 혈액 등의 시료를 전처리하는 과정과, 시료에서 생체물질 분리, 증폭, 분석하는 일련의 과정들이 연구되어야 한다. 현재, 신속한 혈액 전처리를 수행할 수 있는 의료 진단용 랩온어칩 역시 연구개발이 진행되고 있다.

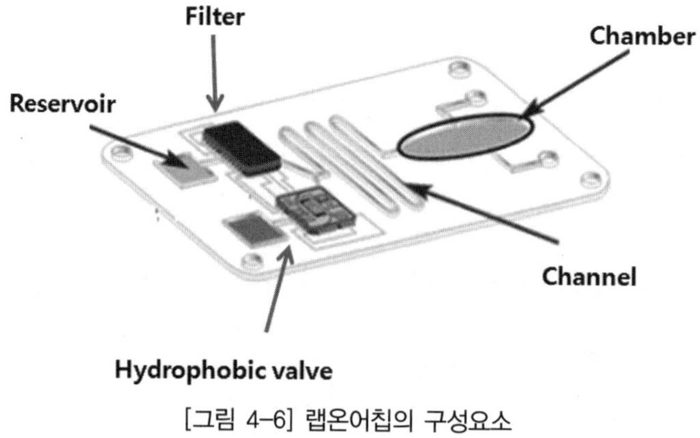

[그림 4-6] 랩온어칩의 구성요소

이 외에도 다양한 형태의 바이오센서로서 사용될 수 있는데, 랩온어칩으로 만든 바이오센서의 경우 사용의 편이성이 중요한 요인이다. 연구용으로 사용할 때는 사용의 편이성이 중요한 문제가 되지 않지만, 일반인들이 사용하는 바이오센서의 경우, 편이성이 중요하여 일련의 시료 전처리 과정 등이 자동화되고 간편화되는 것이 중요하다. 일반인용 바이오센서의 경우, μ-TAS(Total Analysis System) 개념이 도입되어 간편화, 소형화 및 집적화 경향이 있다. MEMS기술을 이용하는 랩온어칩의 경우, 다른 바이오칩이 가지는 일반적인 응용분야인 의학관련 신약개발, 진단 및 바이오센서, 독성 및 안정성 시험 등뿐만 아니라, drug delivery, neural prosthetics, tissue engineering과 minimally invasive surgery 분야 등 다양한 분야에서도 활용될 가능성이 크다.

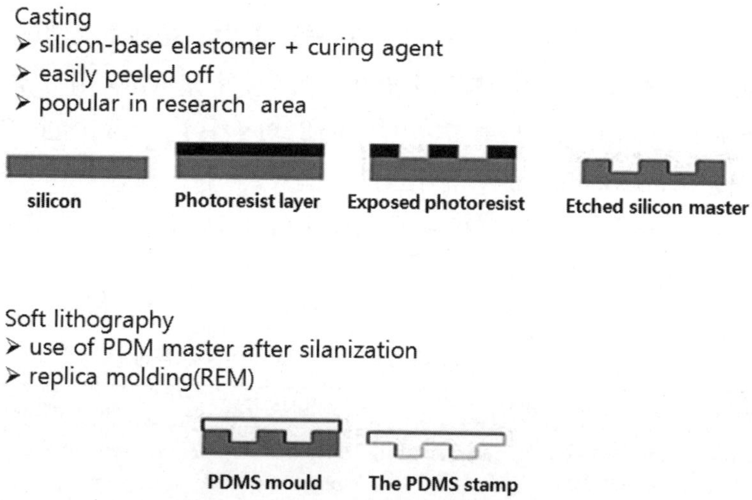

[그림 4-7] 미세가공법에 의한 랩온어칩의 제조

III. 바이오칩의 제조기술

바이오칩은 기존의 분자 생물학적 지식에 현대에 들어 괄목하게 발전을 이룬 화학, 기계, 전기 및 전자 공학의 기술을 접목해서 만들어진다. 또한, 각기 다른 분야의 기술들이 이제 막 개발되고 있는 상태여서, 서로 다른 분야에서 다양한 기술들이 새로이 시도되고 있다. 생물학, 화학, 기계, 전기 및 전자 공학 분야 등에서 비록 바이오칩 개발이라는 공동의 목표를 가지고 연구개발을 하고 있지만 기여하는 부분이 많이 달라서, 이 논문에서 각기 다른 기술개발동향을 모두 다루기에는 한계가 있다. 따라서 바이오칩의 종류별로 시스템을 세분화해 보고, 특정 분야에 대해서 중점적으로 기술하였다.

1. DNA칩의 제조기술

DNA칩은 기판 위에 마이크로스케일로 DNA를 고정해 놓고 타깃 핵산과 선택적으로 혼성화시킴으로써 유전자 정보를 얻어낸다. 아래는 DNA칩 시스템을 간략하게 나타내었다. 생물 및 의학 분야에서는 고정화를 하거나, 타깃으로 사용할 probe에 대한 연구 및 bioinformatics, 측정 방법, 혼성화에 관한 연구개발을 하고 있으며, 화학, 전기 및 전자 분야에서는 DNA의 고정화, 칩 제작 방법, 측정 방법 및 데이터처리 등에 관한 연구가 주로 행해지고 있다. DNA칩 제작방법은 DNA를 칩 위에 array하는 방법에 따라 크게 4가지로 나눌 수 있다. 미리 합성하였거나, 준비된 DNA를 표면에 붙이는 방법(microspotting과 microdropping)과 고체 판 위에서 화학적인 방법을 이용하여 DNA를 하나씩 합성하여 붙여 가는 방법(photolithography)으로 나눌 수 있다. pin을 이용하여 microspotting을 하는 경우는 inkjet를 이용한 microdropping과 차이는 DNA를 붙일 때 칩 표면과 접촉 여부에 있다. 그리고 photolithography의 경우는 칩 표면 위에서 뉴클레오타이드를 합성하는 방식으로 DNA의 크기에 한계를 가지고 있다.

〈표 4-5〉 글라스용 바이오칩/DNA칩 제작방법 특징

제작 기술	특징	DNA 종류	관련회사
Pin microarray	Pin을 이용하여 micro-spotting (접촉방식)	cDNA, oligonucleotide	Hyseq, Incyte, Biorobotics, Cartesian Tech.
Inkjetting	Inkjet원리를 이용한 microdropping	cDNA, oligonucleotide	Protogen, Incyte, Cartesian Tech.
Photolithography	Photolithography를 이용하여 칩에서 직접 DNA 합성	oligonucleotide	Affymetrix, NimbleGen
Electronic array	전기장을 이용하여 DNA를 배열, 농축, 결합시킴	oligonucleotide	Nanogen, Clinical Micro Sensor(CMS)

1) Pin microarray

이 방식은 Stanford 대학의 생화학과 교수인 Patrick O. Brown 교수에 의해 개발되었으며, 처음에는 1cm^2 안에 약 3~4천 개 정도의 유전자를 붙일 수 있었다. 현재는 약 1만 개 정도까지 붙일 수 있으며, spotting되는 DNA 용액의 최저 부피가 0.5~1.0nl 수준이고, 이때 만들어지는 일반적인 유리칩 위에서의 spot 크기는 지름이 100~200μm 정도이다. Pin microarray 방식은 pin의 끝부분에 미리 준비한 DNA 샘플 용액의 일정량을 loading한 후,

칩과 접촉하여 붙임으로써 원하는 위치에 DNA를 배열할 수 있다. 작동이 간편하고 적은 양의 샘플만으로도 spotting이 가능하다는 장점이 있는 반면, 칩의 표면 특성에 따라 spotting되는 DNA 용액의 양이 민감하게 변하므로, spotting 양을 세밀하게 제어할 수 없다는 단점이 있다. 처음에는 유전자 발현을 측정할 목적으로 칩 위에 cDNA를 붙였기 때문에 cDNA microarray chip이라고 불렀지만, 지금은 돌연변이를 검색할 수 있도록 oligonucleotide를 같은 방법으로 붙인 칩도 개발되었다. 사용하고 있는 pin의 방식도 모양에 따라 크게 4가지로 나눌 수 있으며, 보통 직경이 100～200μm 정도의 크기로 DNA를 붙일 수 있다. 현재 split pin 타입과 pin and ring 타입이 보편적으로 사용되고 있다. 이 방법을 이용하여 다양한 DNA칩이 제작되었으며, 국외는 물론 국내 회사들도 이를 이용하여 유전자 발현에 관한 연구를 수행하고 있다.

- Affymetrix사와는 달리 칩 기판 위에서 합성하지 않고 합성된 DNA를 직접 유리기판 위에 찍는 방식

- 이 방식은 DNA arrayer와 찍는 데 pin을 사용한다.
- 대다수의 DNA 칩 제조회사는 이 방식으로 제조

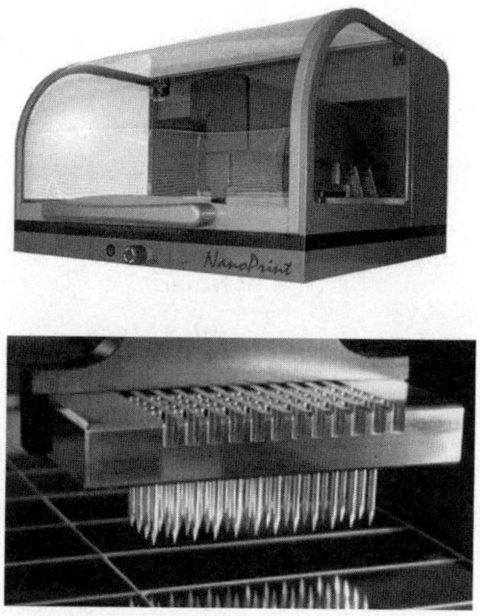

[그림 4-8] 바이오칩 제작용 마이크로어레이와 핀

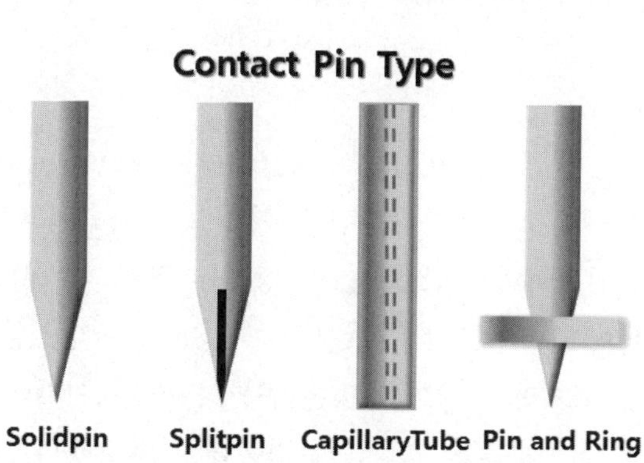

[그림 4-9] Microarray용 Pin의 종류와 특성

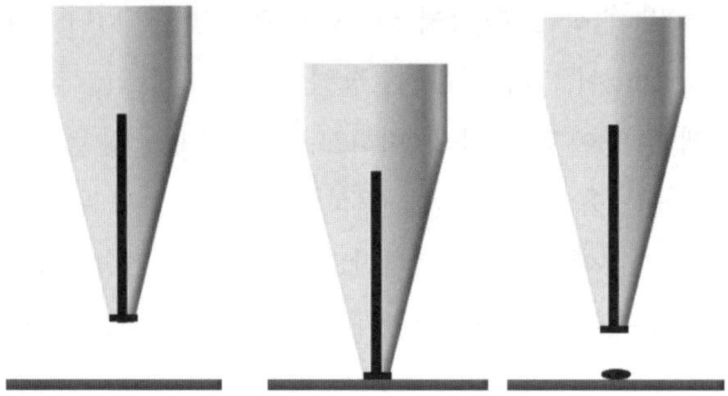

[그림 4-10] 핀 프린팅의 원리

2) Inkjetting

이 방식은 pin 방식과 매우 유사하나, pin 대신에 inkjet printer에서 쓰이는 것과 같은 원리의 cartridge를 사용하여 칩과 접촉하지 않고 DNA를 칩 위에 뿌리는 방법이다. Microspotting 방식이 접촉방식이라면 이 방식은 비접촉방식이라고 하며, 뿌리는 방식에 따라, thermal, solenoid, 그리고 piezoelectric 등 3가지 방법이 있다.

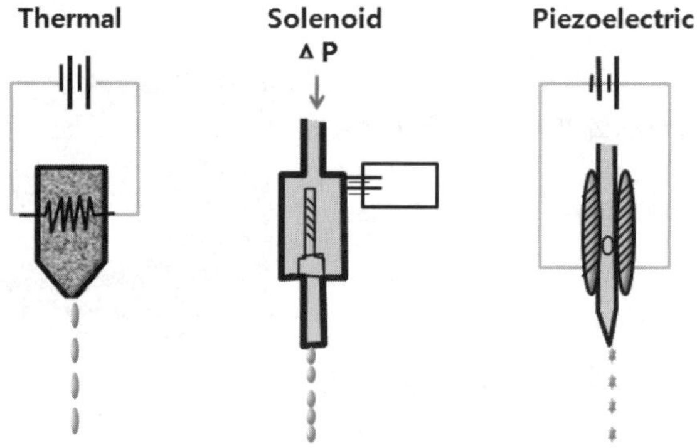

[그림 4-11] Inkjet분사기의 종류

DNA용액을 전기적인 힘 등을 이용하여 분사하기 때문에 spotting 방식과는 달리 dropping하는 양을 제어할 수 있다는 장점을 가지고 있다. 사용하는 DNA는 cDNA와 oligonucleotide 모두가 가능하며, piezoelectric 방식의 경우, 수 pl의 극소량까지 양을 조절할 수 있어, pin 방식보다 고밀도의 DNA칩을 제작할 수 있다. 현재, 1㎠당 5만 개까지 dropping을 할 수 있다. 하지만 아직까지 많은 종류의 유전자가 array된 DNA칩을 만들기 위해서는 카트리지 않은 유전자들을 교환해야 하는데 이와 관련된 기술은 개발되지 않은 상태여서 관련 연구가 진행되고 있다.

3) Photolithography

Photolithography 방식은 원래 반도체 칩을 만들기 위해서 사용하는 기술로, 칩 위에서 화학적인 방법으로 염기들을 하나씩 합성해서 동시에 수십만 개의 DNA를 만들어 나가는 방식으로 DNA 합성과 칩 위에서의 고정화를 동시에 수행하는 방식이다. 이 기술은 미국의 silicon valley에 있는 Affymetrix라는 회사가 개발한 기술로서 빛에 민감한 물질인 감광체로 염기들을 protection하고, 반응하지 않고자 하는 부문은 photomask를 위에 놓고 빛을 쏘이면 mask가 없는 부분만 활성화되어 원하는 염기를 하나씩 붙여나가는 방식을 취한다.

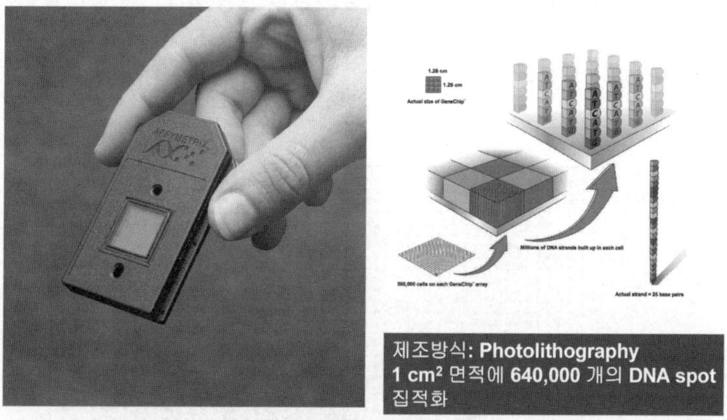

[그림 4-12] Affymetrix사의 photolithography DNA칩

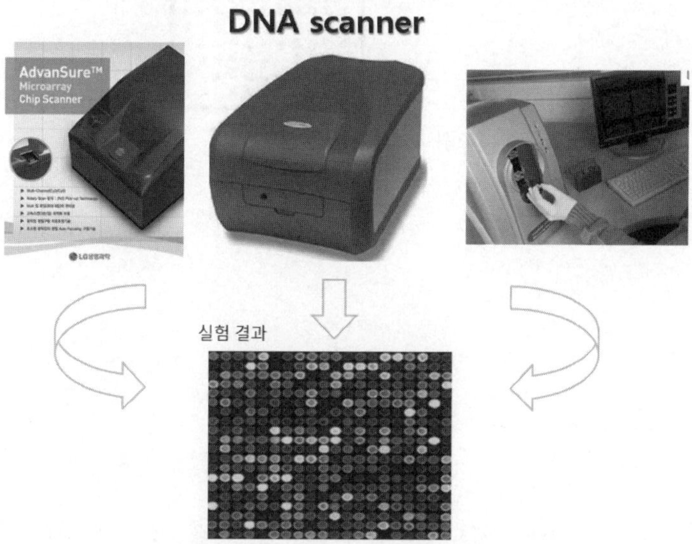

[그림 4-13] 바이오칩 판독용 스캐너

IV. 단백질칩의 제조기술

단백질칩과 관련된 기술은 크게 단백질 array기술 및 칩 위에 일어난 반응의 정도를 정량적으로 검출하고 비교하는 분석기술 등으로 세분화할 수 있다. 여기서 단백질 array기술은 단백질의 빠른 선별 및 합성기술, 분리정제 및 농축기술, 단백질 array기술, 고정화와 관련한 기술, 단백질의 안정화 및 활성유지기술 등으로 세분화할 수 있다. 단백질의 경우 DNA에 비하여 빨리 변성되어 활성을 유지하기 어렵다. 따라서, 단백질의 안정화 및 활성유지기술은 단백질 array와 고정화기술 개발에 필수적으로 고려해야 사항이다. 분석기술은 형광, 화학발광, 질량분석, SPR 등 기존의 검출기술을 이용하는 측정기술 등으로 나눌 수 있다.

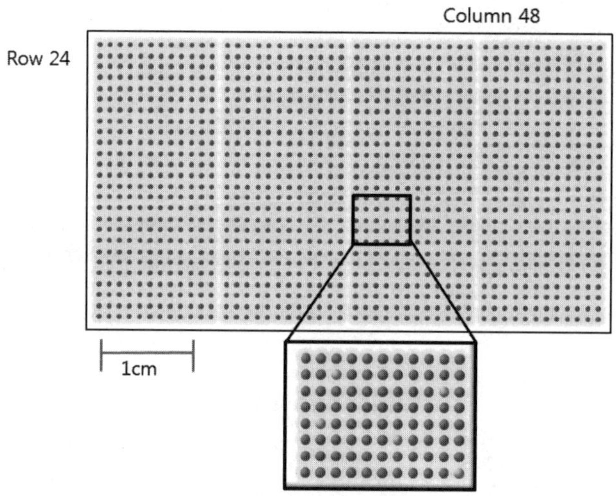

[그림 4-14] 단백질칩 모식도

〈표 4-6〉 DNA칩이 아닌 단백질칩을 개발해야 하는 이유

1. No reliable correlations between gene activity and protein abundance
2. Alternative splicing
3. Protein-protein interaction
4. Posttranslational modification
    - a hundred types
    - elimination:
        signal sequence
        propeptide
        initiator methionine
    - Addition:
        acetyl
        phosphoryl
        methyl
        sugar: glycosylation
        lipid
    - cross-linking
        disulphide bond

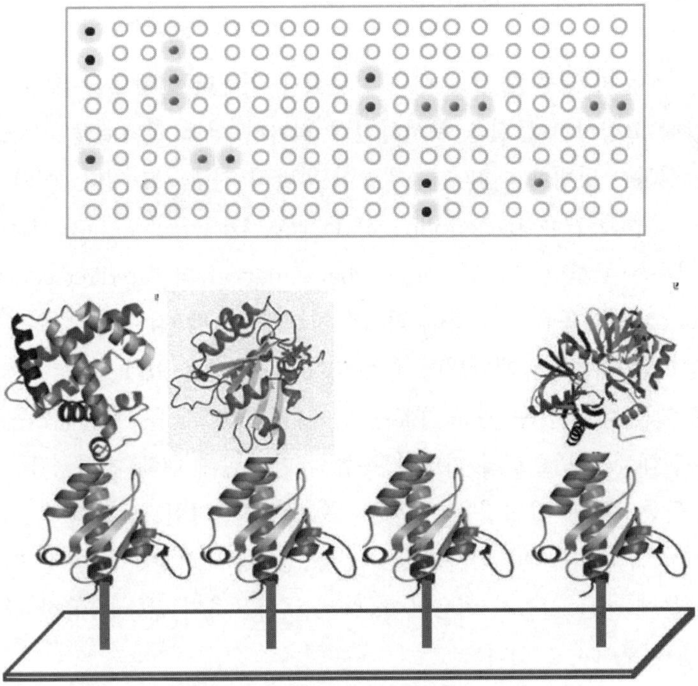

[그림 4-15] 단백질칩의 구조 모식도

〈표 4-7〉 단백질칩의 제조의 단점

1. 고비용(More Cost) 재조합 단백질(Recombinant protein) 항체(Antibodies) 2. 노동 집약적(Labor-intensive) 복잡한 정제과정(Purification steps) 3. 개발초기단계(Early stages of development)

1. 단백질 미세배열 기술

단백질칩의 주류인 microarray의 경우, 극미량의 단백질을 정확하게 분석하기 위해서 고집적화, 소형화, 높은 감도, 분석의 재현성과 관련된 기반 기술을 구축하는 데 기술개발이 활발히 진행되고 있다. 이러한 기반 기술을 구축하기 위해서는 특정 분석물질에 대해 높은 선택성을 유지하여야 하며 이를 위해 다양한 분야에서 연구가 진행되고 있다.

1) 단백질의 고속 선별 및 합성기술

현재까지는 대부분의 경우 특정 단백질의 분석을 위해서는 항체를 많이 사용해 왔기 때문에, 단백질칩에 고정시킨 물질을 분석하기에 적합한 항체 단백질을 고속으로 선별하고, 이를 빠르게 합성하는 방법에 대한 연구개발이 활발히 진행되고 있다. 이와 관련하여 현재 주로 사용되고 있는 기술은 bacteriophage display, bacterial surface display, ribosome display 등을 이용하여 선별을 하고, single-chain antibody의 site-directed mutagenesis 및 in vitro translation방법 등을 이용하여 약 몇 시간에서 1달 정도 안에 원하는 맞춤항체를 생산할 수 있는 기술이 현재 개발되어 있는 것으로 알려져 있다.

그 외에도 항체를 대체할 수 있는 새로운 분자나 리간드들을 개발하려는 노력이 진행되고 있다. 항체의 대체 방법으로서 다양한 종류의 단백질에 대해 친화성을 가지고 있는 물질들로, 예를 들면, 특정 단백질을 인지할 수 있는 펩타이드, 화학적 저해제(inhibitor), DNA, RNA, 지질, 탄수화물 및 디자인된 리간드 등 매우 다양한 단백질 인지분자들이 존재하고 있기 때문에 이를 적절히 이용하여, 항체를 사용하지 않는 유용한 단백질칩의 개발에 대한 연구가 이루어지고 있다.

〈표 4-8〉

Surface	Attachment	Advantage	Disadvantage
PVDF	Adsorption and absorption	No protein modification requirement, high protein binding capacity	Non-specific protein attachment in random orientation
Nitrocellulose	Adsorption and absorption	No protein modification requirement, high protein binding capacity	Non-specific binding, High background, Low-density arrays
Poly-lysine coated	Adsorption	No protein modification	Non-specific absorption
Aldehyde-activated	Covalent cross-linking	High-density and strong protein attachment, High-resolution detection methods available	Random orientation of surface-attached proteins
Epoxy-activated	Covalent cross-linking	High-density and strong protein attachment, High-resolution detection methods available	Random orientation of surface-attached proteins
Avidin coated	Affinity binding	Strong, specific and high-density protein attachment, Low background	Protein have to be biotinylated
Ni-NTA coated	Avidin coated	Strong, specific and high- density protein attachment, Low background, Uniform orientation of surface attachment proteins	Protein have to be HisX6 tagged
Gold-coated silicon	Covalent cross-linking	Strong and high-density protein attachment, Low background. Can be easily coupled with SPR and mass-spectrometry	Random orientation of surface-attached proteins, Tough to fabricate, Not commercially available
PDMS nanowell	Covalent cross-linking	Strong and high-density protein attachment, Well suited for sophisticated biochemical analyses	Random orientation of surface-attached proteins
3D gel pad and agarose thin film	Diffusion	High protein binding capacity, No protein modification requirement	Though to fabricate, Not commercially available
DNA/RNA coated	Hybridization	Strong, specific and high-density protein attachment, low-background, uniform orientation of surface attachment proteins	Sophisticated in vitro production of labled proteins

2) 단백질의 분리정제 및 농축기술

생체 내의 많은 단백질 중 2-D gel electrophoresis에서 아주 큰 spot으로 나타나는 단백질들은 대부분 생체를 이루는 기본이 되는 단백질로서 잘 알려진 단백질이고, 현재의 기술로도 쉽게 대량고속분석이 가능하다. 그러나 미래의 단백질칩에서 관심을 가지고 개발하고자 하는 기술은 세포에서 아주 극소량 존재하는 발현조절 단백질, 신호 전달에 관여하는 등의 평상시에는 매우 낮은 수준으로 발현되며, 특정 조건에서 유도되는 단백질이나, 단백질의 발현 후 수식을 통해 생체 내의 신호전달이나 대사의 조절에 관계한 단백질이 주를 이룬다. 이러한 단백질들은 주로 분리정제가 용이하지 않기 때문에 미량을 고속으로 분리, 정제, 농축하는 기술을 개발하여 단백질의 존재 유무나 반응의 정도를 측정할 수 있을 수준까지 향상시키는 기술이 필수적이다. 현재까지는 단백질의 특성을 이용한 분리/정제 기술, 단백질의 특정 아미노산에 tagging molecule(예를 들어, biotin, streptavidin, 형광물질)을 달아 한 스텝에 농축 및 측정을 동시에 가능하게 하는 기술 등이 개발되고 있다. 특히 동물세포나 혈액에서의 특정 단백질의 분석을 위해서는 체액에 가장 과량 존재하는 인체 알부민을 쉽게 제거하는 기술 개발도 매우 중요한 것으로 알려져 연구가 활발히 진행되고 있다.

3) 단백질 array 기술

칩 표면에 단백질을 어레이시킬 때 일반적으로 DNA칩 제조 시와 유사한 자동화된 마이크로어레이어(microarrayer)를 사용하고 있다. 단백질칩용 기판으로는 유리 슬라이드, 다동성 젤 패드(porous gel pad) 슬라이드, 플라스틱 재질을 이용한 마이크로웰(microwell) 등이 대표적으로 사용되고 있다. 이들 마이크로어레이(microarray)의 형태별 특징을 정리하여 아래 〈표 4-9〉에 나타내었다.

유리 슬라이드는 DNA칩 제조 및 분석에 사용되고 있는 상용화된 마이크로어레이어 및 스캐너를 사용할 수 있다. 따라서 이 방법은 DNA칩용 마이크로어레이어 설비를 갖춘 곳에서는 단백질 microarray를 비교적 손쉽게 제작할 수 있어서 경제적 장점이 있다. 그러나, 각 spot들 사이의 교차 오염 가능성 및 단백질 반응의 민감도가 떨어지는 단점을 가지고 있다. 유리판 표면에 다공성 3D gel 패드를 만들어 3차원적으로 단백질을 array시키는 기술은 단백질의 안정성을 향상시킬 수 있으며, 각 spot간의 교차 반응을 최소화시킬 수 있다는 장점이 있는 반면, 단백질의 반응을 최적화시킬 수 있는 환경조건(예를 들어, buffer 용액의 변화)의 변화가 용이하지 않고, 경제성이 떨어진다는 단점이 있다. polyacrylamide gel을 사용하는 것이 일반적이며, 다공성을 향상시키기 위해 다양한 연구가 진행되고 있다.

마지막으로 마이크로웰을 이용하여 단백질을 미세배열시키는 기술은 미국 예일대 연구팀에 의해 개발되었다. 앞서 언급한 두 가지 형태의 microarray 방법이 가지는 장점들을 가지면서, 단점들을 극복할 수 있는 방법으로 현재 평가되고 있다.

〈표 4-9〉 단백질 microarray의 형태별 특징

	유리 슬라이드	젤 패드 슬라이드	마이크로 웰
array 및 분석	기존장비 사용가능	기존장비 사용가능	기존장비 사용가능(보정필요)
증발 강도	심함	심하지 않음	심하지 않음
가능한 반응	다단계 반응 못함	용액에서 반응가능 (긴 세척시간 필요)	용액에서 반응가능, 다단계반응 용이
제작비용	저렴	고비용	저렴
Cross-contamination	가능	없음	없음

참고문헌

1. B. B. Haab, Advances in protein microarray technology for protein expression and interaction profiling. *Curr. Opin. DrugDisc. Dev.*(2001), pp.116-123.
2. D. J. Cahill, Protein and antibody arrays and their medical applications. *J. Immunol. Methods*(2001), pp.81-91.
3. M. F. Templin, D. Stoll, M. Schrenk, P. C. Traub, C. F. Vohringer and T. O. Joos, Protein microarray technology. *TrendsBiotechnol.*(2002), pp.160-166.
4. H. Zhu and M. Snyder, Protein arrays and microarrays. *Curr. Opin. Chem. Biol.*(2001), pp.40-45.
5. H. Zhu and M. Snyder, *CurrDrugDisc*2001, Sept: 31-34.
6. M. Yanagida, Functional proteomics current achievements. *J. Chromat. B*(2002), pp.89-106.
7. M. Schena, D. Shalon, R. W. Davis and P. O. Brown, Quantitative monitoring of gene expression patterns with a complementary DNA microarray. *Science*(1995), pp.467-470.
8. G. Walter, K. Bussow, D. Cahill, A. Lueking and H. Lehrach, Protein arrays for gene expression and molecular interaction screening. *Curr. Opin. Microbiol.*(2000), pp.298-302.
9. A. Q. Emili and G. Cagney, Large-scale functional analysis using peptide or protein arrays. *Nat. Biotechnol.*(2000), pp.393-397.
10. P. Arenkov, A. Kukhtin, A. Gemmell, S. Voloshchuk, V. Chupeeva and A. Mirzabekov, Protein microchips: use for immunoassay and enzymatic reactions. *Anal. Biochem.*(2000), pp.123-131.
11. H. Ge, UPA, a universal protein array system for quantitative detection of protein-protein, protein-DNA, protein-RNA and protein-ligand interactions. *NucleicAcidsRes.*(2000), p.e3.
12. M. Abdel-Monem and H. Durwald, et al., Enzymic unwinding of DNA. 2. Chain separation by an ATP-dependent DNA unwinding enzyme, *Eur. J. Biochem.*, 1976, 65(2), 441-449.
13. M. Abdel-Monem and H. Hoffmann-Berling, Enzymic DNA-dependent ATPase from Escherichia coli, *Eur. J. Biochem.*, 1976, 65(2), 431-440.
14. V. Atanasov and N. Knorr, et al., Membrane on a chip: A functional tethered lipid bilayer membrane on silicon oxide surfaces, *Biophys. J.*, 2005, 89(3), 1780-1788.
15. G. D. Bachand and S. B. Rivera, et al., Active capture and transport of virus particles using a biomolecular motor-driven, nanoscale antibody sandwich assay, Small, 2006, 2(3), 381-385.
16. S. M. Block and C. L. Asbury, et al., Probing the kinesin reaction cycle with a 2D optical force clamp, *Proc. Natl. Acad. Sci. U. S. A.*, 2003, 100(5), 2351-2356.
17. R. Bunk and M. Sundberg, et al., Guiding motor-propelled molecules with nanoscale precision through silanized bi-channel structures, *Nanotechnology*, 2005, 16(6), 710-717.

18. Y. Chen and M. S. Wang, et al., An autonomous DNA nanomotor powered by a DNA enzyme, Angew. *Chem. Int. Ed.,* 2004, 43(27), 3554-3557.

19. L. S. Churchman and Z. Okten, et al., Single molecule highresolution colocalization of Cy3 and Cy5 attached to macromolecules measures intramolecular distances through time, *Proc. Natl. Acad. Sci. U. S. A.,* 2005, 102(5), 1419-1423.

20. H. Craighead, Future lab-on-a-chip technologies for interrogating individual molecules, *Nature,* 2006, 442(7101), 387-393.

21. N. Darnton and L. Turner, et al., Moving fluid with bacterial carpets, *Biophys. J.,* 2004, 86(3), 1863-1870.

22. A. F. Dias and G. Dernick, et al., An electrochemical detector array to study cell biology on the nanoscale, *Nanotechnology,* 2002, 13(3), 285-289.

23. C. W. Hollars and J. Puls, et al., Bio-assay based on single molecule fluorescence detection in microfluidic channels, *Anal. Bioanal. Chem.*, 2006, 385(8), 1384-1388.

지은이 소개

최수영

현재 한림대학교 바이오메디컬학과 교수(1988～현재)
연세대학교 생화학과(1980)
연세대학교 생화학과 대학원 이학석사(1982)
미국 테네시주립대학교(Knoxville) 박사(1982～1986)
미국 캘리포니아주립대학교(Berkeley) 박사후 연구원(1987～1988)
한림대학교 부총장(2007. 2～2010. 1)

한규형

현재 한림대학교 바이오메디컬학과 교수(1993～현재)
서울대학교 미생물학과(1981)
서울대학교 미생물학과 대학원 이학석사(1984)
미국 컬럼비아대학교 박사(1986～1992)
미국 콜드스프링하버랩 박사후 연구원(1992～1993)
한림대학교 생명공학연구소장(2003～2009)

박진서

현재 한림대학교 바이오메디컬학과 교수(1994～현재)
연세대학교 식품공학과(1981)
한국과학기술원 생물공학과 이학석사(1983)
미국 앨라배마주립대학교 박사(1987～1992)
미국 앨라배마주립대학교 의과대학 세포생물학과 방문교수(2001～2002)
한림대학교 연구처장(2009～2011)

최의열

현재 한림대학교 바이오메디컬학과 교수(1992～현재)
서울대학교 생물교육학과(1983)
서울대학교 과학교육학과 이학석사(1985)
미국 테네시주립대학교(Knoxville) 박사(1986～1991)
미국 예일대학교 박사후 연구원(1991～1992)
한림대학교 유전공학전공 주임교수(2000～2001)

메디케어 소재개발 및 효능평가

초판 발행 2011년 3월 22일

지은이 최수영 · 한규형 · 박진서 · 최의열
펴낸이 고화숙
펴낸곳 도서출판 소화
등록 제13-412호
주소 서울시 영등포구 영등포동 7가 94-97
전화 02-2677-5890
팩스 02-2636-6393
홈페이지 www.sowha.com

ISBN 978-89-8410-411-2 93510

값 17,000원